実践医療法
―医療の法システム―

山口　悟

実践医療法
―医療の法システム―

実践講座

信山社

は し が き

　この本は，医療法の体系に基づいて，医療に関する法システムを実践的に学ぶテキストである。

　本書の特徴は，三点ある。第一は，医療法を中心とする構成を採ったことにある。平成19年度から第五次医療法改正が施行され，医療法は「新医療法」と呼ぶにふさわしい進化を遂げた。60年以上に及ぶ医療法の歴史を踏まえて，複雑で多岐にわたる医療法を体系的に把握できることを目指した。

　第二は，法学の授業を受けた経験がなくても，医師などの医療従事者が独学で学べるように配慮した。平成14年度から6か年度，大学法学部で地方自治法の非常勤講師を務めた経験を活かして，裁判例，行政解釈なども事例化して具体的に法律を説明することを心掛けた。また，制度の内容を適宜図表にして理解しやすいように工夫をした。

　第三は，医師法，個人情報保護法，民法，刑法など医療に関連する主要な法律について，判例・通説の立場から，解釈論を展開したことにある。特に，医療指導の実務に携わった豊富な経験に基づいて，実用的で詳細な法律情報を盛り込んである。

　本書の構成は，医療法の体系を考慮して，「医療の法システム総論」，「医療法の重要な課題」，「患者中心の医療－医療行為法」，「医療提供体制」及び「医療法人」の5部からなる。

　第1部「医療の法システム総論」(第1章)では，医療と法の関係，医療法の基本原理を考察し，昭和23(1948)年に制定された医療法の歴史を概観する。最後に医療法などの医事法を学ぶ上での，実用的な法学概論を説明する。

　第2部「医療法の重要な課題」では，現代医療の重要なテーマである医療情報と医療安全について考える。「医療情報の保護と利用」(第2章)では，医療情報の現代における機能と複雑な個人情報保護法制について詳述する。「医療の安全の確保」(第3章)では，医療の安全という重要なテーマについて，医療安全を確保する法システム，医療過誤の責任を追及する法システムを学ぶ。

　第3部「患者中心の医療－医療行為法」では，医療行為に関する法システム

はしがき

を論ずる。「患者と医師の法律関係」(第4章)では，日常の業務に直結するインフォームド・コンセントの法理と医療契約について説明する。「医師の義務と患者の義務」(第5章)では，応招義務などの医師法に基づく義務，刑法に基づく義務，医療契約に基づく義務などについて，医療現場の実情に即した法解釈論を展開する。

第4部「医療提供体制」では，病院と診療所に対する規律と医療計画について解説する。第4部では，私が医療法を実際に運用しながら考え続けてきたことをベースに，法システムの内容と問題点を詳述する。「病院と診療所に対する規律」(第6章)では，病院と診療所の開設とその制限，人員・施設の基準，医療監視を中心として，錯綜する法制度を歴史的な経緯を踏まえ，丁寧に解き明かした。「医療計画」(第7章)では，第五次医療法改正で大きく内容を変えた医療計画について，制度の詳細を紹介しつつ平易にその意義を論ずる。

第5部「医療法人」(第8章)は，医療法の中に規定されているが，一般社団・財団法人，社会福祉法人，学校法人などの法人法の領域である。まず医療法人の基本構造を説明し，次に第五次医療法改正で抜本的に改革された医療法人の類型及び種類を解説する。さらに，医療法人の将来像と強化された医療法人のガバナンスについても詳述する。私自身が医療法人のみならず，旧公益法人，社会福祉法人，宗教法人，学校法人などの法人指導に当たってきた経験を踏まえ，第5部は医療法人の実践的な運営に役立つマニュアルとなるよう丁寧に記述した。

本書で，活字のポイントを落とした部分は実務でも役に立つような知識を中心に記述したので，最初は本文を通読していただきたい。また，医療関係者にとって必要と思われる基礎的な法学の知識に関し，「法の基礎知識」と題したコラムを文中に置いたので，参考になると思う。

「政策は法規を規定し，法規は政策を誘導する」と私は考えている。現代の医療政策は，様々な問題を抱えている。我が国の医療政策を議論するベースとして，医療の基本法である医療法に関する体系的な知識と理解は不可欠である。本書では，医療政策を反映した法解釈を展開し，法規の解釈を通じて医療政策を誘導することを狙いとしたつもりである。

こうした構想に基づき執筆の準備を始めたのは，平成17年頃であった。当時私は，群馬県医務課次長を務めていたが，その後，東部保健福祉事務所企画福祉課長を経て，群馬県立がんセンター事務局長となった。そのため，医療機

はしがき

関，医療法人などに対し医療指導をする立場から332床のがん専門病院という医療現場まで経験することができた。これらの経験を基に，医療法の理論と実務を融合させることができたと考えている。

　本書の執筆には約3年を費やした。その間，行政の同僚はもとより医師，看護師，保健師などの医療従事者から多くのものを学ぶことができた。特に群馬県立がんセンターの福田敬宏院長から受けた温かい指導には心から感謝をしたい。また，本書が成るに当たっては，執筆の機会を与えてくださった信山社の袖山貴社長と適切なアドバイスをいただいた稲葉文子氏に深く謝意を表する次第である。

　私は，行政官として多様な行政分野を経験してきた。しかし，医療行政には他の行政分野とは大きく異なる点があることに気付いた。それは，誰にとっても大切な命と健康に関わる行政分野だということである。爾後私は，「生命(いのち)の行政」に携わっているという自覚を持つに至った。このような想いからまとめた本書が，医師・歯科医師，薬剤師，看護師をはじめとする医療従事者，医療法人の役員，医療行政を担当する公務員，学生そして市民の方々の参考になれば幸いである。

　　平成24年1月31日

　　　　　　　　　　　　　　　　　　　　　　　　　　山口　悟

目　次

第1部　医療の法システム総論

第1章　総　論 …… 3

一　医療と法 …… 3
 1　医療と倫理及び法 (3)
 2　医療の法システムと憲法 (4)

二　医療法と医事法 …… 7
 1　医療法の考え方 (7)
 2　医事法の範囲 (11)
 3　医療法の基本原理 (11)

三　医療法の変遷 …… 14
 1　概　説 (14)
 2　第1期　量的整備の時期 (17)
 3　第2期　質的整備への転換の時期 (18)
 4　第3期　医療提供体制の再構築の時期
  ——高齢化の進展と低成長に対応した3回の改正 (20)
 5　第4期　新医療法の時期（現在）(25)

四　医療に関する法の種類 …… 27
 1　医療に関する法の種類 (27)
 2　成文法 (28)
  (I)　最高法規としての憲法 (28)
  (II)　医療に関する国家法の種類 (28)
  (III)　医療に関する自主法の種類 (31)
 3　不文法 (32)

第2部　医療法の重要な課題

第2章　医療情報の保護と利用 …… 37

一　医療情報の法システム …… 37
二　診療情報の保護——個人情報保護制度 …… 40

　　　　1　診療情報の保護の必要性（40）
　　　　2　個人情報（診療情報）の保護に関する法システム（41）
　　　　　（Ⅰ）個人情報保護法の構造（41）
　　　　　（Ⅱ）個人情報保護法の概要（44）
　　　　　（Ⅲ）「個人情報」の利用目的・取得の規律（46）
　　　　　（Ⅳ）「個人データ」の適正な管理 ― 第三者への提供の制限（46）
　　　　　（Ⅴ）「保有個人データ」に対する本人の関与（52）
　　　　　（Ⅵ）適正な個人情報の保護を確保する法システム（55）
　　　　3　個人情報（診療情報）に関する法的責任（58）
　　　　　（Ⅰ）守秘義務 ― 刑法，医療資格者法等（58）
　　　　　（Ⅱ）民事上の責任（63）
　　　　　（Ⅲ）行政上の責任（64）
　　　　　（Ⅳ）法的責任以外の社会的リスク（64）
　　三　医療情報の公開の制度……………………………………………………64
　　　　1　医療法による医療情報の公開（64）
　　　　2　広報・広告 ― 狭義の情報提供（65）
　　　　　（Ⅰ）医療広告の規制（制限）（65）
　　　　　（Ⅱ）インターネットによる医療機関の広告（71）
　　　　3　公表 ― 情報公表義務（72）
　　　　　（Ⅰ）医療機能情報の公表（72）
　　　　　（Ⅱ）その他の公表の制度（73）

第3章　医療の安全の確保　……………………………………………75

　　一　医療安全の法システム……………………………………………………75
　　二　医療安全の歴史……………………………………………………………80
　　三　医療事故を防止する法システム…………………………………………83
　　　　1　安全管理体制を確保するための規律（83）
　　　　2　医療事故を防止する取組（85）
　　四　医療過誤の責任を追及する法システム（87）
　　　　1　医療事故発生時の危機管理（87）
　　　　2　医療過誤の責任を追及する法システム（現在）（88）
　　　　　（Ⅰ）医療過誤の行政責任（89）
　　　　　（Ⅱ）医療過誤の民事責任（90）

目　次

　　　　(Ⅲ)　医療過誤の刑事責任（*97*）
　　　3　大綱案による責任追及の法システムの改革（*99*）
　　　　(Ⅰ)　医療安全調査委員会 ── 医療安全のための合理的な制度設計（*99*）
　　　　(Ⅱ)　原因究明の対象となる医療事故死と医師法 21 条の
　　　　　　適用制限（*101*）
　　　　(Ⅲ)　行政責任 ── システムエラーの改善命令（*103*）
　　　　(Ⅳ)　民事責任 ── 被害者の早期救済（*105*）
　　　　(Ⅴ)　適正な制裁としての刑事責任（*106*）
　　　4　簡易な解決の法システム（*109*）

第 3 部　患者中心の医療 ── 医療行為法

第 4 章　患者と医師の法律関係 …………………………………… *113*

　一　患者中心の医療 ── 患者の権利 …………………………………… *113*
　二　インフォームド・コンセントの法理…………………………………… *115*
　　　1　インフォームド・コンセントの意義（*115*）
　　　2　インフォームド・コンセントの成立要件（*117*）
　　　　(Ⅰ)　適切な説明の要件（*118*）
　　　　(Ⅱ)　患者の同意（承諾）の要件（*122*）
　　　3　自己決定権の法理（*125*）
　三　医　療　契　約…………………………………………………………… *127*
　　　　(Ⅰ)　医療契約の意義（*127*）
　　　　(Ⅱ)　医療契約の特徴（*128*）
　　　　(Ⅲ)　医療契約の成立（*129*）
　　　　(Ⅳ)　医療契約の当事者（*129*）
　　　　(Ⅴ)　医療契約の終了（*132*）
　四　医療従事者の業務 ── 医業の意義と医業独占 …………………… *134*
　　　1　医療資格者法 ── 医業の意義と医業（業務）独占・名称独占（*134*）
　　　2　医業類似行為の規制（*139*）

目　次

第5章　医師の義務と患者の義務 …………………………………… 143

- 一　医師法に基づく医師の義務………………………………………… 143
  - 1　応招義務（143）
  - 2　証明文書に関する規律（151）
  - 3　異状死体（死産児）の届出義務（154）
  - 4　処方箋の交付義務（156）
  - 5　保健指導を行う義務（療養指導義務）（157）
  - 6　診療録の記載・保存義務（157）
  - 7　厚生労働大臣の医療等に関する指示（161）
- 二　刑法に基づく医師の義務…………………………………………… 161
  - 1　守秘義務 ─ 秘密漏示罪（161）
  - 2　虚偽文書の作成（無形偽造）禁止（161）
- 三　医療契約に基づく医師の義務……………………………………… 164
  - 1　善管注意義務 ─ 医療水準（164）
  - 2　説明義務（167）
  - 3　問診義務（170）
  - 4　転医義務（173）
  - 5　安全配慮義務（175）
  - 6　付随的義務（176）
- 四　医療契約に基づく患者の義務……………………………………… 176
  - 1　報酬支払義務（176）
  - 2　その他の義務（177）
  - 3　診療協力（受診）義務はあるか（178）

第4部　医療提供体制

第6章　病院と診療所に対する規律 …………………………………… 183

- 一　病院と診療所………………………………………………………… 183
  - 1　病院と診療所の意義（183）
  - 2　医療機能の体系化（186）
  - 3　病院の分類（190）
    - (1)　公的医療機関と医療機関の種類（190）

xi

目　次

　　　　　(Ⅱ)　医療法以外の病院の分類（*192*）
　　二　病院と診療所の開設等……………………………………………… *193*
　　　1　病院の開設等とその手続（*193*）
　　　　　(Ⅰ)　許可の意義，要件（*193*）
　　　　　(Ⅱ)　病院の開設等の手続（*197*）
　　　2　診療所の開設等とその手続（*202*）
　　　　　(Ⅰ)　診療所の開設等の手続（*202*）
　　　　　(Ⅱ)　診療所の病床設置等とその手続 ― 有床診療所（*204*）
　　　3　特別な手続 ― 休止，廃止，経営主体の変更等（*207*）
　　三　管　　　理…………………………………………………………… *211*
　　四　人員，施設，記録，構造設備の基準………………………………… *214*
　　　1　病院と療養病床を有する診療所の人員配置の基準（*215*）
　　　2　病院と療養病床を有する診療所の施設，記録，構造設備の基準（*219*）
　　五　知事による監督と医療監視 ………………………………………… *222*
　　　1　施設情報の収集（*222*）
　　　2　医療監視（立入検査）（*223*）
　　　3　行政処分（*226*）
　　　4　医療法令上の義務の履行確保の手段（*229*）

第7章　医療計画 ……………………………………………………… *231*

　一　基　本　方　針……………………………………………………… *232*
　二　医　療　計　画……………………………………………………… *233*
　　　1　医療計画の意義，背景（*233*）
　　　2　医療計画の内容（*235*）
　　　3　基準病床数と特例（*237*）
　　　4　医療計画の課題（*240*）
　　　5　知事の勧告（*242*）
　三　医師等の医療従事者の確保（*244*）

第5部　医療法人

第8章　医療法人 …………………………………………………… 249

一　医療法人の通則 ……………………………………………… 249
　　1　医療法人の基礎（249）
　　2　社団医療法人と財団医療法人（253）

二　非営利法人としての医療法人 ……………………………… 255
　　1　法人の種類 ── 営利法人・非営利法人と公益法人（255）
　　2　非営利性 ──「営利を目的としない」法人であること（256）
　　（Ⅰ）非営利性の意義（256）
　　（Ⅱ）社員に持分のないこと（258）
　　（Ⅲ）社員に剰余金配当請求権のないこと ── 剰余金の配当禁止（258）
　　（Ⅳ）社員に残余財産分配請求権のないこと ── 残余財産帰属権利者の法定（259）
　　（Ⅴ）退社社員に対する払戻し（返還）（260）

三　第五次改正後の医療法人の類型と種類 …………………… 266
　　1　医療法人制度改革（267）
　　2　経過措置型医療法人（旧法の医療法人）（270）
　　3　医療法人の種類（273）
　　（Ⅰ）基金制度を採用した社団医療法人（基金型医療法人）（273）
　　（Ⅱ）特定医療法人 ── 租税特別措置法上の医療法人（274）
　　（Ⅲ）廃止された医療法人（旧特別医療法人，出資額限度法人）（274）
　　4　社会医療法人（275）
　　（Ⅰ）社会医療法人に対する期待（275）
　　（Ⅱ）医療法人の資金調達手段 ── 社会医療法人債，医療機関債（278）

四　医療法人の設立 ── 成立要件 ……………………………… 280

五　医療法人のガバナンスⅠ ── 機関の在り方と内部統制 …… 283
　　1　医療法人のガバナンス総論（283）
　　2　医療法人の機関（284）
　　3　理事，理事会，理事長（285）
　　（Ⅰ）理事（285）
　　（Ⅱ）理事会，理事長（288）

目　次

　　　　4　監　事（*291*)
　　　　5　社員総会（*292*）
　　　　6　財団法人のガバナンス ── 評議員会，評議員（*296*）
　六　医療法人のガバナンスⅡ ── 監督行政による外部監視 ……………… *297*
　　　　1　事前監督の手法（*297*）
　　　　2　事後監督の手法（*298*）
　七　医療法人の解散・清算，合併 …………………………………………… *300*
　　　　1　医療法人の解散・清算（*300*）
　　　　2　医療法人の合併（*303*）

医事法を学ぶための読書ガイド ……………………………………………… *305*
事項索引 ……………………………………………………………………… *309*
条文索引 ……………………………………………………………………… *315*

──────────〔法の基礎知識一覧〕──────────

　1　訓示規定 …………………………………………………… *10*
　2　医事法の基本原理 ………………………………………… *14*
　3　成立，公布，施行，適用 ………………………………… *17*
　4　見出し ……………………………………………………… *29*
　5　判例の意義 ………………………………………………… *32*
　6　個人情報保護法制と情報公開法制の機能の差異 ……… *39*
　7　懲役，禁錮，罰金 ………………………………………… *56*
　8　罰金刑でも立派な前科者！ ……………………………… *58*
　9　意思能力，行為能力 ……………………………………… *131*
　10　自白の強要からの自由（自己負罪拒否特権）………… *155*
　11　診療記録，診療諸記録，診療録，カルテ …………… *158*
　12　直ちに，速やかに，遅滞なく ………………………… *159*
　13　患者の暴力等が犯罪になる事例 ……………………… *178*
　14　「その他の」と「その他」は違う！ ………………… *184*
　15　中途半端な番号の秘密─枝番号 ……………………… *186*
　16　読みにくい条文を読むコツ …………………………… *201*
　17　期間の計算方法 ………………………………………… *210*
　18　権利濫用の禁止 ………………………………………… *265*

xiv

凡　例

① 　裁判例の読み方

　判決文はその要旨を述べることを原則としたが，原文を引用するときは，「　」内に記載した。最高裁昭和56年4月14日判決とあるときは，最高裁判所で昭和56年4月14日に言い渡された判決であることを意味している。裁判例は，事実関係が極めて重要である。事実関係は，良質な医療，安全な医療を実現する上で，反面教師的な教材でもある。医療関係者の共通認識となり，また事例検討にも使用できるように事実関係は詳細にまとめた。

② 　設　例

　具体的な設例は法律問題を理解する上で有効であり，本書では設例を通じた学習を目指している。裁判例を参照して作成した設例は，（最高裁昭和56年4月14日判決に基づく設例）と表記した。実際の裁判例は，複雑であり，様々な法律上の論点を含んでいるのが通例であるが，本書では医療関係者が知っておくべき法的論点に絞って引用しているので，裁判例における事実関係そのままではないことがある。

③ 　行政解釈の引用

　「昭45・6・15医発693」は，昭和45年6月15日付けの医発第693号を意味している。

④ 　用字用語

　本書では，『最新公用文用字用語例集』（ぎょうせい，2010）及び『新訂ワークブック法制執務』（ぎょうせい，2007）に基づいて用字用語を使用している。カタカナ，旧字体などで表記された条文，判決文などは，本書で引用するときは，読みやすさを考慮し，原則として現代表記に改めた。

⑤ 　年の表記

　本書では，原則として元号年を用いて年を表記する。なお，元号年表記の場合，昭和＋25，平成11年までは＋88，平成12年以降は－12により西暦年が計算できる。

⑥ 　統計の出典

　本書における統計の出典については，特に明示のないものは厚生労働省による。

⑦ 　本書における法律の内容は，平成23（2011）年9月1日現在である。

凡　例

(1) **法令名略語**

あはき法	あん摩マツサージ指圧師，はり師，きゆう師等に関する法律
一般法人法	一般社団法人及び一般財団法人に関する法律
一般法人法等整備法	一般社団法人及び一般財団法人に関する法律及び公益社団法人及び公益財団法人の認定等に関する法律の施行に伴う関係法律の整備等に関する法律
感染症予防法	感染症の予防及び感染症の患者に対する医療に関する法律
義肢法	義肢装具士法
規　則	医療法施行規則
救急法	救急救命士法
行政機関個人情報保護法	行政機関の保有する個人情報の保護に関する法律
刑　訴	刑事訴訟法
言聴法	言語聴覚士法
公益認定法	公益社団法人及び公益財団法人の認定等に関する法律
個人情報保護法	個人情報の保護に関する法律
歯衛法	歯科衛生士法
歯技法	歯科技工士法
児童虐待防止法	児童虐待の防止等に関する法律
視能法	視能訓練士法
柔整法	柔道整復師法
情報公開法	行政機関の保有する情報の公開に関する法律
診技法	診療放射線技師法
ＤＶ法	配偶者からの暴力の防止及び被害者の保護に関する法律
独立行政法人個人情報保護法	独立行政法人等の保有する個人情報の保護に関する法律
保助看法	保健師助産師看護師法
民　訴	民事訴訟法
理作法	理学療法士及び作業療法士法
療担規則	保険医療機関及び保険医療養担当規則
臨技法	臨床検査技師等に関する法律
臨工法	臨床工学技士法
令	医療法施行令

(2) 条文の引用

　医療法の条文を引用する場合，医療法の表記は省略した。

(3) 六法，医事法の判例百選（百選から旧百選Ⅲまでの4冊をいう），法律辞典

医事六法	甲斐克則編『医事法六法』（信山社，2010）
標準六法	石川明ほか編『標準六法'12』（信山社，2011）
百　選	宇都木伸・町野朔・平林勝政・甲斐克則編『医事法判例百選』（有斐閣，2006）
旧百選Ⅰ	唄孝一・成田頼明編『医事判例百選』（有斐閣，1976）
旧百選Ⅱ	唄孝一・宇都木伸・平林勝政編『医療過誤判例百選』（有斐閣，1989）
旧百選Ⅲ	唄孝一・宇都木伸・平林勝政編『医療過誤判例百選〔第2版〕』（有斐閣，1996）
小辞典	『法律学小辞典〔第4版補訂版〕』（有斐閣，2008）

(4) 医事法の主なテキスト等

医師の職業倫理	日本医師会『医師の職業倫理指針〔改訂版〕平成20年6月』
医事新報	週刊日本医事新報（日本医事新報社）
磯崎・医事法	磯崎辰五郎・高島學司『医事・衛生法〔新版〕』（有斐閣，1986）
稲垣・訴訟	稲垣喬『医事訴訟入門〔第2版〕』（有斐閣，2006）
医療紛争	石原寛編『医療紛争の法律相談』（青林書院，2003）
植木・医療	植木哲『医療の法律学〔第3版〕』（有斐閣，2007）
大谷・医療行為	大谷實『医療行為と法〔新版補正第2版〕』（弘文堂，1997）
解	厚生省健康政策局総務課編『医療法・医師法（歯科医師法）解〔第16版〕』（医学通信社，1994）
解（昭46年）	厚生省医務局総務課長著『医療法・医師法解〔改訂第11版〕』（医学通信社，1971）
解（昭50年）	厚生省医務局総務課長著『医療法・医師法解〔改訂第12版〕』（医学通信社，1975）
講座1	甲斐克則編『医事法講座第1巻ポストゲノム社会と医事法』（信山社，2009）
講座2	甲斐克則編『医事法講座第2巻インフォームド・コンセントと医事法』（信山社，2010）

凡　例

実　務	加藤良夫編著『実務医事法講義』（民事法研究会，2005）
生命倫理	樋口範雄・土屋裕子編『生命倫理と法』（弘文堂，2005）
生命倫理Ⅱ	樋口範雄・岩田太編『生命倫理と法Ⅱ』（弘文堂，2007）
生命倫理と法	樋口範雄編著『ケース・スタディ生命倫理と法』（有斐閣，2004）
高田・小海	高田利廣・小海正勝『病院・医院の法律相談』（ぎょうせい，1985）
高田Q＆A	高田利廣『事例別医事法Q＆A第4版』（日本医事新報社，2006）
手嶋・医事法	手嶋豊『医事法入門〔第3版〕』（有斐閣，2011）
野田・上	野田寛『医事法上巻』（青林書院，1984）
野田・中	野田寛『医事法中巻〔増補版〕』（青林書院，1994）
樋口・医療	樋口範雄『医療と法を考える』（有斐閣，2007）
樋口・続医療	樋口範雄『続・医療と法を考える』（有斐閣，2008）
病院法務部	井上清成『病院法務部奮闘日誌』（日本医事新報社，2009）
ブリッジブック	甲斐克則編『ブリッジブック医事法』（信山社，2008）
法律相談	畔柳達雄・児玉安司・樋口範雄編『医療の法律相談』（有斐閣，2008）
前田・医事法	前田達明・稲垣喬・手嶋豊『医事法』（有斐閣，2000）
吉田・事例	吉田謙一『事例に学ぶ法医学・医事法〔第3版〕』（有斐閣，2010）

(5)　他法のテキスト，雑誌

【行政法】

阿部Ⅰ	阿部泰隆『行政法解釈学Ⅰ』（有斐閣，2008）
宇賀Ⅰ	宇賀克也『行政法概説Ⅰ〔第4版〕』（有斐閣，2011）
大橋・行政法	大橋洋一『行政法Ⅰ現代行政過程論』（有斐閣，2009）
行政法の争点	芝池義一ほか編『行政法の争点〔第3版〕』（有斐閣，2004）
行百Ⅱ	小早川光郎ほか編『行政判例百選Ⅱ〔第5版〕』（有斐閣，2006）
塩野Ⅰ	塩野宏『行政法Ⅰ〔第5版〕』（有斐閣，2009）
塩野Ⅲ	塩野宏『行政法Ⅲ〔第3版〕』（有斐閣，2006）
塩野・原田	塩野宏・原田尚彦『演習行政法〔新版〕』（有斐閣，1989）
原田・要論	原田尚彦『行政法要論〔全訂第7版〕』（学陽書房，2010）

凡　例

【法学概論】
　田中・法学　　　田中成明『法学入門』（有斐閣，2005）
　田中・実定法学　田中英夫編著『実定法学入門〔第3版〕』
　　　　　　　　　（東京大学出版会，1974）
　ワークブック　　『新訂ワークブック法制執務』（ぎょうせい，2007）
【憲　法】
　芦部・憲法　　　芦部信喜，高橋和之補訂『憲法〔第5版〕』（岩波書店，2011）
　憲百I　　　　　高橋和之ほか編『憲法判例百選I〔第5版〕』（有斐閣，2007）
　佐藤・憲法論　　佐藤幸治『日本国憲法論』（成文堂，2011）
　高橋・立憲主義　高橋和之『立憲主義と日本国憲法〔第2版〕』（有斐閣，2010）
【民　法】
　内田I　　　　　内田貴『民法I〔第4版〕』（東京大学出版会，2008）
　内田II　　　　　内田貴『民法II〔第3版〕』（東京大学出版会，2011）
　内田III　　　　　内田貴『民法III〔第3版〕』（東京大学出版会，2005）
　内田IV　　　　　内田貴『民法IV〔補訂版〕』（東京大学出版会，2004）
【刑　法】
　前田・総論　　　前田雅英『刑法総論講義〔第5版〕』（東京大学出版会，2011）
　前田・各論　　　前田雅英『刑法各論講義〔第5版〕』（東京大学出版会，2011）
【会社法】
　神田・会社法　　神田秀樹『会社法〔第13版〕』（弘文堂，2011）
　泉田・会社法　　泉田栄一『会社法論』（信山社，2009）
【民事訴訟法】
　新堂・民訴　　　新堂幸司『新民事訴訟法〔第5版〕』（弘文堂，2011）
　梅本・民訴　　　梅本吉彦『民事訴訟法〔第4版〕』（信山社，2009）
【刑事訴訟法】
　安冨・刑訴　　　安冨潔『刑事訴訟法』（三省堂，2009）
【雑　法】
　ジュリスト　　　実用法律雑誌・ジュリスト（有斐閣）
　法学教室　　　　法学教室（有斐閣）

(6)　略　称
　（公社）　　　公益社団法人
　（公財）　　　公益財団法人
　（独法）　　　独立行政法人

xix

第 1 部

医療の法システム総論

第1部　医療の法システム総論

> 「比較的低い医療費で高い健康状態を達成した日本は,世界でも注目の的である。その日本が世界最速の高齢化や制度疲労などに起因するさまざまな課題をいかに乗り越えるかにも世界は注目している。明治維新,戦後復興など数々の難局を乗り越えた日本の皆さんに,アメリカの医療改革がもたらすメッセージは「Change is possible ― 変化は可能だ」ということだ」(マイケル・R・ライシュ「オバマ大統領の医療改革―日本への教訓」平成23(2011)年2月日医雑誌第139巻・第11号2376頁)。
>
> 　第1部(第1章)は,総論の部分である。ここでは,医療と法,医事法,医療法の基本原理から説明を始めて,昭和23(1948)年に制定された医療法の歴史を我が国の発展とともに振り返りたい。最後に,医事法を学ぶ上で必要となる法知識について解説し,医療従事者のための実用的な法学概論を展開する。

第1章 総　論

> **要点**
>
> 　医師，歯科医師，薬剤師，看護師等の医療従事者には，人の生命に携わっているという職務の特殊性がある。医療の専門家として，医療上の知識と技能を習得しなければならない。加えて高い倫理性が必要となる。現代医療においても医療倫理の重要性は不変である。しかし同時に，法による医療への規律が飛躍的に複雑化した。「医療と法」で論ずるのは，医療に対する「法によるチェック」（唄孝一「医と法との出あい」法学教室 127 号 51 頁（1991））に他ならない。そうして，「医療における法の目的は，安全かつより質の高い医療の実現である」（生命倫理と法 76 頁〔樋口範雄〕）ことにも留意しなければならない。
>
> 　医療の法システムを論ずる本書では，良質な医療を実現するための法によるチェックを考えたい。

● 一　医療と法

1　医療と倫理及び法

医療と倫理及び法

（1）　医療には医療倫理と法がともに作用している。もちろん現代社会においては，**法**（医療法等の医事法）が優先する。しかし，法の適用されない部分においては，**医療倫理**（又は生命倫理）が作用するのである（1−1）。

（2）　法と倫理が重複して作用しているのが，Aの領域である。医療法のような政策的・技術的な法においても，医療倫理の要素を持つ規定が見られる（医師等の責務（1 条の 4），医業の非営利性（7 条 5 項），清潔保持義務（20 条）等）。医師法では，医療倫理はより明確に規定されている（医師の品位を損する行為を理由とする処分（医師法 7 条 2 項），応招義務（同法 19 条 1 項），無診察治療等の禁止（同法 20 条）等）。法と倫理が重複する領域では，法は強制力をもって医療倫理を補完

第1部　医療の法システム総論

しているのである（ブリッジブック2頁［甲斐克則］）[1]。

Bの領域は，医療倫理との関係が希薄な領域である。医療法の多くは，Bの領域に属する（病院の開設許可（7条1項），医療監視（25条），医療計画（30条の4）等）。医師法においても，医籍の制度（医師法5条），臨床研修制度（同法16条の2）等は医療倫理よりも他の制度目的に比重がある。

これらに対し，Cの領域は，法の規律がなく，専ら医療倫理に委ねられている。その例として，医学知識・技術の習得と生涯学習の責務，国際活動への参加の責務等が挙げられる（医師の職業倫理1，34頁）。

1-1　医療倫理と法（医事法）の関係

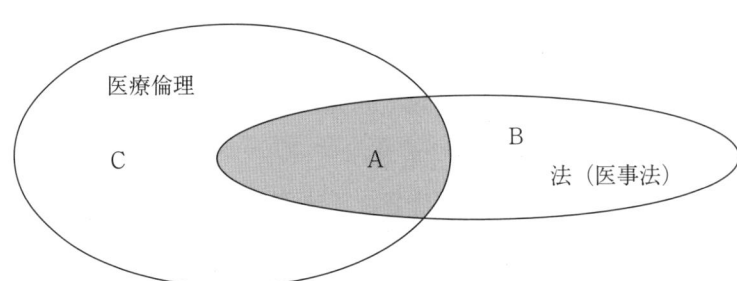

2　医療の法システムと憲法

医療の法システムの主体　医療の法システムを考えるに当たっては，「行政」，「医師」及び「患者」の3主体からなるモデルを念頭に置くことが便宜である（1-2）。行政の相手方は，客体としての私人であるが，医療関係では，医療の担い手としての「医師」と医療を受ける者としての「患者」に分離する。

(1) 行政・医師間(A)と医師・患者間(B)　Aは，行政が医療法，医師法等により医師を規律する医療行政の側面である（本書では，第4部と第5部）。医療行政は，「一般国民に直接にではなく，間接的規制の下に行なわれることがすこぶる多い点に特色がある」（磯崎・医事法8頁）と指摘されている。まず，医療従事者，医療施設等を直接に規律し，その結果として，国民に良質な医療の提供を享受させ，最終的に健康の増進（憲法25条⇒6頁）を図るのが医療行政なのである。

[1) 「医療関係において重要なのは，依然として，医療従事者の倫理性に基づく人間的な信頼関係であり，法はそれを維持・促進するための制度としてとらえられなければならない」（丸山マサ美編著『医療倫理学〔第2版〕』97頁［酒匂一郎］（中央法規, 2009））。

Bは，医師が対等な当事者として患者と医療契約を締結し，患者は医療契約に基づき医療サービスを受けるという医療提供の側面である（本書では，第2部と第3部）。A，B両面は日常的に行われており，濃密である。

(2) 行政・患者間(C)　これらに対し，行政と患者との側面は比較的希薄である（本書では，第2部）。患者が直接行政と関わるのは，医療機能情報の提供を受ける（6条の3第5項），医療事故について相談する（6条の11第1項1号）等にとどまるのである。ただし，例外的であるが，強制入院の措置（感染症予防法19条3項）等を受けることがあり得る。

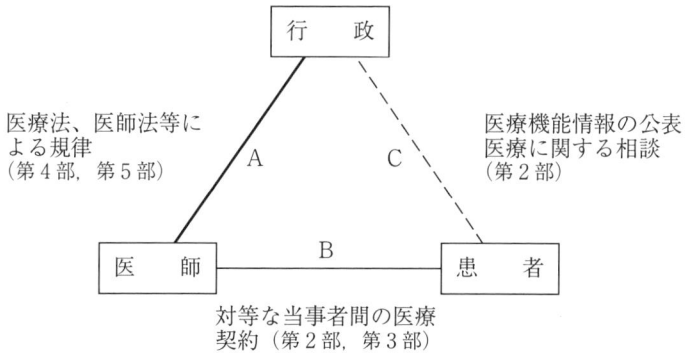

1－2　法システムの主体の相互関係

注：この図における「行政」とは，厚生労働省，自治体等を，「医師」とは，個々の医師，医療機関，医療法人等をいう。なお，本書では地方公共団体は「自治体」と表現する。

医療の法システム

法システムとは，①規範，②制度，③技術，④主体の4つの側面からなる動態的なメカニズムである（田中・法学6頁）。これを医療の分野に置き換えると，①規範的側面とは，医療法，医師法等の条文で示された法規範の側面である。②制度的側面とは，現在の医療制度に関する仕組みであり，医療情報，医療安全，病院・診療所，医療計画，医療法人等の側面である。③技術的側面とは，医療法等の具体的な法解釈・適用の技法である。④主体的側面とは，医療法等の運用に現実に関わる行政，医師，患者の3主体の側面である。本書が目指す**医療の法システム**とは，医療に対し4側面から，医療に関する法の仕組みを捉えようとする実践的なアプローチなのである。

| 医療行政の憲法上の位置付け |

(1) 人類の誕生とともに原始的な形態での医療は始まった。同時に人は、生存のため集団を作り、簡素な法を定め守ってきた。やがて集団は拡大し、一定の領土を基礎として、その領土の人々が、強制力をもつ統治権のもとに法的に組織されるようになると国家を形成する。こうして成立した国家の統治体制の根本を定める法が、**憲法**という法である。

この実質的意味の憲法は、いかなる時代の国家にも存在する。我が国でも建国以来、実質的意味の憲法はあった。しかし、憲法典という成文法ができたのは「大日本帝国憲法」(明治22(1889)年)からである。太平洋戦争後の昭和21(1946)年には「日本国憲法」が制定され、「国は、すべての生活部面について、社会福祉、社会保障及び公衆衛生の向上及び増進に努めなければならない」(25条2項)と規定した。医療行政その他の厚生行政は、「**憲法が直接に要求する行政**」(磯崎・医事法5頁)として、特に重要な行政分野であることが明確にされたのであった。

(2) 多様な行政分野の中で、なぜ憲法は、医療行政に憲法上の位置付けを与えたのであろうか。現代国家は、市民生活に一定の限度まで積極的に介入し、人間の自由と生存を確保することが求められる。この国家像は、**福祉国家**(積極国家)と呼ばれ、国家は社会的・経済的弱者を救済するため積極的に活動する義務が課された。その結果、公正な配分に重点を置く実質的な平等主義に基づいて、**社会権**(生存権、教育を受ける権利、労働基本権等)が誕生した。社会権の総則的な規定である25条は、正に現代の福祉国家の象徴ともいえる存在であり、福祉国家を代表する行政分野として医療行政が位置付けられたのは、歴史の必然なのである。

憲法25条〔生存権、国の社会的使命〕

> **憲法25条** すべて国民は、健康で文化的な最低限度の生活を営む権利を有する。
> 2 国は、すべての生活部面について、社会福祉、社会保障及び公衆衛生の向上及び増進に努めなければならない。

憲法25条は、我が国が福祉国家の理念に立つことを明らかにした規定である。1項において「健康で文化的な最低限度の生活を営む」こと、つまり「国民が誰でも、人間的な生活を送ることができること」(芦部・憲法259頁)を権利(**生存権**)として保障し、2項は、1項の生存権を実現するために努力すべき国の責務(使命)を規定したのである。

2項の**公衆衛生**とは,国民の健康を保持し増進することをいう。医療法は,「国民の健康の保持に寄与することを目的とする」(1条)と規定し,公衆衛生の分野における基本法である。そのほかには,感染症予防法,地域保健法,食品衛生法,環境基本法等が挙げられる。また,社会福祉の分野には生活保護法,児童福祉法,老人福祉法等があり,社会保障の分野には,介護保険法,健康保険法等がある。この3分野は,「相互に有機的に関連し合っており,厳密に区別することは困難で,また強いて区別する必要に乏しい」(佐藤・憲法論366頁)。

医療法と医事法

1 医療法の考え方

| 医療法の目的 | **医療法**(昭和23年法律205号)は,医療を提供する体制の確保を図るための**行政法**(行政の組織と活動に関する法)である。当初は,病院・診療所の人員基準,施設基準に関する規律を中核とする医療施設法にすぎなかった。しかし,68回を数える改正(⇒15頁)により,医療情報,医療安全,医療計画,医療法人等に関する規律が加わって,内容が格段に充実した。その結果,医療法は現在では,**医療政策法**として医療の分野における実質的な意味での**基本法**となっている[2]。憲法25条の趣旨を受け,医療法は,基本法として国民の健康の保持・増進を究極的な目的としているのである(1条)。

| 医療提供の理念 ─ 生命の尊重,個人の尊厳 | **(1) 1条の2第1項** 医療法が医療分野の基本法である理由は,医療分野全体に適用される医療提供のあるべき姿(理念規定)を冒頭に定めているからである。1条の2第1項は,憲法13条の規定を受けて,**生命の尊重**と個人の尊厳の保持を医療の中核的な価値とすべきことを宣言した。生命こそ人の根源的な権利であり,生命に対する権利は,最大の尊重を必要とするのである。

憲法13条に規定する**個人の尊厳**(尊重)の原理とは,憲法の人権規定の核心

---

2) 基本法とは,特定の行政分野における政策の基本方針を定めた法律をいう。基本法は,規律の対象とする分野について,他の法律に優越する性格を持ち,他の法律は基本法に誘導される関係にある。その例として,がん対策基本法,文化芸術振興基本法等32件あるとされる(ワークブック142頁以下)。最近では,医療基本法を制定しようとする動きがある。

第1部　医療の法システム総論

> 1条の2　医療は，生命の尊重と個人の尊厳の保持を旨とし，医師，歯科医師，薬剤師，看護師その他の医療の担い手と医療を受ける者との信頼関係に基づき，及び医療を受ける者の心身の状況に応じて行われるとともに，その内容は，単に治療のみならず，疾病の予防のための措置及びリハビリテーションを含む良質かつ適切なものでなければならない。
> 2　医療は，国民自らの健康の保持増進のための努力を基礎として，医療を受ける者の意向を十分に尊重し，病院，診療所，介護老人保健施設，調剤を実施する薬局その他の医療を提供する施設（以下「医療提供施設」という。），医療を受ける者の居宅等において，医療提供施設の機能（以下「医療機能」という。）に応じ効率的に，かつ，福祉サービスその他の関連するサービスとの有機的な連携を図りつつ提供されなければならない。
>
> [個人の尊重・幸福追求権・公共の福祉]
> 憲法13条　すべて国民は，個人として尊重される。生命，自由及び幸福追求に対する国民の権利については，公共の福祉に反しない限り，立法その他の国政の上で，最大の尊重を必要とする。

であり，「人間社会における価値の根元が個々の人間にあるとし，何よりも先に個人を尊重しようとする原理をいう」[3]。個人の尊重，すなわち**個人主義**は，他人の犠牲において自己の利益のみを主張する利己主義を否定し，「すべての個々の人間を自主的な人格として平等に尊重しようとする」[3]。個々人が尊く厳かな存在であることを踏まえ，患者の人権が侵害されることのないよう，患者の立場に立って医療が行われるべきことを意味している。医療を提供するとは，命を救うだけにとどまらず，患者の意思及び人格にも配慮しなければならないのである。

医療法は，1項で，医療を直接定義していない。医療は，日進月歩の医療技術を反映し，国民の価値観又は生活の質に左右されるので，定義は困難だからである。ただし，その内容は，治療だけでなく疾病の予防からリハビリテーションに至るものと捉えていることから，医療法にいう**医療**とは，健康に関するすべてのサービス（世話，役務，業務）を意味する広義の概念である。

(2)　同条2項　3つのことを規定した。①医療では，患者も積極的な関与が求められるから，国民一人一人に自らの健康の「保持増進」のための努力が求められること。②「医療を受ける者の利益の保護」（1条）を図るという患者中心の医療を実現するため，「医療を受ける者の意向を十分に尊重」すべきであること。③医療は医療提供施設の機能（**医療機能**）に応じて，効率的に，福

---

[3]　宮沢俊義『憲法Ⅱ〔新版〕』213頁（有斐閣，1971）

8

祉サービス等とも連携して提供されなければならない。

医療提供施設　**医療を提供する**とは，患者に対し，治療，疾病予防，リハビリテーション等の給付を行うことをいう（解16頁）。そこで，**医療提供施設**は，病院，診療所，介護老人保健施設（1条の6），調剤薬局その他の医療を提供する施設（助産所，あはき・柔整（⇒139頁）の施術所，訪問看護ステーション等）の総称である（1条の2第2項）。

　医療施設又は**医療機関**は，医療法上の用語ではないが（ただし，公的医療機関という用語はある（31条）），一般に病院及び診療所を指す。しかし，広く医療提供施設として使用されるときもある。

医療サービスの特徴　医療サービスの特徴として，次の4点が挙げられる（ただし，医療法は「保健医療サービス」と表現している（1条の4第4項，6条の4第3・5項等））。

（1）**リスクが大きいこと**　人の生命に関わるサービスであるから，サービスを提供するときのリスクが大きい。これは，他のサービスに比べると際立った特徴である[4]。

（2）**結果の不確実性**　医療には限界があり（小松秀樹『医療の限界』（新潮新書，2007）），医療を提供する時点で，その治療効果を完全に予測することはできない[5]。医療法が「適切な医療」（1条，1条の3，1条の4第1項等）と表現しているのは，医療の不確実性，限界を踏まえた医療の提供を意味するものと考えられる。

（3）**情報の非対称性が強い**　情報の非対称性とは，医療サービスの供給者

---

[4]　「君だけは何時もと変りのない平静さで診療と研究を続け，一つの診断を出すのに，そこまで慎重に，研究的にやっている，……しかし，それだけ慎重にやっても，誤診というものは，何時，どんな形で，思いがけなく襲いかかって来るかもしれないものだ。臨床医は，常にそうした危険に曝されていることを忘れてはならないよ」
　臨床医になっている曾ての教室員をいたわるように云ったが，里見の胸には，その大河内教授の言葉がずっしりとした重みをもって響いた（山崎豊子『白い巨塔2』259頁（新潮文庫））。

[5]　**医療特有の事情**　結果の不確実性の背景にあるのは，次のような医療特有の事情である。①「因果の流れが患者の身体内部で進行するため，可視的にそれを把握することが困難」，②医療行為に対する患者の身体・精神の反応は極めて個別性が高い，③「ある原因と悪しき結果との間の因果関係の有無について，人を通して追試実験をすることができない」，④「人の身体・精神のみならず，疾病の原因・内容，それによる人の身体・精神への反応・効果など未だ解明されていない領域が多い」（中村哲「ルンバールのショックによる脳出血事件」旧百選Ⅲ［19］事件）。

である医師に対して，患者の保有する情報が相対的に少ないことをいう（河口洋行『医療の経済学』18頁（日本評論社，2009）。以下「河口・経済学」という）。ある治療法が必要であると医師に告げられたときに，患者がその必要性の有無を的確に判断することはできない。医療に関する情報は専門性が高く，医師と患者との間には決定的な情報格差が生じている。この非対称性の是正が医療の法システムにおける課題である。

(4) **サービス提供の平等**　我が国では「命の平等」という価値観は，広く共有されており，医療サービスの提供に当たって均等に取り扱うこと（平等）が強く求められる。ただし，「平等」とは，絶対的・機械的平等ではなく，**相対的平等**である（芦部・憲法129頁）。恣意的な差別は許されないが，取扱いに差異を設けたとしても，その差異が①事実的・実質的な差異（患者の病態の緊急度，患者の心理状態，医学上の知見等）に応じたもので，②医学的観点及び社会的通念からみて合理的である限り，その取扱いの差異は，平等違反とはならないのである（その例としてトリアージ，症状の程度に応じて治療の優先順位を決定することが挙げられる）。

| 医師等の責務 | 医療法は，1条の3・4の2か条に訓示規定を置いた（法の基礎知識1）。医療倫理とも密接に関連する次の2つの規定が重要である[6]。①医師等の医療の担い手は， |

医療提供の理念に基づき，良質かつ適切な医療を行う責務を負う（1条の4第1項）。②第三次改正により，インフォームド・コンセントに関する責務が明記された（同条2項⇒115頁以下）。

― ● 法の基礎知識1 ● ―

訓示規定　訓示規定は，本来は裁判所，行政機関等の公の機関に手続に関する義務を課す規定であるが，総則の部分に置かれると，国，自治体，国民等に対し一般的な責務を課す規定となる（責務規定ともいう）。責務とは，責任を持って果たすべき職務という意味にすぎないから，**責務規定**といっても具体的な義務を課すものではなく，あるべき方向を示すだけである（ワークブック102頁以

---

6)　その他の訓示規定　③国と自治体は，医療提供の理念に基づき，良質かつ適切な医療提供体制を確保すべく努力する責務を負う（1条の3）。④医療提供施設における医師は，医療提供施設相互間の機能の分担と業務の連携に努力する責務を負う（1条の4第3項）。⑤病院・診療所の管理者は，退院する患者に対し，療養を継続できるよう配慮する責務を負う（同条4項）。⑥医療提供施設の開設者・管理者は，施設の建物・設備を他の医師等に利用させるよう配慮する責務を負う（同条5項）。

下）。そのため，責務規定に違反しても，その違反行為の効力に影響はなく（無効とはならない），罰則等の制裁もない。例えば，感染症予防法は，ハンセン病等の患者へのいわれのない差別，偏見が生じたことを重く受け止め，これを教訓として生かすため「感染症の患者等の人権が損なわれることがないように」すべき国民の責務を定めている（感染症予防法4条）。

2　医事法の範囲

医事法の範囲と本書　広く医療に関する法を総称して（**医事法**[7]）という。その中核は，医療法と医師法である。医事法の範囲について，樋口教授は，①憲法の医療に関する部分，②医療に関する行政法規，③医療に関する刑事法，④医療に関する私法（主として民法の契約法と不法行為法）の4つに分類する（法律相談2頁［樋口範雄］）。

本書は，②のうち病院と診療所に焦点を当てた医療法のテキストである。さらに，医師法等の**医療資格者法**（⇒134頁），個人情報保護法，行政手続法等の行政法も詳述しており，全体として行政法のテキストとしての構成を採っている。また，①，③及び④については，該当箇所で必要に応じて述べた。ただし，医療倫理の分野は扱わない。

3　医療法の基本原理

医療法の基本原理　医療法を解釈するに当たって，医療法の基本原理を析出しておくことは，医療法を体系的に運用していく上で有益である。本書では，医療法の条文を手掛かりに，まず「良質な医療」を挙げる。次に「透明な医療」，及び「効率的な医療」の三つの基本原理により医療法を体系立てて分析するのが適当ではないかと考える。

良質な医療　基本原理の第一は，**良質な医療**である。「医療を受ける者の利益の保護」を図るためには，まず「良質かつ適切な医療」（1条，1条の2第1項，1条の3，1条の4第1項等）でなければならないから，医療の良質性（適切な医療を含む）が最優先の

---

[7]　医事法の概略については，甲斐克則「日本の医事法学―回顧と展望―」（講座1　5～30頁）が簡潔に要約してある。

第 1 部　医療の法システム総論

1-3　医療法の基本原理

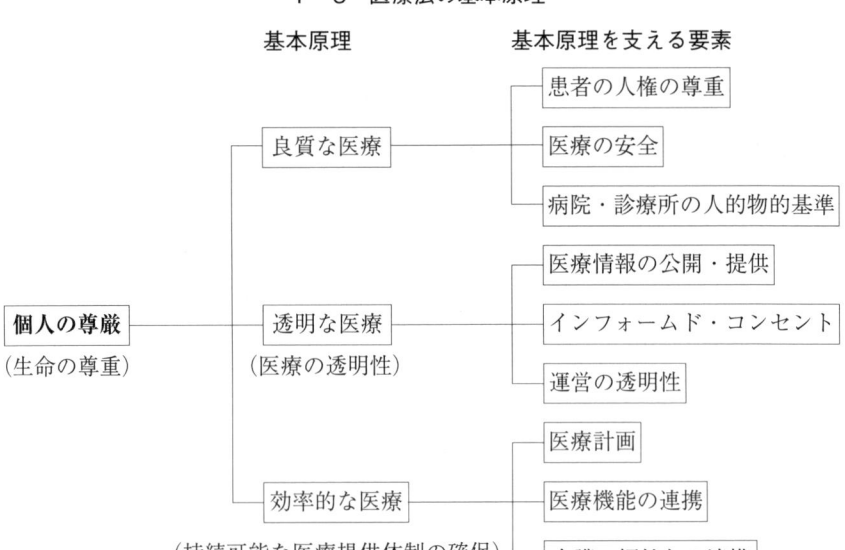

基本原理となる。これを支える要素としては，「**患者の人権の尊重**」，「**医療の安全**」，「**病院・診療所の人的物的基準**」等がある。

　では，良質な医療とは何か。**質の高い医療**とは，EBMに則った医療であるとする見解がある[8]。この見解も，最終的に「生命の尊重と個人の尊厳の保持」(1条の2第1項)を満足させることを目指しており，医療法の「良質な医療」を具体化する試みである。

---

[8]　聖路加国際病院では，EBM（Evidence-based Medicine）を「研究の成果（エビデンス）を知ったうえで，医療現場の状況（医師の経験や医療施設の特性）や患者に特有の病状・意向（個別性）に配慮して行う医療」と定義したうえで，EBMに則った医療，すなわち「診療上のテーマごとに，最も高いレベルのエビデンスを知ったうえで医療を行うこと」が質の高い医療であるとする。この観点から，**医療の質**は，「特定の臨床場面でこれこれの治療を行えば健康アウトカムが最良になるということがわかっている"標準医療"にどのくらい準拠していたか」というプロセスの評価によって測ることができるとする（福井次矢監修『[医療の質]を測り改善する』13～18頁（インターメディカ，2009））。福井次矢・聖路加国際病院長は，医療過誤が個人の問題というよりも組織の問題であるのと同様に，「質の高い医療の提供も組織として責任を持って行われなければならない」（医事新報No.4380（2008年4月5日）1頁）と指摘する。

12

透明な医療

基本原理の第二は、**透明な医療**（医療の透明性）である。医療における**透明性**とは、医療上の意思決定について、その内容と過程が患者等に明らかであること意味する[9]。

この透明性の基本原理は、**医療情報の透明性**（情報の公開・提供、診療情報の適正な保護）として現れる。また、医療過程においては、医師の説明責任（アカウンタビリティ）、**インフォームド・コンセント**を導く原理である。

特に重要なのは、第五次改正により、医療法人の「運営の透明性」の確保（40条の2）が規定されたことである。これは、医療法人における運営の透明性を通じて、最終的に医療の透明性を確保しようとするものである。この原理が自覚的に医療法に盛り込まれた意義は大きく、その趣旨はすべての医療機関の**運営の透明性**として及んでいると考えられる。

効率的な医療

基本原理の第三は、**効率的な医療**である（1条、1条の2第2項、1条の3、1条の4第5項、30条の3第1項）。現在の医療法は、効率性を重視しており、「効率的」という考え方が全面的に出てくる。ただし、ここにいう**効率的**とは、「できるだけ少ない費用で生産するといった生産の効率性だけを意味するのではなくて、消費者余剰を含めた社会的厚生が最大になることを意味している」（漆博雄編『医療経済学』10頁［漆博雄］（東京大学出版会、1998））と理解すべきである[10]。とりわけ成熟した経済体制にある我が国において、効率性を強調する背景には、国民皆保険制度の維持を含めた**持続可能な医療提供体制の確保**という視点があると思われる。効率的な医療を実現する要素として、**医療計画、医療機能の連携、介護・福祉との連携**等が挙げられる。

---

9) 透明性は、法律用語である（40条の2、行政手続法1条1項、社会福祉法24条等）。最近の行政法のテキストでは、現代型行政の一般原則として、透明性の原則、説明責任の原則、効率性の原則が挙げられている（大橋・行政法47頁以下、宇賀Ⅰ59頁以下）。

10) ㈳全国自治体病院協議会の邉見公雄会長が常に「よい医療を効率的に地域住民と共に！」と述べるように、効率性（的）は、今日の医療政策を考える上で不可欠の概念である。地方自治法が「地方公共団体は、……住民の福祉の増進に努めるとともに、最少の経費で最大の効果を挙げるようにしなければならない」（同法2条14項）と規定した趣旨と通ずるものがある。

| 3つの原理の関係 | 3つの基本原理を統合する究極の原理は，**個人の尊厳**（生命の尊重，1条の2第1項，憲法13条・24条2項）である。このように考えると，個人の尊厳に直結する「良質な医療」は，他の2つの基本原理に優越する価値がある。したがって，「良質な医療」と「透明な医療」・「効率的な医療」とでは価値の序列があると考えられる[11]。

価値の序列は，3つの基本原理が相互に矛盾する場合を調整するものとして機能する。まず，「良質な医療」は，原則として「透明な医療」及び「効率的な医療」に優先する。これに対し，「透明な医療」又は「効率的な医療」が相互に緊張関係に立つときは，事例ごとに個人の尊厳の観点からどちらの原理が優先すべきかを検討しなければならないと思われる。

● 法の基礎知識2 ●

医事法の基本原理　甲斐教授は，医事法の基本的視点として，次の5つを挙げる（ブリッジブック4頁以下〔甲斐克則〕）。①「人格（権）の尊重」と「人間の尊厳」，②「法によるチェック」と「法に対するチェック」，③患者の自己決定権とメディカル・パターナリズムの調和，④疑わしきは生命の利益に，⑤メディカル・デュープロセス。手嶋教授は，従来から指摘されてきた指導原理として，①経済的効率性，②個人の自律性と尊厳，③医師への信頼，④医療専門職の独立性を挙げる（手嶋・医事法8頁）。

これに対して，樋口教授は，「医療と法（医事法）の基本原理はそれがあるか否かも含めてまだわからない」とした上で，医療と法の目的とすべき到達点は，「人々の健康を維持し向上させること」にあるとする（樋口・医療と法6頁）。

三 医療法の変遷

1 概　　説

| 医療法前 | 我が国の近代的な医療制度は，今から140年近く遡る明治7（1874）年の**医制**によって始まった。医制は，衛生制度全般にわたって規定したが，医師等の医療従事者に関する規律と医療施設に関する規律を設けていた。昭和17（1942）年には

---

[11] 3つの原理は，理念的には画然と区別できるが，実際にはその区別は流動的である。例えば，インフォームド・コンセントは透明性で説明できるが，良質医療の実現には欠かせない。また，医療計画は，当初は効率的な医療に重点があったが，現在の医療計画は，良質な医療，透明な医療にも強く関係しているからである。

戦争時における社会情勢の緊迫化を背景に，**国民医療法**が制定され，医事法令の統合が行われた。しかし，昭和23（1948）年，国民医療法は廃止され，医療法，医師法等に分かれた。

医療法の概観[12]

医療法は，昭和23（1948）年に制定されたが，毎年のように改正が行われ，平成23（2011）年3月までの改正は，実に68回にも及ぶ[13]。ただし，そのうち，52回は，他法の改正等に伴う医療法の改正である（例えば，らい予防法の廃止に関する法律（平成8年法律28号）の施行による「らい病床」を削除する改正）。これに対し，医療法の改正を主な目的としたものは，16回を数える。その中で特に重要なのは，昭和25（1950）年の医療法人創設に係る改正と第一次から第五次までの大改正である（以下それぞれ「第○次改正」という）。

ここで，医療法の歴史を4期に分けて概観してみたい。**第1期**は，**医療施設の量的整備の時期**である。第1期は，医療法が成立した昭和23（1948）年から第一次改正が公布される昭和60（1985）年までである。当初の医療法は，病院に重点を置いた**医療施設整備法**として制定された。その後の37年間で，我が国は順調に高度成長を遂げ，バブル経済を迎え，医療施設の量的整備を達成したのであった。つまり，過剰な病院病床を抱えるに至ったのである。こうして，**第2期**から，医療計画の導入により病院病床の規制を行うという**質的整備への転換**が始まり，量から質へと医療政策は大きく変更されたのであった。**第3期**は，病床規制が一応の効果を上げたのを受け，高齢化への急速な進展と経済の低成長に対応するため，**医療提供体制の再構築**に取り組んだ時期である。しかし，第3期における医療提供体制の再構築は，小規模の範囲にとどまった。

医療提供体制の全面的な再構築は，平成18（2006）年，**第五次改正**となって結実した。第五次改正は，医療法を抜本的に見直して法体系を整備したもので，実質的な全部改正といってよい。その結果，医療法は，いわばVer1からVer2へと完全にバージョンアップし，**新医療法**となったのである。**第4期**とは，この新医療法が施行されている現在である。この新医療法を的確に理解し，将来の医療政策の方向を先取りするような議論を提供することが本書の狙いである。

---

12) 医療法の歴史に関しては，平成19年版厚生労働白書（以下「平成19年白書」という）4～13頁が詳しい。

13) 何回改正があったかは意外に算定しにくいものである。なお，『医療六法』（中央法規）も制定以後68次の改正を経たとする（平成23年版1頁）。

1－4 医療法の変遷と時代背景

医療法の変遷	時代背景
第1期 量的整備の時期 昭和23(1948)医療法公布 — 感染症等の急性期患者が中心の時代であり，医療施設の量的整備が急務とされた。 昭和25(1950)医療法人制度創設 — 医業経営資金の調達と医業の継続性の確保を目的とした。 **第2期 質的整備への転換の時期** 昭和60(1985)第一次改正の公布 — 医療施設の量的整備が全国的にほぼ達成されたことに伴い，病床規制を導入した。 **第3期 医療提供体制の再構築の時期** — 高齢化の進展と低成長に対応した3回の改正 平成4(1992)第二次改正の公布 平成9(1997)第三次改正の公布 平成12(2000)第四次改正の公布 **第4期 新医療法の時期（現在）** 平成17(2005)医療制度改革大綱の決定 平成18(2006)第五次改正の公布 平成19(2007)第五次改正の施行	○**戦後の復興期** 昭和21(1946)日本国憲法公布 ○**高度成長期** 昭和31(1956)「もはや戦後ではない」（経済白書） 昭和36(1961)国民皆保険制度の確立 昭和43(1968)経済規模世界第2位 ○**石油危機と成長率の低下** 昭和48(1973)老人医療無料化 昭和49(1974)戦後初のマイナス成長 昭和54(1979)『ジャパン アズ ナンバーワン』の出版 ○**バブル経済と失われた10年** 昭和61(1986)この頃バブル経済が開始 平成1(1989)12月，日経平均株価が史上最高値を記録 平成3(1991)この頃バブル経済が崩壊（90年代は景気低迷を続け「失われた10年」と呼ばれた） 平成9(1997)介護保険法公布。山一証券破綻 平成11(1999)横浜市立大学事件 平成12(2000)介護保険法施行 ○**低成長期 — 成熟した経済大国（現在）** 平成13(2001)〜19(2007)景気回復 平成18(2006)小松秀樹『医療崩壊』 平成20(2008)大野病院事件無罪判決。リーマン・ブラザーズ破綻

2　第1期　量的整備の時期

初期の医療法
(昭和23(1948)年公布)

医療法は，昭和23(1948)年に成立し，公布され，施行された（法の基礎知識3）。太平洋戦争が終わってから3年を経過し，ようやく戦後の混乱期を脱しつつあった。同年には，国民医療法に統合されていた医師法，歯科医師法，保健婦助産婦看護婦法も制定され，現在の医療の法システムは，昭和23年にその骨格が定まった。

初期の医療法を取り巻く状況は，現在とは全く異なる。昭和20(1945)年8月時点の全国における病院数は，わずか645病院であり，病床数も31,766床にすぎなかった（川渕孝一『進化する病院マネジメント』40頁（医学書院，2004））。我が国の医療資源が壊滅状態に近かったことを物語る数字である。

医療法は，まず，医療施設の量的整備の拡大を目指した。病院・診療所に対する規律の原型を定めるとともに，100床以上の規模の病院で一定の要件を充たすものを総合病院（⇒187頁）とした（旧4条。第三次改正で廃止）。ここには医療機能の体系化の萌芽が見られる。初期の医療法は，私的医療機関にはまだ余力がないと判断し，公的医療機関を中心に量的拡大を図ろうとした。公的医療機関の設置費用に対する国庫補助制度があり（旧33条。第五次改正で削除），医療機関の整備に関する医療機関整備審議会を置いた（旧32条。量的整備を達成したので，第一次改正で削除）。また，医業，病院・診療所等に対する広告の規制が定められた。さらに，私的医療機関の整備を促進するため，医療法制定から2年経った昭和25(1950)年には医療法人制度を定め，病院・診療所を運営するにふさわしい法人形態を創設した。

初期の医療法は，細かい改正を行いつつも，37年間もの長期にわたって安定的に運用されてきた。しかし，医療施設の量的充足が達成されたと認識されるに至り，医療費の抑制の観点も含んで，一転して医療施設の質的整備へと大きく舵を切ることになった。時あたかもバブル経済を迎え，我が国の経済は絶頂期にあった。

法の基礎知識3

成立，公布，施行，適用　しばしば登場する法律の成立・公布・施行・適用の意義を説明する。法律は，衆議院と参議院で可決した時に確定的に**成立**する（憲法59条1項）。しかし，法律の内容が国民の知り得べき状態に置かれなければ，その拘束力を現実に発生させることはできない（法治主義の要請）。そこで，成立

第1部　医療の法システム総論

した法律の内容を広く一般に周知するための公示行為，すなわち**公布**が必要になる（憲法7条1号。法律は官報に掲載して公示する）。これに対し，法律の規定の効力を一般的に発動させ，作用させることを**施行**という（実務では「しこう」ではなく「せこう」と読む）。公布されただけで法律が効力を生ずる場合もある（公布施行という）。しかし通常は，施行の準備（政令・省令の制定，各種通知の発出等）が必要であるので，公布日よりも後に施行の期日を定めることが多い。一般的観念である施行に対し，**適用**とは，法律の規定が個別的・具体的に特定の人・地域・事項について現実に発動し作用することをいう（ワークブック33～37頁）。

3　第2期　質的整備への転換の時期

第一次改正
（昭和60(1985)年公布）

(1)　病床規制の導入　我が国の病院・診療所と病床は，順調に量的整備が進んできた。昭和30(1955)年には，病院数5,119，一般診療所数51,349であったが，30年後の昭和60(1985)年には，病院数9,608，一般診療所数78,927となって病院数は2倍近く増加した。ところが病床数にあっては，実に3倍近く増加した。昭和30(1955)年では病院病床数512,688，一般診療所病床数113,924であったが，昭和60(1985)年には病院病床数1,495,328，一般診療所病床数283,390に増加したからである。

　問題は，これらの整備が無秩序に行われたことにある。昭和31(1956)年には，社会保障制度審議会が早くも公的な医療機関の濫立を問題視していた。そこで，昭和37(1962)年の医療法改正で，国・自治体に病院・診療所の計画的な整備への努力を求め（旧5条の2。第一次改正で削除），他方で，**公的な病院**に対する病床規制を導入した。すなわち，自治体，日赤，済生会等が開設する公的病院及び社会保険関係団体が開設する公的性格を有する病院（両者を併せて「公的な病院」という（⇒191頁））にあっては，その開設，増床等を申請しても，当該地域における既存の病院病床数が「その地域の必要病床数」を超えるときは，知事は開設等の許可を与えないことができるようになった（7条の2）。昭和37(1962)年の段階で設けられた病院病床への規制は，公的な病院に限定しただけであったから，いずれ私的な病院も標的となるのは必然であった（⇒242頁）。

　その後，昭和48(1973)年の老人医療費無料化による病床の急激な増加もあり，「我が国の病床数の量的確保は1985（昭和60）年頃までにほぼ達成されていた」との認識が示されている（平成19年白書8頁）。この白書の見方に従えば，病院病床総数は，150万床が量的整備の上限ということになる。

こうして、医療資源の地域的偏在の解消、医療機能の連携の確保により地域における体系的な医療提供体制の実現を図るため、昭和60(1985)年12月27日、**第一次改正**が公布された（施行は原則として昭和61年6月）。以後、医療法は質的整備の時代に入り、様々な角度から医療提供体制の見直しを行うことになる（なお、第○次改正というのは、便宜上の通称である。第一次改正の正式な法律の題名は、「医療法の一部を改正する法律」という）。

第一次改正の狙いは、都道府県による医療計画の策定にあった。医療計画により自由開業制に法的な制約が課され、過剰病床地域においては、①昭和38(1963)年5月から施行された公的な病院に対する病床規制、つまり開設、増床等の制限（7条の2）に加え、②私的な病院に対しては、開設、増床等の中止又は減床を勧告することができるようになった（旧30条の7。現在は30条の11）。しかし、改正法が施行される前に「駆け込み増床」が行われた（⇒234頁）。医療計画の導入の結果、我が国の病院病床数は、7年後の平成4(1992)年、1,686,696床をもって最大となり、ここに病院増床の動きは終焉した。

現在では、医師不足、看護師不足等の問題があり、増床への需要は必ずしも高くない。医療計画は、当初有していた病床規制という役割を終え、今後は良質な医療、透明な医療の観点から医療資源の適正かつ効率的な分配を目指す行政計画としての役割が中心となってきたといえよう。

(2) **医療法人への指導監督の強化**　昭和55(1980)年に発覚した**富士見産婦人科病院事件**[14]（医師の資格のない病院理事長による無資格診療と健康な女性に対する不必要な子宮等の摘出手術の実施）の影響もあり、医療法人への指導監督体制が強化された。特に、医学的知識のない者が医療法人を実質的に経営することによって様々な問題が生ずることを避けるため、理事長は医師であることを原則とした（46条の3第1項本文（⇒288頁））。また、医療法人に対する立入検査権（63条）、業務改善命令権（64条1項）、役員解任勧告権（同条2項）等を定めた（⇒298〜300頁）。

(3) **一人医師医療法人の創設**　医療法人に関し、一人医師医療法人を創設した。第一次改正前は、診療所では医師・歯科医師が常時3人以上勤務するときに法人格を認めていた。しかし、診療所経営の近代化、合理化の観点からは、

---

14) 東京地裁平成11(1999)年6月30日判決は、「富士見病院の診療の実態は、……およそ『医療』というに値しない乱診乱療をしていたものであり、その程度は極めて悪質で、社会通念上およそ許されないものであったというほかない」と厳しく断罪している（百選[105]事件［平野哲郎］）。

医師数が少なくても法人格の付与を認める必要がある。そこで，医師・歯科医師が常時1人又は2人で勤務する小規模診療所でも法人化を可能とした（39条）。一人医師医療法人は39,102法人あり，全医療法人の83％を占める（平成23年3月31日現在）。

(4) その他　医療法はその体系を整え始めた。簡素なものであったが，目的規定（1条）を追加した。また，医療法人の自己資本比率に関する資産要件を明確にした（第五次改正で廃止⇒281頁）。

(5) 医師数の抑制の開始　病床規制と並行して，医療法そのものの問題ではないが，医師数の抑制が始まり，その後の医療政策に極めて重大な影響を及ぼすこととなった（⇒244頁）。医学部入学定員は，国民皆保険制度が確立した昭和36(1961)年時点で2,840人にすぎなかったが，医療需要の増大に応じて徐々に拡大した。昭和59(1984)年には，無医大県の解消を目指した「一県一医大構想」（昭和48(1973)年閣議決定）により8,280人まで増加した。しかし，昭和50年代に入ると医師数の過剰が論議されるようになった。昭和61(1986)年，「将来の医師需給に関する検討委員会」（厚生省）は，平成37(2025)年には医師の10％が過剰になるとの将来推計に基づき，平成7(1995)年を目途として医師の新規参入を10％程度削減することを提言した（平成19年白書6，9頁）。

この医師数抑制の方針が変更され，医師の養成の推進を図るべく医学部の定員増が実施されたのは，平成20(2008)年度からである。平成24(2012)年度の医学部入学定員は，過去最大の8,991人となった。

4　第3期　医療提供体制の再構築の時期
— 高齢化の進展と低成長に対応した3回の改正

> 第3期の背景と主な制度改革

第二次改正から第四次改正までの3回の大改正は，高齢化の進展と低成長時代に対応するために医療提供体制の再構築を図ったものと位置付けることができる。

その背景にあるのは，次の医療を取り巻く環境の変化であり，現在も続いている。①少子高齢化という人口構造の大きな変化に伴い[15]，医療と介護の需要

---

[15]　「核家族化や女性の社会進出などにより出生率の低下が著しくなる一方で，平均寿命が延びたことから，少子高齢化が進行し，総人口も減少に転じる。これは豊富な人的資源をもとに成長を遂げた日本の経済成長の根底を揺さぶる事態でもある」（金森久雄ほか編『日本経済読本〔第18版〕』21頁以下［古川彰］（東洋経済新報社，2010））。他方で，医療費の自然増の最大の要因は，高価な薬，機器，治療手段が開発される医療の進歩だ

が増大し、かつ、多様化していること、②慢性期疾患中心の疾病構造へと変化したこと、③医療の質、医療の安全に対する強い関心、④医療情報の積極的な提供を求める要望、⑤医療技術の飛躍的な進歩と医療の専門化、そして⑥低成長期における国民経済との調和、である。

　第3期の3回の改正は、主に2つの視点から見ることができる。第一は、**医療機能の体系化**であり、第二は、**医療情報の提供の推進**である。

第二次改正（平成4(1992)年公布）

第二次改正では、次の3点が重要である（題名は「医療法の一部を改正する法律」。平成4 (1992) 年7月1日公布、施行は原則として公布日）。

(1) 医療機能の体系化の始まり　医療機能は、その役割を分化して明確化することが必要であり、こうして分化・明確化された医療機能を緊密に連携させること（**医療機能の体系化**）により良質な医療提供体制の構築に資することができる。

　第二次改正は、病院について医療機能の体系化を始めた。まず、大学病院のように高度の医療を提供する病院を**特定機能病院**として位置付けた（4条の2（⇒187頁））。特定機能病院は、高度の医療を提供できる人員配置、構造設備等を有する病院である。同時に、長期療養患者のために**療養型病床群**という病院病床の一区分を設けた（旧1条の5第2項。しかし、第四次改正で療養病床という病床の種別に代わった（⇒199頁））。

　また、老人保健施設（現在は介護老人保健施設）が医療を提供していることに着目して、医療提供施設として位置付け、医療機能に組み込んだ（1条の2第2項、1条の6）。

(2) 透明な医療への取組み — 医療情報の提供の推進　医療情報の提供の推進は、第二次改正から始まる。院内掲示義務（14条の2）を定め（⇒73頁）、広告の規制を見直した。

(3) 医療提供の理念の明文化　目的規定の次に医療提供の理念規定（1条の2）を置き、医療法の理念が「良質な医療」にあることを明示した。さらに、医療提供の理念を基づく医師等の責務（1条の3、1条の4）を定めた。

(4) その他　医療の提供以外の一定の業務（検体検査、滅菌消毒等）を外

とする見方がある。権丈善一教授は、「高齢化が医療費を増やすように見えるのは見かけの関係で、医療費の増加率は国民所得の増加率で決まる」とする（「医療クライシス — 脱「医療費亡国論」」平成20年6月17日毎日新聞）。

部に委託する場合の基準を定め（15条の2），外部委託の許容範囲を明確にした（⇒212頁）。また，医療法人の附帯業務を若干拡大した（42条4・5号⇒252頁）。

> 第三次改正
> （平成9（1997）年公布）

第二次改正から5年後に**第三次改正**が行われた（題名は「医療法の一部を改正する法律」。平成9（1997）年12月17日公布，施行は原則として平成10（1998）年4月1日）。第三次改正は，介護体制の整備を図ることを目的とする介護保険関連三法（介護保険法，介護保険法施行法，第三次改正法）の一つであった。その要点は，次の3点である。

(1) **医療機能の体系化** ① **療養型病床群の診療所への拡大** 介護保険制度の発足が物語るように，介護が必要な高齢者が今後増大することが見込まれた。要介護者の更なる増大に対応し，要介護者を受け入れる体制を拡充するため，病院に加え，身近な医療機関である診療所においても療養型病床群を設置できることとした（旧7条3項⇒199頁）。

② **地域医療支援病院の創設** 第二次改正では，三次医療圏単位を想定し，高度な医療機能を備えた特定機能病院を創設した。第三次改正では，二次医療圏単位の身近な地域で医療を提供するという観点から，**地域医療支援病院**を創設した（⇒187頁）。かかりつけ医を地域における第一線の医療機関として位置付け，これらの医療機関と医療機能を分担し，連携を図り，地域医療の充実を図るための病院として体系化したのである（4条）。

その結果，医療法制定時からの総合病院制度が廃止され，地域医療支援病院に置き換わった。総合病院は主として規模に着目した概念であったので，医療機能の体系化を図るという観点からは，適切でなかったからである。

(2) **インフォームド・コンセントの明文化** インフォームド・コンセントとは，医師等が医療を提供するに当たり適切な説明を行い，患者が理解し同意することをいう（⇒115頁）。しかし，第三次改正当時は，「医療従事者による適切な説明と患者の理解に基づいた医療」[16]と定義され，患者の同意が含まれないまま条文化された（1条の4第2項）。しかし不十分にせよ，インフォームド・コンセントが明文化された意義は大きい。

(3) **特別医療法人の創設** **特別医療法人**とは，公的な運営の確保に関する要件を充たし，収益事業を行うことのできる医療法人であった（旧42条2・3項）。

---

[16] 「21世紀の国民医療―良質な医療と皆保険制度確保への指針―」平成9年8月29日 与党医療保険制度改革協議会

しかし, 特別医療法人は普及しなかったため, 第五次改正で廃止された(⇒ 274 頁)。

(4) **その他**　医療計画に関し, 病床規制だけではなく, 地域の医療機能の連携を図るという観点が意識され始めた。また, 医療法人の業務の範囲及び医療広告のできる事項を拡大した。

第四次改正
(平成 12(2000)年公布)

第三次改正のわずか 3 年後には, 第四次改正が行われた。我が国は「失われた 10 年」(1990 年代の日本経済)と呼ばれるバブル経済崩壊後の不況に直面していた。高齢化が着実に進展する中で, 国民医療費は増大の一途をたどり, 経済の低迷は医療保険財政に深刻な影響を与えつつあった。**第四次改正**は, 医療保険制度の改正, 診療報酬体系の見直し等の医療政策を総合的に行う医療制度改革の一環を担い, 医療の質の向上, 医療提供体制の効率化等を主眼としていた。

第四次改正では, 臨床研修制度の改革を盛り込んでいたため, 医師法と歯科医師法の改正も同時に行った点に特徴がある (題名は「医療法等の一部を改正する法律」。平成 12 (2000) 年 12 月 6 日公布, 施行は原則として平成 13 (2001)年 3 月 1 日)。その要点は, 次の 3 点である。

(1) **病床の種別の変更 ― 医療機能の体系化**　患者の病態に応じた医療を提供する観点から, 病床は, ①精神病床・感染症病床・結核病床と, ②主として急性期患者を対象とする一般的な病床である「その他の病床」(療養型病床群を含む) に区分されていた。しかし, 第二次改正で療養型病床群を導入したにもかかわらず, 「その他の病床」には依然として急性期の患者から長期間の療養生活を送っている患者まで様々な病態の患者が混在していた。

そこで, 第四次改正は, 患者の適切な処遇を確保するため, 非効率となっていた「その他の病床」を「療養病床」と「一般病床」に区分し (7 条 2 項 4・5 号), 「その他の病床」を有する病院の開設者は, 平成 15(2003)年 8 月 31 日までに, いずれかの病床にするかを届け出ることになった (改正法附則 2 条 1 項)。その結果, 病床の種別は, 精神病床, 感染症病床, 結核病床, 療養病床及び一般病床の 5 種類となり, 病床の種別に応じた人員配置基準と構造設備基準を新たに定めた。

(2) **広告規制の緩和 ― 医療情報の提供の推進**　患者に医療情報をより多く提供し, 患者の選択を通じて医療の質を高めるという政策は第四次改正から明確になる。多様な情報提供による「透明な医療」の実現は, 「良質な医療」, 「効率的な医療」にも資するという考え方である。第四次改正は, 客観性のある情報, 事実に関する情報について広告できる事項を拡大した。

(3) **医師の臨床研修制度の必修化 ── 良質な医療**　① 　医師の臨床研修は,昭和21(1946)年9月から導入されたインターン制度から始まった。**インターン制度**では,大学医学部卒業後,1年以上の診療及び公衆衛生に関する実地修練(インターン)を経ることが医師国家試験の受験資格となっていた(旧医師法11条1号)。しかし,「実地修練生の地位,身分が明確でないこと,指導体制に不備があること等その運用面に問題があり」(解(昭46年)330頁),昭和43(1968)年5月に医師法が改正され,インターン制度は廃止された。

　代わって採用されたのが**旧臨床研修制度**である。大学医学部の卒業生は,直ちに医師国家試験を受けられるが,免許取得後も2年以上臨床研修を行うよう「努めるもの」とされた(旧医師法16条の2第1項)。努力義務規定であるが,「努めなければならない」よりも表現は弱く,法的にも任意の研修にすぎない。しかし,実際には多くの医師が臨床研修を受けていた[17]。ただし,研修医の4割程度が出身大学(医局)関連の単一診療科によるストレート方式による研修を受けており,幅広い診療能力を修得できる総合診療方式(スーパーローテイト)による研修を受けていた研修医は少数であった。そのため,専門外の診療科には基礎的な知識・技量が欠けていたり,患者との意思疎通に問題がある等の指摘があった。

　② 　第四次改正は,医療の質の向上を目標にしたが,それは医療従事者の資質の向上と同義である。平成11(1999)年には,1月に横浜市立大学で患者取り違え事件という衝撃的な医療過誤事件(⇒80頁),翌2月には都立広尾病院で薬剤取り違え事件(⇒86頁)が発生し,医療事故に関する国民の関心が高まった。

　これらを背景に,医師としての人格を涵養し,プライマリ・ケアを中心に幅広く医師として必要な診療能力を身につけるため,新たな**臨床研修制度**が平成16(2004)年4月から義務化された(医師法16条の2～6)[18]。診療に従事しようとする医師は,2年以上大学病院等で臨床研修を受けることが必修化された。その結果,臨床研修を修了していない医師・歯科医師は,病院・診療所の管理者になれない(10条)等の法的な不利益を受けることになった。

　③ 　しかし,歴史の皮肉というべきか,医師の資質を向上させようとした臨床研修制度は,医師不足の実態を一気に顕在化させる引き金となった。臨床研修が始まり医師の供給が不十分となった平成16・17(2004・5)年度頃から,医師不足対策は,医療政策の最重要課題となった。一つの条文が政策を左右した典

---

[17] 　平成13年度で対象者の87%が研修を受けていた。その内訳は,7割が大学病院,3割が臨床研修病院であった(「医師臨床研修制度の変遷」厚生労働省)。

[18] 　歯科医師の臨床研修制度は,平成18(2006)年4月から導入された。

型例である。結果的に，医師臨床研修の必修化は，多様な第四次改正のうち，最も政策に影響を与えた改正となった。

(4) **その他** ① 医療計画において，「必要病床数」を「基準病床数 (⇒ 237 頁)」に用語を変更し，基準病床数の算定方法を改めた。② 外部委託の進展により必置の必要性がなくなった施設（臨床検査施設等）は，設置の義務付けを緩和した (⇒ 219 頁)。③ 適正な入院医療を確保するため，人員が著しく不足している病院の開設者に対し，知事は増員を命ずる等の権限を付与し，監督権限を強化した (23 条の 2 等⇒ 218 頁)。

5　第4期　新医療法の時期（現在）

第五次改正
（平成 18（2006）年公布）

時代の動きはますます早くなってきた。平成 4 年から 12 年までの 9 か年で，第二次から第四次までの 3 回もの改正が行われ，平成 18 年には総決算ともいうべき第五次改正が行われた。**第五次改正**は，題名を「良質な医療を提供する体制の確立を図るための医療法等の一部を改正する法律」という（公布は平成 18 (2006) 年 6 月 21 日。施行は原則として平成 19 (2007) 年 4 月 1 日）。過去の改正が「医療法等の一部を改正する法律」というような簡素な題名であったのに対し，「良質な医療」を提供する体制を確立するという目的を題名に入れ，正に力の入った医療法の大改正であった。

第五次改正の概要

第五次改正の特徴は，医療提供体制，医療保険制度及び健康づくり（生活習慣病予防）に関する改革を一挙に行うことを目的とする**医療構造改革関連法**[19]の一部を構成している点にある。改革の規模が大きいことから，「国民皆保険制度の創設以来の大改革」（平成 19 年白書巻頭言）ともいわれる。第五次改正の結果，医療法は再構成され，「新医療法」となった。その内容は，各章で詳述することとし，ここでは医療法の基本原理に照らしてその概要を述べる。

(1) **良質な医療** ① 目的規定で「良質かつ適切な医療を」提供する体制の確保を図ることを明示した（1 条）。

② 患者中心の医療を実現するため，「医療を受ける者の利益の保護」を図り（同条），「医療を受ける者の意向を十分に尊重」しなければならない旨を規

---

[19] 医療構造改革関連法という題名の法律はない。第五次改正と「健康保険法等の一部を改正する法律」の二つの改正法を関連付けて称するときの通称である。

定した（1条の2第2項）。

③　新たに，「医療の安全の確保」に関する第3章を置き，医療の安全を重視する姿勢を鮮明にした。

④　医療の安全に対する国民の信頼を確保するために，処分を受けた医師，歯科医師，薬剤師，看護師等の再教育研修を義務化した（医師法・歯科医師法7条の2（⇒89頁），薬剤師法8条の2及び保助看法15条の2（施行は共に平成20年度から））。

(2) 透明な医療　①　透明性のある医療に関しては，第2章を設け，まず，患者が主体的に医療機関を選択できるように，都道府県による医療機能情報の提供制度を創設した（6条の3）。次に，医療広告の範囲を拡大した（6条の5）。

②　医療法人制度（第6章）には抜本的な改革を行った。非営利性の徹底を図り，新たな法人類型として公益性の高い社会医療法人を創設した。その意図は，民間の医療法人も地域医療の重要な担い手となるように，その運営・業務の透明性を高め，住民からの信頼を確保することにある。

(3) 効率的な医療　①　「効率的な医療」を実現するため，医療を「効率的に」提供する体制の確保を目的規定に明記した（1条）。また，切れ目のない医療連携のため，効率的に，「かつ，福祉サービスその他の関連するサービスとの有機的な連携を図りつつ」医療を提供する旨を規定した（1条の2第2項）。

②　医療計画を実効性のあるものにするため，四疾病五事業を中心とした医療機能の分化・分担・連携に取り組む改革が行われた（30条の4）。医療計画は，医療機能の連携を重視する計画に生まれ変わったのである。

③　地域，診療科における医師不足問題は効率的な医療の重大な阻害要因であるので，都道府県が地域医療対策協議会を設け医師の確保に当たることとした（30条の12）。

| 第一次及び第二次一括法による改正 | 平成23（2011）年に地域主権の改革を推進するという観点から，第一次及び第二次一括法により医療法の改正が行われた[20]。改正内容は，医療法の体系を変え |

---

20)　(1) 地域主権改革の意義　**地域主権改革**とは，平成12（2000）年4月に施行された地方分権一括法による第一期地方分権改革に続く，第二期地方分権改革を意味している。「主権者たる国民が，自らの住む地域のことは自らの責任で決定できる，活気に満ちた地域社会をつくっていくこと」（平成22年6月22日閣議決定「地域主権戦略大綱」5頁）を目指すものである。地域住民が自らの判断と責任で地域の課題に取り組むという地域主権改革は，自治体間で行政サービスに差異の出ることを容認するものである。したがって，住民の責任は重く，我が国の民主主義そのものを改革する意義を持つといえる。

るものではないが，医療法施行規則による全国一律の規律ではなく，都道府県の条例による独自の基準を認めることにより，地域の実情にあった最適な医療サービスを提供することができるようにするものである。

四 医療に関する法の種類

1 医療に関する法の種類

> 医療に関する法にはどのようなものがあるか

医療従事者は，医療に関する多くの法に囲まれている。法体系のイメージは，次図（1−5）のとおりである。「個人の尊厳の原理」に立つ憲法が最高法規としてすべての医療の場に最も強い効力を及ぼしているが，通常，憲法が問題になることはない。まず，医療法，医師法等の法律からスタートする。ただ現実には，医療法施行令，医療法施行規則，告示，通知，ガイドライン，厚生労働省の回答等で医療現場は動いているのである。

医療に関する法も成文法と不文法に分けられるが，成文法が重要である。成文法の体系には2種類ある。国家法（国の法）の体系と自主法（自治体の法）の体系である。両者は上下関係にはなく，並列関係にある。自治体の法体系の山頂が低いのは，条例は法律に反することができない，つまり形式的効力において法律は条例に優る（憲法94条）ということをイメージ的に表現したものである。医療に関しては，国家法で医療の法システムはほとんど完結しており，自主法はこれを補完する場合があるにすぎない。

---

　(2)　第一次一括法による改正　**第一次一括法**（平成23年法律37号）とは，地方分権改革推進計画（平成21年12月15日閣議決定）を踏まえ関係法律の整備を行うものである。題名を「地域の自主性及び自立性を高めるための改革の推進を図るための関係法律の整備に関する法律」といい，「第一次地域主権改革推進一括法」とも呼ばれる。第一次一括法により，医療計画に地域医療支援病院の整備目標等を定める努力義務が課された（30条の4第3項）ことが主な改正である（平成23年5月2日の公布日施行）。

　(3)　第二次一括法による改正　**第二次一括法**（平成23年8月30日法律105号）とは，前記地域主権戦略大綱を踏まえ関係法律の整備を行うものである。題名は第一次一括法と同じであり，「第二次地域主権改革推進一括法」とも呼ばれる。第二次一括法では，病院の医師・歯科医師以外の従業者の人員配置基準と施設基準の一部を都道府県条例に委任したこと（21条）等が行われた（平成24年4月1日施行。ただし，条例の制定は1年間猶予される（附則21条））。

注意を要するのは，太線から下の行政解釈（⇒30頁）である。行政解釈としての厚生労働省からの通知，ガイドライン等は，法としての性質を持たず，国民を拘束するものではない。ただし，事務処理の規準として，事実上の通用力を持っている。

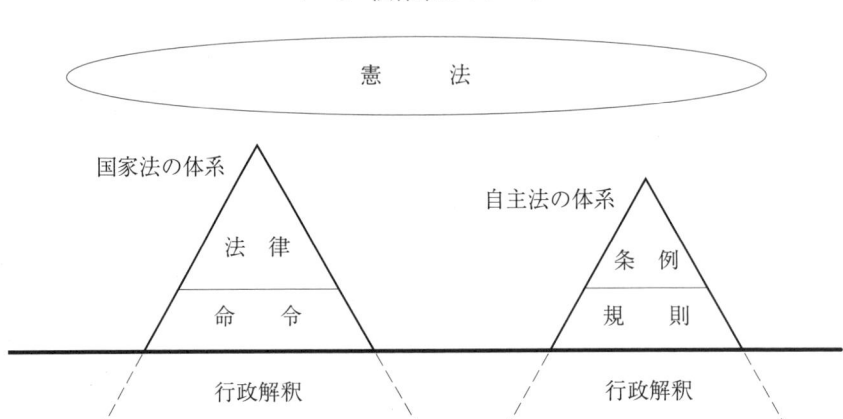

1−5　法体系のイメージ

```
                    憲　　法

     国家法の体系              自主法の体系

        法　律                   条　例
        命　令                   規　則
────────────────────────────────────────
      行政解釈                 行政解釈
```

注）木佐茂男・田中孝男編著『自治体法務入門〔第3版〕』49頁（ぎょうせい，2006）を参考にして作成

2　成　文　法

(I)　最高法規としての憲法

憲法　憲法は，基本的人権の保障と国家の統治構造を定める最高法規である。最高法規という意味は，憲法の条規（規定）に反する法律，命令，その他の国家行為は，違憲・無効となることを意味している（憲法98条1項）。医療の分野では，13条，14条，25条等の基本的人権の規定が関係する。

(II)　医療に関する国家法の種類

法律　法律とは，国会の議決を経て制定される法をいう[21]（憲法59条）。医療に関する法律には，その基本法として医療法があるが，医師法，歯科医師法，保助看法等多くの法律がある。

21）法律の数は，1,863件である（平成23年11月1日現在。法令データ提供システム（総務省行政管理局）（以下「法令データ」という））。

第1章 総　論

> **法の基礎知識 4**
>
> **見出し**　条文番号の右横に（　）の形で「見出し」が付けられている。見出しは，条文の内容を簡潔に表現したものである。医療法のような古い法令では付されていないので，六法全書の編集者が参考として〔　〕内に見出しを置いている。つまり，（　）は条文の一部を成す見出し，〔　〕は編集者が置いた見出しである。
> 　なお，法律等の見出しは，1字目を空けて2字目から最初の括弧が始まる。しかし，群馬県の法規の見出しは，1字目から最初の括弧が始まっている。慣れているせいか群馬県方式の方が見やすいように思える。

命　令

命令とは，国の行政機関が制定する法を総称している[22]。日常用語の「命令」は，診療録等の提出命令（25条2・4項），業務停止命令（64条2項）のように特定の作為・不作為を命ずるという意味であるが，ここにいう「命令」とは国家法の一形式を意味している。医療の分野では，内閣が制定する**政令**（医療法施行令，医師法施行令等），厚生労働大臣が制定する**省令**（医療法施行規則，医師法施行規則，療担規則等）が重要である[23]。

　法律は，骨格的なことのみ規定しているので，実際には，政令及び省令を読み込まないと法システムは分からない。医療法30条の4第6項（⇒238頁）を例に，法律，政令，省令の読み方を実践してみよう。

> **法律の読み方**（医療法30条の4第6項。下線，丸数字は筆者）
> 　〔医療計画に定める事項〕
> **30条の4**
> 　6　都道府県は，第2項第11号に規定する基準病床数を定めようとする場合において，急激な人口の増加が見込まれることその他の①政令で定める事情があるときは，②政令で定めるところにより，同号に規定する基準病床数に関し，前項の基準によらないことができる。

　一つの項中2か所で政令を引用している。医療六法（中央法規）では検索の便宜のため条文の後に|委任|の欄を設け，参照条文を示している。そこには，「6

---

22) 政令・勅令数は2,023件，府令・省令数は3,775件である（平成23年11月1日現在。法令データ）。
23) 医療法制定時は，診療科名は法律事項とされていた（旧40条1項。当時は僅かに11科名であった）。しかしその後，診療科名は増加の一途をたどり，そのたびごとに医療法を改正するのは煩瑣となり，第二次改正時に政令事項へ落とした（旧70条1項の改正）。実務的で機動的な改正が必要となる事項は，法律事項ではなく，命令事項にするのが通例である。

第1部　医療の法システム総論

項の「政令」＝令5の2」とある。つまり，6項中の政令は，医療法施行令5条の2であることを意味している。ここでは，①「政令で定める事情」について，医療法施行令を見よう（②「政令で定めるところ」は省略）。

> **政令の読み方**　（医療法施行令5条の2第1項。下線，二重下線は筆者）
> （基準病床数の算定の特例）
> 5条の2　法第30条の4第6項に規定する<u>政令で定める事情</u>は，次に掲げる事情とする。
> 一　急激な人口の増加が見込まれること。
> 二　特定の疾病にり患する者が異常に多いこと。
> 三　その他前二号に準ずる事情として<u>厚生労働省令で定める事情</u>があること。

「政令で定める事情」とは，急激な人口増加等の事情である。ただし，3号の二重下線において，さらに，政令から厚生労働省令に1・2号に準ずる事情の内容を定めるよう委任されている。このように「法律→政令」，「法律→政令→省令」，「法律→省令」という上位法から下位法へと委任の流れがあるので（逆流はない），流れに沿って見て行く必要がある。

> **省令の読み方**　（医療法施行規則30条の31第1項。二重下線と波線は筆者）
> （基準病床数の算定）
> 30条の31　令第5条の2第1項第3号に規定する<u>厚生労働省令で定める事情</u>は，次に掲げる事情とする。
> 一　高度の医療を提供する能力を有する病院が集中すること。
> 二　その他前号に準ずる事情として<u>厚生労働大臣が認める事情</u>があること。

基準病床数算定の特例を認めるための省令で定める事情とは，1号の事情が原則となるが，これに準ずるような各地域の事情については，政令でも省令でも想定できない。そこで2号では，最終的に厚生労働大臣が1号に準ずる事情があるか否かを個別に判断する旨を規定したのである。

| 告　示 | **告示**とは，公の機関が必要な事項を公示する行為をいう。国では官報，自治体では公報（〇〇県報等）に掲載して行う。その法的性質は，法規の定立から単純な事 |

実の通知まであるが，医療の分野については，国からの各種通知よりも上位にあり省令に準ずる重要性を持つと理解しておけばよいであろう（⇒232頁）。

30

第1章 総　論

> 国の行政解釈

(1) 法の解釈は，最終的には裁判所が行う（憲法76条1項）[24]。医療法等の解釈も同様である。ただ複雑で多岐にわたる医療の現場を規律するためには，医療法に基づく政令・省令だけでは全く足りないので，医療法等を所管する厚生労働省が法令の一般的な解釈を通知，ガイドライン等で示している。

また，個々の事案に対し個別の解釈を示したものがある（行政実例，疑義照会回答等という）。医療に関する行政実例等は，自治体等からの照会に対し，厚生労働省の関係部局による文書回答である。特定の事案に対する回答でありながら，その内容は同様な事案に対する一般的な解釈として理解されており，実務に対する影響も大きい（その主要なものは厚生労働省のホームページ，医療六法等に収録されている）。

(2) これら国の**行政解釈**は，法でもなく，当然裁判所を拘束するものでもない。しかし，規準として通用しており，現実には詳細な行政解釈の補完があって初めて現代医療における法の実現が可能となっているのである。

(Ⅲ) 医療に関する自主法の種類

> 自治体の自主法
> （条例，規則）

(1) **条　例**　**条例**は，憲法に根拠を有する自治権に基づいて，国とは独自に自治体の議会が制定する法である（憲法94条）。都道府県レベルでは，それぞれ500件程度あると推測される。条例は，政令・省令とは異なり，「住民の代表機関である議会の議決によって成立する民主的立法であり，実質的には法律に準ずるものである」（芦部・憲法360頁）。

医療の分野では，医療法を中心とする法体系が整備されているので，自治体は，医療法とは別の観点に立って，独自の医療政策を実現するため，医師奨学金貸与条例，県立病院条例等を制定している[25]。

---

24) **自治体立病院の医療費の時効に関する解釈の変更**　自治体が開設者である病院の診療に関する債権は，公（おおやけ）の施設（地方自治法244条）の使用料であるから，公法関係に基づく公法上の金銭債権であり，民法の短期消滅時効（170条1号）の適用はなく，地方自治法236条1項の規定が適用され，5年間経過すれば当然に権利が時効消滅するとの国の行政解釈（昭43・11・5自治行92）により全国的に運用されてきた。しかし，最高裁は，「公立病院において行われる診療は，私立病院において行われる診療と本質的な差異はなく，その診療に関する法律関係は本質上私法関係というべきであるから，公立病院の診療に関する債権の消滅時効期間は」，民法の3年の短期消滅時効であると判示し（最高裁平成17年11月21日判決），国の行政解釈を覆した（⇒177頁）。
25) 条例は，情報公開条例，公害対策条例のように，法律に先行して先駆的な法規とし

(2) **規 則**　ここにいう**規則**とは，自治体の長がその権限に属する事務を処理するために制定する法である（地方自治法15条1項）。医療法のシステムは，医療法→医療法施行令（政令）→医療法施行規則（省令）となっているが，自治体でも医療法の事務を適切に行うため「規則」を制定している（病院開設許可申請書（7条1項）の様式を定める等）。ただこの場合は，省令と混同しないよう「○○県医療法施行細則」とするのが通例である。

> **自治体の行政解釈**

現実の医事法の運用は，都道府県等の自治体で行われている。個別具体的な問題に関しては，口頭又は文書で行政解釈が示され，運用される。重要又は困難な問題にあっては，厚生労働省と協議することもある。また，ガイドラインとしては，東京都で制定された「医療機関による医療情報の「広報」に関するガイドライン」（平成17年3月）等がある。

3　不　文　法

> **判　例　法**

医療に関する法としては，成文法が圧倒的に重要である。しかし，成文法を補完するものとして，**不文法**（文書の形を取らない法）がある。その代表的なものが**判例法**である。裁判所の判決は，個別の紛争を解決するもので，一般的に通用する法ではない。しかし，同一内容の判決が繰り返されると，その内容が法として承認されることになる[26]。

・●・**法の基礎知識 5**・●・

判例の意義　判例とは，個々の判決・決定（裁判例）をいうこともあるが，本書では，最高裁判所が個々の裁判（判決・決定）の理由の中で示した法律的判断をいうこととする（中野次雄編『判例とその読み方〔三訂版〕』5～9頁〔中野次雄〕（有斐閣，2009））。裁判では，同種の事件には同じ解決が与えられることが正義の要求だと

　　て制定されることがある。その例として「神奈川県公共的施設における受動喫煙防止条例」が挙げられる（平成22年4月1日施行）。この条例では，受動喫煙を防止するため，喫煙禁止区域で喫煙をした者には2万円以下の過料を科する（同条例23条2項。ただし，罰則の部分は，平成23年4月1日から施行）。
26)　「個別の行政作用，特に規制行政に関しては，**法律による行政の原理**に基づき，多数の法律，条例が制定されている。しかし，その場合でも，法令によってすべてを規律することは困難なため，紛争が生じた場合には裁判所の判断に委ねられる部分がある…まさに，裁判所の判決によって，法が形成されるのである」（塩野Ⅰ61～62頁）。

考えられるので，直接には一回限りの具体的事件の解決を目指した判決が，それを超えて，その後の事件の処理，大きくいえば法の発展に影響を与えることになる。そこで，判決は，今後の裁判に対する先例，つまり判例として機能すると説明されている（田中・実定法学197頁）。「日本の現行法では，成文法は，不文法である判例法に優先するが，確立した判例は，新たな立法によって変更されない限りは，ときに成文法に代わる効力をもつ」（小辞典1028頁）のである。

| 法の一般原則 | 不文法として法の一般原則が挙げられる。次の原則であるが，該当箇所において説明する。信義則（信義誠実の原則）（⇒290頁。他に94, 96, 167, 175頁），権利濫用の禁止（⇒265頁。他に55, 290頁），比例原則[27]（⇒148頁），平等取扱いの原則（⇒10頁），信頼保護の原則等である。

---

27) **比例原則** 信義則，権利濫用の禁止等は私人間に妥当する法原則が行政関係へ適用されるものであるのに対し，比例原則とは，もともと権力行政の領域に適用されるもので，目的と手段が比例していなければならないとする法原則である。比例しているかどうかは、①手段が目的と適合的か，②手段が目的達成のために必要最低限か，③得られる利益と失われる利益が均衡しているか（狭義の比例原則），の3点から検討される（塩野Ⅰ84頁，高橋・立憲主義128～130頁）。「比喩を用いて説明すると，「雀を撃つのに大砲をもってしてはならない」という原則である」（大橋・行政法45頁）。利得額が小さく悪質性が高くない診療報酬の不正請求事件に対しては，保険医療機関指定取消しで必要十分であり，さらに5年間の保険医登録取消処分をすることは，あまりに酷であり，比例原則に反し違法であるとされた（神戸地裁平成20年4月22日判決。阿部Ⅰ397頁）。

第 2 部

● 医療法の重要な課題 ●

第2部　医療法の重要な課題

>　「そもそも医療は大きなリスクを伴う業務である。例えば，手術を考えれば，常に100％成功するとは誰にもいえない。しかし，それでも手術を行うのである。メディカル・リスクが存在する上に，事故が生じた場合のリーガル・リスクも大きいのでは，「医療安全と法」についてどうして語ることができるだろうか」（樋口範雄「医療安全と法の役割」ジュリスト No1396（2010.3.15）11頁）。
>
>　第五次改正は，医療法の体系を再編し，第2章で「医療情報」に関する規律，第3章で「医療の安全」に関する規律を設けた。いずれも今日の医療をめぐる重要な課題である。第2部では，個人情報保護法を中心に「医療情報の保護と利用」を，また喫緊の課題でもある「医療の安全の確保」の法システムを最新の情報に基づいて学ぶ。

第2章 医療情報の保護と利用

> **要点**
>
> 「行政過程は，情報に着目すれば，その収集，蓄積，利用，提供の過程であるということができる」（塩野Ⅰ323頁）。
>
> 情報の本質を衝いたこの表現は，医療の過程にも当てはまる。医療も，医療情報の収集，蓄積，利用そして患者への提供という過程に他ならないからである。情報を抜きにした医療行為はありえない。個人情報保護法制により，医療機関においても医療情報の適切な管理が重要な課題となった。第五次改正は第2章に医療情報に関する規律を整備し，医療情報を医療に関する患者の選択を支援するものとして重視するに至った。この章では，医療情報を管理する法システムについて，特に個人情報保護ガイドラインに沿って詳述する。

一 医療情報の法システム

医療情報の意義

医療に関する情報（以下「**医療情報**」という）には，医学上の知見，医療機器の情報，医薬品の情報等を含め多様なものがある。しかし，医療法で考慮すべき医療情報は，次の2種類である。第一は，**診療情報**である。患者に関する医療情報（カルテ情報，検査画像データ等）であり，「診療の過程で，患者の身体状況，病状，治療等について，医療従事者が知り得た情報」と定義される[1]。

第二は，病院・診療所の有する医療機能に関する**医療機能情報**[2]である（医療従事者の人数，保有する施設設備，対応できる疾患・治療内容等⇒72頁）。

---

1) 「診療情報の提供等に関する指針の策定について」（平15・9・12医政発0912001）
2) 「医療機能情報提供制度実施要領について」（平19・3・30医政発0330013）（以下「医療機能通知」という）

第2部　医療法の重要な課題

2－1　医療情報の意義

```
医療情報 ─┬─ 患者に関する情報 ──────── 診療情報
         │
         │                          ┌─ 医療機能情報
         └─ 医療機関(病院・診療所) ──┤
            に関する情報              └─ 施設情報[3]
```

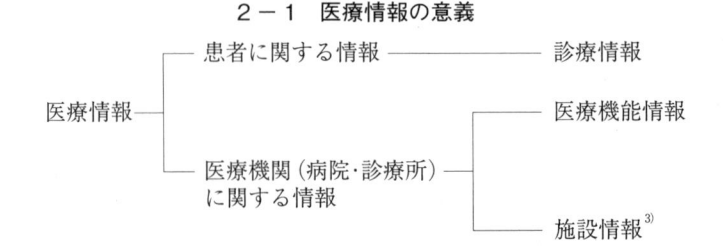

医療情報の法システム

医療情報は，専ら医療機関に大量に蓄積している。この医療情報の偏在状態を踏まえると，医療情報の法システムには，二つの観点が必要である。

① 第一は，医療機関が患者から個人情報（診療情報）を収集するときは，適切に管理しなければならないとの観点である。逆に，自己の診療情報を患者がコントロールできるという観点も重要である。これらは，**個人情報保護制度**の問題である。

② 第二は，**医療情報の非対称性の是正**という観点である。患者中心の医療を実現するためには，医療情報は患者へ積極的に公開（提供，公表，開示等）されなければならない。適切な医療情報の公開は，「透明な医療」を実現する。患者と医療従事者との間に良好な信頼関係が醸成され，情報の共有化による「医療の質の向上」に資することができる。それは，患者の医療に関する選択を支援し，究極的に，患者の自己決定権を尊重することになるのである。

医療情報の公開制度としては，広義の情報提供と情報開示請求がある。前者の広義の情報提供には，**広報・広告**である狭義の情報提供があり，医療法では医療広告の規制をしている（6条の5）。また，第五次改正により，積極的な情報発信を義務付けたこと（**情報公表義務**）が重要である。この公表としては，医療機能情報の公表（6条の3第5項），医療法人の財務諸表の閲覧（52条2項）等がある。後者の情報開示請求は，情報公開法制による公立医療機関（⇒ 191頁）の医療情報の開示請求である。

しかし現在では，医療機関が任意にインターネットで発信する医療情報が患者に影響力を及ぼしつつある。表現の自由を基本とする民主社会において，この規律は難しい問題をはらむ。

---

[3] 本書では，主として行政機関が行政監督上の必要に応じて収集する病院・診療所の人員，施設，構造設備，医療事故，管理・運営・財務の内容等に関する情報を**施設情報**（⇒ 222頁）と呼ぶこととする。

2−2 医療情報の法システム

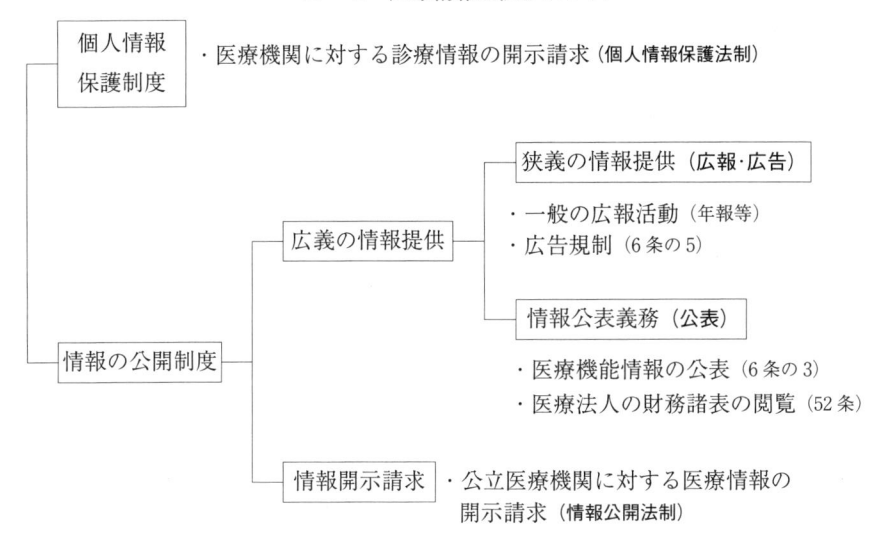

```
個人情報      ・医療機関に対する診療情報の開示請求（個人情報保護法制）
保護制度

                                    ┌ 狭義の情報提供（広報・広告）
                                    │   ・一般の広報活動（年報等）
                                    │   ・広告規制（6条の5）
                    ┌ 広義の情報提供 ┤
                    │               └ 情報公表義務（公表）
情報の公開制度 ┤                         ・医療機能情報の公表（6条の3）
                    │                     ・医療法人の財務諸表の閲覧（52条）
                    │
                    └ 情報開示請求 ・公立医療機関に対する医療情報の
                                      開示請求（情報公開法制）
```

注）宇賀 I 177頁を参考にして作成

●● 法の基礎知識 6 ●●

個人情報保護法制と情報公開法制の機能の差異　　甲市立病院に入院していたAは，甲病院の医療に不満があり，乙医療法人が開設した病院に転院した。Aは，甲市立病院が作成した自己の診療録の内容を知りたいと思った。しかし，甲市情報公開条例では，Aの診療録は個人識別情報となるので，開示請求をしても拒否される。そこで，Aは，甲市個人情報保護条例に基づき自己の診療録の開示請求を行うことにより，診療録は開示される。

このように**個人情報保護法制**（自治体の個人情報保護条例，個人情報保護法等）と**情報公開法制**（自治体の情報公開条例，情報公開法等）は，行政文書の開示を市民に可能とする点で共通するが，公立医療機関の診療録の開示に関しては，個人識別情報を含むか否かを基準として機能を分担していることになる（大橋・行政法115頁）。情報公開法制は，公立医療機関のみ適用になる（医療法人の開設した病院に情報公開を求める権利はない）。そこで，乙病院に入院したAが自己の診療録を見たいときは，民間医療機関に適用される個人情報保護法で開示請求を行うことになる。

二 診療情報の保護 ― 個人情報保護制度

1 診療情報の保護の必要性

センシティブ情報としての診療情報

診療情報は，かつてはカルテ等に記載された紙媒体の記録であり，紙媒体さえ確実に保管されれば，情報の漏洩はなかった。しかし現在では，カルテ等はコンピュータで処理され，効率的に管理されるようになった。コンピュータにより情報処理の用に供される記録は，法律上**電磁的記録**という[4]。モノではない電磁的記録は，一瞬にして大量に漏洩してしまうことになる。

診療情報は，最も他人に知られたくない**センシティブ**（sensitive：機微）な情報の一つである。漏洩によって，職業遂行を困難にし，私生活へ悪影響を及ぼすこともある。時には社会的差別を受けることすらある。そのため診療情報は，患者の権利利益を不当に侵害しないために，特にその適正な取扱いが厳格に実施されるべき個人情報である（個人情報保護法（以下この章の引用において単に「法」という）6条）。

診療情報保護の法システム

診療情報は，従来から，医師，薬剤師等にあっては秘密漏示罪（刑法134条1項⇒58頁）により，その他の医療従事者にあっては医療資格者法により，守秘義務の対象として保護されてきた。さらに，民事賠償責任（民法709条等）と行政責任（医師法等による行政処分）が刑事責任を補完してきた。しかし，これらの三大責任は，漏洩後の事後的な責任追及の手段であり，漏洩しないために診療情報をどのように管理するかに関する規律ではなかった。

平成17（2005）年4月から全面施行された個人情報保護法は，診療情報を含む個人情報の管理に関する法システムである。その意義は，「個人情報の適正な取扱いのルールを定めることにより，今後のIT社会において国民が安心してその便益・恩恵を享受できるようにするための制度的基盤を確立」することにある（園部逸夫編集『個人情報保護法の解説［改訂版］』（ぎょうせい，2005）（以下「解説」

---

4) **電磁的記録**とは，電子的方式，磁気的方式等，人の知覚によっては認識できない方式で作られる記録であり，電子計算機による情報処理に使用されるデータ，ファイル等をいう（刑法7条の2，会社法26条2項）。

という）1頁）。

2 個人情報（診療情報）の保護に関する法システム

(1) 個人情報保護法の構造

個人情報保護法の構造

個人情報保護法の構造は，次図（2-3）のとおり複雑である。1章から3章まで（1～14条）は，我が国全般にわたる個人情報の取扱いに関する施策の基本的枠組みを定めた**基本法としての性格を持つ部分**であり，すべての医療機関に適用される。しかし，4章以下の規定は，民間部門（国，自治体等以外の法人又は個人）が開設した医療機関（以下この章において「民間医療機関」という。191頁の表中の公立医療機関を除いた医療機関）における個人情報の取扱いを定めた**民間部門の一般法としての性格を持つ部分**である。その結果，個人情報保護法は，基本法と民間部門の一般法との「二重の性格」を併せ持つといわれることがある。

これに対し，公的部門（国，自治体，独立行政法人等（国立病院機構，国立大学法人等），地方独立行政法人）が開設した医療機関（公立医療機関）には，4章以下は適用されない。「公的部門に対する実体的な義務については，別途，公的部門にふさわしい規律を整備する必要がある」（解説38頁）ことから，行政機関個人情報保護法，独立行政法人個人情報保護法及び各自治体の個人情報保護条例が適用され，公立医療機関の個人情報に関する取扱いが規律される。

ガイドラインの役割

本来，医療分野には民間医療機関と公立医療機関の双方に適用される，高いレベルでの個人情報の保護を確保する個別法が制定されるべきである。しかし，その制定が見込めない現状では，医療分野の個人情報の保護に関しては，少なくとも同一の規準が適用されるべきであるから，公立医療機関にあってもガイドライン[5]に即した解釈が行われるべきである（ガイドライン1頁，総論Q1-2）。

---

[5] 「医療・介護関係事業者における個人情報の適切な取扱いのためのガイドライン」（平成22年9月17日改正）（以下「ガイドライン」という）。「医療・介護関係事業者における個人情報の適切な取扱いのためのガイドラインに関するQ＆A（事例集）」（平成18年4月21日改訂版）（以下事例ごとに「総論又は各論Q○-○」として示す）。ガイドラインは，法令ではないが，政府が講ずるべき「その他の措置」（法6条），「事業者等が講ずべき措置の適切かつ有効な実施を図るための指針」（法8条）である。

41

第 2 部　医療法の重要な課題

2－3　個人情報保護法の構造

基本法の部分（1章から3章まで）
　個人情報保護法の目的，基本理念，個人情報の定義等は，個人情報保護に関する基本的枠組み（公布日（平15・5・30）から施行）。

民間医療機関	公立医療機関
4章以下は，民間部門の一般法の部分であり，民間医療機関による個人情報の取扱いに関して具体的義務を定めた（平成17年4月1日から施行）。	①国が開設した医療機関→行政機関個人情報保護法による規律 ②自治体が開設した医療機関→各自治体の個人情報保護条例による規律 ③独立行政法人等が開設した医療機関→独立行政法人個人情報保護法による規律 ④地方独立行政法人が開設した医療機関→各自治体の個人情報保護条例による規律

個人情報保護法の目的

　個人情報保護法は，その題名からすれば個人情報をひたすら秘密にしておくことを目的とするようにも思える。しかし「個人情報秘密法」ではない。個人情報保護法の背景にあるのは，個人情報の多様な活用が現代社会では不可欠だという認識である。それゆえ個人情報保護法は，「個人情報の有用性に配慮しつつ」，プライバシー等の人格的，財産的な「個人の権利利益を保護することを目的とする」（法1条）。ただし，「有用性」は，個人の権利利益の保護を実現する上での配慮要素にすぎないから，あくまで「保護」に重点を置いて解釈運用上の適切な均衡を図るべきである（塩野Ⅰ349頁）。

　個人情報の「保護と利用」という相反する要請の適切な均衡を図ることは難しいが，個人情報の保護に万全を期して，健全な高度情報通信社会の便益を国民が安心して享受できるようにすることが法の目的である。個人情報の活用を考慮しない偏った保護は，国民生活を窮屈にするといってよい[6]。

すべての医療機関が義務を負う

　個人情報保護法により義務を課される**個人情報取扱事業者**には，取り扱う個人データ数が過去6か月間一度も5千人を超えないような小規模の診療所等は含

---

[6]　樋口・医療10章は医療における個人情報保護の考え方を的確に説いている。

まれない（法2条3項5号，個人情報の保護に関する法律施行令（以下「法施行令」という）2条）。しかし，医療分野の厳格な個人情報保護の見地に立てば，小規模事業者も含めすべての医療関係事業者（病院，診療所，助産所，薬局，訪問看護ステーション等の患者に対し直接医療を提供する事業者。以下この章において単に「医療機関」という）は，規模にかかわらずガイドラインを遵守すべきである（ただし，ガイドライン2頁では「遵守する努力」を求めている）。ガイドラインの不遵守は，合理的な理由がない限り，現実には法的責任を惹起する可能性があると思われる。

個人情報の意義　**個人情報**とは，「生存する個人に関する情報」（氏名・年齢・職業・家族関係等の事実情報，医師の診断等の評価情報，その他個人と関係付けられるすべての情報）のうち，特定の個人を識別できるものをいう（法2条1項）。「食道がんの50歳の男性」だけでは個人情報にはならない。当該情報に含まれる氏名[7]，生年月日その他の記述等（住所，電話番号，個人別に付された番号，記号，映像，音声等）により特定の個人が識別されるものが個人情報となる（解説49頁）。

医療機関における診療情報は，取り違えの医療事故を防止するため診療録等においてすべて特定されているから，個人情報に該当する。医療機関において保護すべき個人情報には，診療情報だけでなく，医師・看護師・事務職員等の従業者の個人情報，取引業者の個人情報等も含まれる。

プライバシーの保護　個人情報保護法が保護の目的としている主要な「個人の権利利益」としてプライバシーの権利を挙げることができる。憲法にはプライバシーの権利は明記されていないが，判例・**通説**（多数に支持されている法解釈）は，憲法13条の**幸福追求権**を根拠に**新しい人権**として認めている。**プライバシーの権利**は，「放っておいてもらう権利」（right to be let alone），「私生活をみだりに公開されないという法的保障ないし権利」（「宴のあと」事件[8] 東京地裁判決）と定義される。個

---

[7]　氏名は個人情報であり，氏名での呼出し，入院患者の氏名の掲示等が問題になることがある。一般論としては，患者の取り違え防止等の医療安全を確保した上で，個人情報をどこまで保護すべきかという問題である。単純に氏名での呼出し等を禁じれば足りるというものではなく，医療機関の事情に応じて工夫する必要がある（各論Q4－10）。

[8]　三島由紀夫の小説「宴のあと」（昭和35年）のモデルが，都知事選に立候補した元外務大臣であるとして，プライバシーの侵害が争われた事件。東京地裁は，昭和39年9月28日，プライバシーの侵害を理由に80万円の慰謝料の支払を著者・出版社に命じた。この訴訟は，控訴審で和解が成立し決着した。

人情報のような私的領域を他人の干渉から保護することは，個人の尊厳を保ち，幸福の追求を保障するためには，必須である。

しかし，高度情報通信社会の進展に伴い，プライバシーの権利は，個人の私的領域に干渉を受けないとする消極的な側面だけでなく，他人が保有する自己の個人情報についてもコントロールしていくという積極的な側面も重視されるに至った。自己に関する情報をコントロールするという側面に焦点を当てると，**自己情報コントロール権**ということができる（高橋・立憲主義137頁）。自己情報コントロール権の保障は，「個人の人格尊重の理念」（法3条）につながり，「すべて国民は、個人として尊重される」（憲法13条）ことを実質化するのである。

(Ⅱ) 個人情報保護法の概要

| 概　　要 |

自己情報コントロール権の核心部分は，①本人の知らないうちに個人情報が収集されることを禁止すること（収集制限。法17, 18条），②個人情報の収集は，目的の範囲内で行い，収集した個人情報の目的外の利用・提供を禁止すること（利用・提供制限。法15, 16, 23条），③本人からの開示・訂正・消去等の請求権を認めること（開示等の請求権。法25～30条）にある。

| 個人情報，個人データ，保有個人データの関係 |

個人情報保護法は，個人に関する情報を個人情報，個人データ及び保有個人データの3種類に分類して規律をした（2-4）。ただし，これらは情報の処理形式の区分の呼び方であり，情報の内容は同一である。

例えば，診療録の情報は，個人が識別できるから個人情報となる（法2条1項）。この段階の個人情報とは，データベース化されていない書面，映像，音声等に記録された情報である。個人情報に対する規律は，個人情報の取得段階を含む個人情報の取扱い全般を規律するものと位置付けられ，利用目的による制限と適正な取得（法15～18条）をその内容とする。

| 個人データ |

個人情報がデータベース化されるか（特定の個人情報を電子計算機を用いて検索できるように体系的に構成する（法2条2項1号）），又は紙媒体であっても50音順等にファイル化されると（同項2号），個人データとなる。**個人データ**とは，個人情報データベース等を構成する個人情報であり，一定の方式により検索可能な状態になっているものをいう（同条4項，解説63頁）。個人データに処理形式

2-4 個人情報, 個人データ, 保有個人データ

```
┌─────────────────────────────────────────────────────────┐
│              個 人 に 関 す る 情 報                    │
│ 「個人情報」にならない個人に関する情報(死者に関する情報,個人識別性のない情報) │
│  ┌───────────────────────────────────────────────────┐  │
│  │                  個人情報                         │  │
│  │    生存する個人に関する情報であって,特定の個人を識別できるもの │  │
│  │   (データベース化されていない書面,映像,音声等に記録されている情報) │  │
│  │  ┌─────────────────────────────────────────────┐  │  │
│  │  │                個人データ                   │  │  │
│  │  │     個人情報データベース等を構成する個人情報 │  │  │
│  │  │  ・委託を受け入力,編集等のみを行っているもの │  │  │
│  │  │  ・存否が明らかになることにより公益その他の利益が害されるもの │  │  │
│  │  │  ・6か月以内に消去することとなるもの         │  │  │
│  │  │  ┏━━━━━━━━━━━━━━━━━━━━━━━━━━━━━━━━━━━━━━━┓  │  │  │
│  │  │  ┃            保有個人データ             ┃  │  │  │
│  │  │  ┃   医療機関が開示等の権限を有する個人データ ┃  │  │  │
│  │  │  ┗━━━━━━━━━━━━━━━━━━━━━━━━━━━━━━━━━━━━━━━┛  │  │  │
│  │  └─────────────────────────────────────────────┘  │  │
│  └───────────────────────────────────────────────────┘  │
└─────────────────────────────────────────────────────────┘
```

注）解説64頁の図を参照して作成

を変えた情報は, データ内容の正確性の確保等の適正な管理（法19～22条）と第三者提供の制限が義務付けられる（法23条）。

保有個人データ　個人データは, 6か月以内に消去されない限り（法施行令4条）, 保有個人データとして, 本人の関与を受け, 開示, 訂正, 利用停止等の対象となる（法24～27条）。**保有個人データ**とは, 医療機関が, 開示, 内容の訂正・追加・削除, 利用の停止, 消去及び第三者への提供の停止を行う権限[9]のある個人データで, **存否応答拒否**[10]に該

---

9) 情報処理の受託業者にあっては, 個人情報は, その受託業者にとって個人データとなるが, 契約上開示等をする権限はないから, 保有個人データとはならない。

10) (1) **存否応答拒否**とは, 情報公開法制上の用語である（アメリカのリーディングケース（先例となる判例）の名にちなんで**グローマー拒否**ともいう（小辞典798頁））。例えば, 公立がんセンターに入院した要人の診療録の情報公開法制に基づく開示請求に対し, 公立病院がそのカルテの不開示又は不存在を答えるだけで, 何らかの不開示情報を開示する結果となり得るので, カルテの存否を明らかにしないで, 開示請求自体を拒否する処分をいう（情報公開法8条）。個人情報保護法は, 存否応答拒否を規定していないが, 存否応答拒否に該当するデータを保有個人データから除外することで同じ結果を導いている（法施行令3条。解説66頁）。つまり, 開示を拒んで情報を与えるのではなく, そのような保有個人データは存在しない旨を知らせて処理するのである（これも「開示」の概念に含めて立法的解決をした（法25条1項本文の括弧内））。

当しないもの又は6か月以内に消去されないもの[11]をいう（法2条5項）。個人情報保護法は、開示等の義務の対象となる個人情報の範囲について、個人データから更に限定したのである（解説65頁）。ただし、医療機関の診療録等は、すべて個人情報であり、個人データ化され、原則として保有個人データとして開示請求等の対象となる。

(Ⅲ) 「個人情報」の利用目的・取得の規律

利用目的の規律

「利用目的は、個人情報の取扱いに関する規律の要となる」（解説116頁）から、医療機関の義務は、まず利用目的の規律から始まる。医療機関は、個人情報を取り扱うときは、利用目的を「できる限り特定しなければならない」（法15条1項）。ただし、医療の場合は、患者の個人情報の利用目的は、医療サービス等に特定されている（ガイドライン別表2）。あらかじめ本人の同意を得れば、利用目的の範囲を超えて個人情報を取り扱うことができる（法16条1項）。さらに、本人の同意を得ないでも、利用目的の範囲を超えて個人情報を取り扱える場合がある（23条と同様）。

取得の規律

医療機関は、個人情報を適正な手段で取得しなければならず、取得したときは、その利用目的を本人に知らせなければならない（法18条1項）。具体的には、院内の掲示、パンフレットへの記載、ホームページへの掲載等により公表すれば足りる。

(Ⅳ) 「個人データ」の適正な管理——第三者への提供の制限

個人データの適正な管理

取得された個人情報は、データベース化され個人データとなって処理形式を変えるので、新たな規律が加わる。まず、医療機関は、個人データの内容を正確・最新のものとする努力義務を負う（法19条）。また、医療機関は、個人データの漏洩等がないよう適正・安全な管理のための措置を講ずるとともに（法20条）、

---

(2) 保有個人データから除外される情報は、存否が明らかになるだけで公益その他の利益が害されるものである。児童虐待、配偶者暴力の加害者の個人データ（法施行令3条1号）、院内暴力患者、滞納患者の個人データ（同条2号）、要人の入院記録に関する個人データ（同条3号）、捜査関係事項照会の対象となった犯罪者の個人データ（同条4号）がある。

11) 短期間で消去される個人データは、個人の権利利益を侵害する危険は一般に低いので、6か月を短期保有の基準とした。

従業者と委託先へも十分な監督が必要である（法21, 22条）。

第三者への提供の制限の概要　本人が関知することなく，個人データが第三者に提供されれば，本人は不測の損害を被るおそれがある。逆に，本人の同意がなくても，本人又は社会公共の利益を図るため，個人データを第三者に提供する必要がある場合もある。そこで，個人情報保護法は個人データの保護と利用の調和を図り，**本人の同意を得た場合又は公益上の理由がある場合**を除いては，医療機関は個人データを第三者に提供してはならないと定めた（法23条1項）。

ただし，第三者への提供の制限であるから，**第三者**（提供する医療機関及び当該個人データで識別される本人のいずれでもない者（解説146頁））に該当しなければ，この制限は適用されない（法23条4項）。その例として，業務委託先への提供，外部監査機関への情報提供（病院機能評価等），医療機関内部での情報交換等がある。なお，医療の分野では該当がないと思われるが，個人データを第三者に提供できる方式としてオプトアウト（本人の求めによる提供停止）[12]がある（同条2項）。

例外1：本人の同意　(1) **あらかじめ**（提供時点よりも前に）本人の同意を得た場合は，個人データを第三者に提供できる。本人は，提供する方向で情報をコントロールしているので，本人の保護に欠けるところはないからである。同意を得る方法は，文書，口頭，電話等がある。同意を求める内容，緊急性等を勘案し，適切な方法で同意を得ればよい（総論Q3-1）。ただし，口頭，電話の場合，同意を得たことの証明が困難となりやすい。また，症例を学会で発表する場合でも，患者数が少ない等の理由で特定の個人が識別できるときは，本人の同意が必要である（総論Q3-2）。

---

12) **オプトアウト**（opt：選ぶ。opt out：脱退する）とは，大量の個人データを提供するデータベース事業者を念頭に置き，本人の求めに応じて個人データの提供を停止する方式をいう。「お客様がご自身の個人データについて第三者に提供されることをご希望にならない場合には，弊社宛にお申し出いただきましたら，いつでも停止します」と本人に通知した上で，第三者提供をする場合である。また，本人の求めに応じて名簿から削除されること等を通知することにより学校等の連絡名簿の作成・配布に役立つとされる（内閣府国民生活局企画課「個人情報保護法に関するよくある疑問と回答」（平成21年6月25日更新。以下「よくある疑問」という）Q5-15）。

これに対して，法23条1項のように，事前に同意を得ている場合だけに限って特定の事柄を行うことを認める方式を**オプトイン**（opt in：加わる）という（岡村久道『個人情報保護法の知識［第2版］』168～174頁（日経文庫，2010））。

(2) 本人の同意が得られていると考えられる場合　個人情報保護法は，医療機関を同意書の束で埋没させることを意図しているのではない。

第三者へ個人データを提供することが，患者への医療の提供に必要であり，かつ，個人情報の利用目的が院内掲示等により明示されている場合は，**黙示の同意**が得られていると扱うことができる。他の医療機関との連携（1条の4第3項），第三者である家族等への病状の説明は，「患者の明示的な留保の意思表示」がない限り，患者の黙示の同意が得られたものと考えられる（ガイドライン23〜25頁）。ただし，黙示の同意は，その状況から判断して，本人が同意したであろうと合理的に推測される場合に限られる。

> 例外2：公益上の理由がある場合

公益上の理由が明確にある場合は，本人の同意を得なくても，個人データは第三者に提供することができる（法23条1項1〜4号）。「公益上の理由等により第三者提供を行う利益（個人情報の有用性）」が「同意を欠くことによる本人の不利益（個人の権利利益の保護）」を上回ると考えられる場合には，第三者への提供制限の例外を認めたのである（利用目的の制限と同じ論理である。法16条3項と23条1項の各号列記部分は同一文言）。

> 1号：法令に基づく場合

法令に基づいて，個人データを提供するとき（法23条1項1号）及び利用目的の範囲を超えて個人情報を取り扱うとき（法16条3項1号）は，公益上の理由があるので，本人の同意を得る必要はない。その分類は，次のとおりである（解説147頁）。

(i) 情報を提供することが義務付けられている場合
　(a) **提供義務が明記されているとき。**
　　　医師が感染症の患者等を診断した場合の届出（感染症予防法12条），児童虐待を発見した者による児童相談所等への通告（児童虐待防止法6条）等
　(b) **罰則で間接的に強制された行政調査に応じて提供するとき。**
　　　医療監視による報告徴収・立入検査等に応ずるとき（医療法25, 63条）等
　(c) **提供義務があると解されるとき。**
　　　捜査関係事項照会への回答（刑訴197条2項）等
(ii) **提供は義務付けられていないが，医療機関が任意に提供することについて法令上の根拠がある場合**
　　　医師等が配偶者からの暴力によって負傷した者を発見した場合の警察官等への通報（ＤＶ法6条2項），捜査機関の行う任意捜査（刑訴197条1

項)，行政機関の行う任意調査（生活保護法29条，出入国管理及び難民認定法28条1項等）等に応じて提供すること。

> **2-5　(1)捜査関係事項照会に対する回答**
> 警察署長から，刑訴197条2項に基づき捜査関係事項照会書が届いた。本人の同意を得ることなく，患者の病状について回答できるか（各論Q5-24，25）。
>
> **(2)弁護士会からの照会に対する回答**
> Aの通院している私立病院は，Aの同意を得ずに，Aの個人データをB弁護士が所属する弁護士会へ提供したので，B弁護士の知るところとなった。これは，個人情報保護法に違反するか（よくある疑問Q5-11に基づく設例）。

小問(1)　捜査関係事項照会は，相手方の承諾を前提とするものではなく，照会を受けた医療機関は回答義務を負うと解される[13]。したがって，「法令に基づく場合」に該当し，本人の同意を得なくとも，個人データを提供できる。回答義務の履行については，直接強制・間接強制は認められていないものの，回答を拒否されたときには，捜査機関は，医療機関の代表者等に出頭を求めて取り調べるか，令状を請求して必要書類等を差し押さえることもあり得る（安冨・刑訴49～50頁）[14]。

小問(2)　弁護士会からの照会（弁護士法23条の2第2項）に回答することは，基本的人権を擁護し社会正義を実現する弁護士の使命（弁護士法1条1項）を支援するものである。したがって，照会を受けた医療機関は，「正当な事由のないかぎり，弁護士会に対して報告する公的義務を負うものと解される」（新堂・民訴389頁）ので，回答は，「法令に基づく場合」に該当し，本人の同意を得ていなくても個人情報保護法には違反しない。

ただし，**前科照会事件**における最高裁の判決[15]を考慮する必要がある。診療

---

[13]　「刑事訴訟法第197条第2項の規定に基づく照会については，相手方に報告すべき義務を課すもの」である旨の解釈が閣議決定され，同項の照会は，単なる協力依頼ではなく，報告義務を伴うものであることが明確化された（平17・3・29総税企70）。

[14]　同様に法令に基づく場合としては，裁判執行関係事項照会（刑訴507条），裁判所による調査嘱託（民訴186条）・文書送付嘱託（民訴226条），各種税法に基づく質問・検査等がある。

[15]　甲自動車教習所の指導員であった乙は，甲社から解雇されたが，地方裁判所の地位保全仮処分命令により従業員たる地位が仮に定められた。これに関連して，甲社の弁護士が京都弁護士会を通じて，「中央労働委員会，京都地方裁判所に提出するため」として，乙の前科及び犯罪経歴を京都市に照会をした。京都市の区長は，これに応じて，道路交

情報は前科とは異なるが，厳格な取扱いを要する情報であり，「回答するか否かについては個別の事例ごとに判断する必要」（各論Q5-4）ある。回答することによって，弁護士が「受任事件について真実を発見し公正な判断を得るという利益に勝る他の法益が侵害されるおそれがある場合」（新堂・民訴389頁）には，回答しない正当な事由があるといえよう。

> 2号：人の生命・身体・財産の保護に必要な場合で本人の同意を得ることが困難なとき

事故，災害等の非常事態においては，個人データを第三者に提供することについて本人の同意を得ることは困難である。そこで，**人**（本人又は本人以外の第三者である家族，職場の同僚等。法人でもよい）の生命・身体・財産という法益を保護するためには，本人の同意がなくても個人データを第三者に提供できるものとした（法23条1項2号）。

2-6　事故等で意識不明の患者に関する回答

事故，大規模災害等で，意識不明の患者が搬送されてきた。患者の情報を第三者に提供することにつき患者本人の同意を得ることが困難な場合であるが，医療機関は次の対応ができるか。
(1)　患者の家族・関係者と称する者から電話で存否情報等の問い合わせがあった場合，存否情報等を回答すること。
(2)　報道機関，自治体等から身元不明の患者に関する問い合わせがあった場合，患者の情報を回答すること。

いずれも回答してよい。

小問(1)　回答することによって，家族又は関係者の不安解消につながり，広い意味で「人の生命，身体又は財産の保護」に資すると考えられるからである。ただし，患者との関係が十分に確認できないときは，存否，けがの程度等の情報にとどめるべきであろう。確実に家族等の関係者であることが確認できれば，

通法違反11犯，業務上過失傷害1犯，暴行1犯がある旨回答したところ，甲社幹部は裁判所の構内等において関係者の前で乙の前科を摘示したばかりか，甲社は乙が前科を秘匿して入社したとして経歴詐称を理由に予備的解雇をした。そこで，乙が京都市に対し，前科回答はプライバシー侵害であるとして損害賠償を請求した事案である。

最高裁は，次のように判示した。前科等は，人の名誉・信用に直接関わる事項であり，前科等のある者もこれをみだりに公開されないという法律上の利益を有している。市区町村長が弁護士法に基づく照会に漫然と応じ，前科等のすべてを報告することは，公権力の違法な行使に当たる（最高裁昭和56年4月14日判決。憲百Ⅰ[21]事件[竹中勲]）。

より詳細な情報の提供ができる（各論Q5－17～19）。

小問(2)　報道機関，自治体等を通じて，身元不明の患者に関する情報が提供され，関係者がより早く家族等の生死，所在を探り当てることができるからである（各論Q5－20）。

では，未成年の患者に関してはどうか。

> **2－7　未成年の患者の個人データ**
> 未成年者の患者から，妊娠，薬物の乱用，自殺未遂等に関して親に秘密にしてほしい旨の依頼が医師にあった。医師は，患者との信頼関係を重視して，親に未成年の子である患者の診療情報を告げないことはできるか。

(1)　未成年の患者から，親へ病状等の説明をしないよう求められた場合であっても，医師が，人の生命，身体又は財産の保護のために必要であると判断するときは，未成年者本人の同意を得なくとも第三者である親へ病状等の診療情報を告げることができる（法23条1項2号）。

しかし逆に，親に告げることは人の生命，身体又は財産を保護することにならないと判断したときは，原則に戻って，あらかじめ本人の同意を得なければ，親に未成年の患者の診療情報を告げてはならない。この場合において，親が未成年の患者の診療情報の開示を求めてきたときは，開示に係る代理権があるか否かを本人に確認すべきである。

(2)　これは，個人情報保護法制定前から，医師がしてきたことである。すなわち，医療倫理に照らして，子と親の状況を慎重に勘案した結果，親に告げることが子及び親の利益になる（親は知るべきであり，長い目で見れば子のためでもある）と判断すれば告げ，親に告げることが子又は親の利益を損なうと判断すれば告げないという選択である。いずれの選択も法的に許容されるのである（各論Q5－3）[16]。

---

[16]　**医師の守秘義務と個人情報保護法との関係**　以上のことは，秘密漏示罪（刑法134条）でも問題となるが，個人情報保護法に適合していれば，「正当な理由」となるので秘密漏示罪は成立しない。仮に，個人情報保護法で問題があっても，刑罰をもって制裁を科すべきかどうかは別の考慮が必要となろう。

| 3号：公衆衛生・児童の健全育成に特に必要な場合で本人の同意を得ることが困難なとき | 健康増進法による地域がん登録事業による国等への情報提供（この場合，同意を得るべき者が多数であるため，同意を得ることが困難），医療事故を自治体等へ報告するとき，児童虐待の事例について関係機関の間で情報を交換するとき等である。 |

| 4号：国等に協力する場合で本人の同意を得ることにより事務の遂行に支障があるとき | 税務担当職員が個々の質問検査権等によらずに任意の調査を行うとき，犯罪防止の観点から警察機関が行う一般的な情報収集活動等である。 |

(V) 「保有個人データ」に対する本人の関与

医療記録のスタイルの変革　医療機関が取得した患者の個人情報は，原則として，保有個人データとなる。つまり，医療機関の診療録等の**医療記録**は，患者に見せることを前提に作成されなければならない。個人情報保護法は，医療記録のスタイル（在り方，方法）に変革を促しているのである。

従来から，医療記録は，患者，医療従事者及び医療機関はもちろん，医学研究と医学教育上からも価値があるとされてきた。しかし，開示が前提となると，今後は**法的防衛上の価値**，すなわち訴訟になったとき医療機関の瑕疵(かし)（法的な欠陥があること）のない対応を証明するものとして価値を有することになる。今日の医療記録は，①漏れがなく正確に記録されていること，②医師と他の職種との記録に不一致又は矛盾がないこと，そして何よりも③独り善がりの記録でなく，患者への誠意が認められるような記録でなければならない[17]。

保有個人データの開示　**(1) 保有個人データに関する事項の公表**　開示手続の透明性を確保する観点から，医療機関は，保有個人データの利用目的，手数料，開示の手続，苦情の申出先等を院内への掲示，ホームページへの掲載等で本人の知り得る状態に置かなければならない（法24条，法施行令5条）。

(2) **開示の原則**　医療機関は，本人から，保有個人データの開示を求められたときは，遅滞なく，書面等（本人が同意すれば電磁的記録でもよい）を交付

---

17) 伊藤雄二「診療情報管理と個人情報保護法（1）」月刊地域医学 Vol.19No.4 218(24)〜222(28)頁（(公社) 地域医療振興協会, 2005）

して，その保有個人データを開示する義務を負う（法25条1項本文,法施行令6条）。
　(3)　**例外**　　ただし，次の場合は，保有個人データの全部又は一部を開示しないことができる（同項ただし書）。不開示の決定をしたときは，遅滞なく本人にその旨を通知しなければならず（同条2項），さらにその理由を説明するよう努めなければならない（法28条）。

① 本人又は第三者の生命，身体，財産その他の権利利益を害するおそれがある場合（法25条1項1号）　病名を開示することで，患者本人に重大な心理的影響を与えその後の治療効果に悪影響を及ぼすおそれがあるとき，本人と第三者が紛争関係にある場合に本人が知ることにより第三者が危害を受けるおそれがあるとき等である。特に移植医療においては，ドナー（donor：臓器提供者）とレシピエント（recipient：移植患者）のいずれにも個人を特定できる情報を開示しないことが必要になる。

② 医療機関の業務の適正な実施に著しい支障を及ぼすおそれがある場合（同項2号）　医療機関の利益保護のための調整規定であるが，本人と医療機関が利益相反関係にあり，開示する医療機関が不当に不利益を被るおそれがあるとき等である（解説171頁）。企業秘密に相当するような医療機関のノウハウもこれに該当する。

③ 他の法令に違反することとなる場合（同項3号）　例えば，秘密漏示罪（刑法134条）における他人の秘密が，開示を求めた本人の保有個人データと一体となっているときは，個人情報保護法で他法令の開示制限を解除するのは適当でない。そこで，他法令でその開示が禁じられている保有個人データの開示を拒むことができる（解説171頁）。

2-8　診療録の情報の二面性
　診療録には，患者についての客観的なデータ（患者の保有個人データ）とともに医師が行った判断・評価（医師の保有個人データ）が含まれている。この情報の二面性に照らせば，医師の保有個人データの部分は開示しなくてもよいのではないか。

　確かに情報の二面性を認められるが，個人情報保護法は，診療録全体（判断・評価情報を含めて）を患者の保有個人データとして位置付けている。したがって，情報の二面性を理由として，診療録の全部又は一部を開示しないことはできない（各論Q7-1）。

訂正，利用停止等

医療機関は，本人から，その保有個人データの内容が事実でないとの理由で訂正，追加又は削除を求められた場合は，調査して訂正等をしなければならない[18]（法26条1項。他法令で登録制度等を設けている場合は，登録内容の訂正等は他法令の手続によるべきであるので同項は適用されない）。医師の診断・医学的判断は，客観的な事実ではないので，訂正等の対象にならない。

また，①保有個人データが利用目的による制限（法16条）又は適正な取得（法17条）に違反しているとの理由で利用停止又は消去を求められた場合（法27条1項），②第三者提供の制限（法23条1項）に違反しているとの理由で第三者への提供の停止を求められた場合（法27条2項），その求めに理由があることが判明したときは，利用の停止等をしなければならない。ただし，利用停止等に多額の費用を要する等の場合には，本人の権利利益を保護するための代替措置を採れば足りることとした（同条1・2項ただし書。代替措置の例として，修正部分の別途配布，金銭の支払がある（解説182頁））。

開示の手続

開示の手続では，次の2点に注意すべきである。①自由な開示の求めを阻害しないため，理由欄を設ける等により開示の理由を尋ねるべきではないこと（ガイドライン35頁）。②本来の医療業務に支障が出ないよう，開示の日時，場所，方法等を指定することは許される。しかし，本人に過重な負担を課すもの（例えば，A病院に開示を求めたのに，データはあるが遠距離にあるB病院まで取りに来るよう指定すること）は，妥当ではない（法29条4項）。

開示の手数料

医療機関は，開示（法25条1項）又は利用目的の通知（法24条2項）を実施する場合に限って，手数料を徴収することができる（法30条1項）。**手数料**とは，特定の者に提供する役務の費用を償うために収受する金銭をいう。

では，手数料の金額，「実費（コピー代，記録媒体等の実際に要した費用。筆者注）を勘案して合理的であると認められる範囲内」（法30条2項）の額はどのくらい

---

18) **訂正請求の対象－京都府レセプト訂正請求事件**　市条例に基づいて国民健康保険診療報酬明細書（レセプト）の診療に関する記載部分の訂正を請求したことについて，市は支払明細の証拠書類とするためレセプトを保管していたにすぎず，レセプトに記録された診療に関する情報を調査，訂正する権限がないとして，訂正を求めることはできないとした（最高裁平成18年3月10日判決）。

か。同項は，手数料に利潤を認めない趣旨であるが，国の個人情報開示請求の手数料は1件300円である（平成23年4月現在）。しかしこの額は，「実費の範囲内」（行政機関個人情報保護法26条1項）で政策的に押さえた額である（同条2項）。むしろ合理的なのは，公文書の種類ごとに定める方法である（東京都個人情報の保護に関する条例では，文書の写し（単色刷り）1枚につき20円，フロッピーディスク1枚につき100円等と定める）。様々な経営方針を持つ医療機関の実費を勘案すれば，都又は各自治体で定める公文書ごとの金額の3倍以内であれば合理的な範囲内と考えてよいと思われる[19]。

(Ⅵ) 適正な個人情報の保護を確保する法システム

概　　要――複雑な苦情処理制度

民間部門の一般法の性格を持つ個人情報保護法は，具体的な義務の名宛人を個人情報取扱事業者（医療機関）とし，個人情報の取扱いに関して生じた問題は，医療機関自らが解決することを基本としている。その結果，罰則を含め，適正な個人情報の保護を確保する法システムは，複雑である。

自主的な解決

民間の医療機関に対する苦情は，基本的には私人間の問題として解決されることが望ましい。そこで，まず医療機関が苦情相談窓口を設け，本人からの苦情を適切に処理するよう努めなければならない（法31条）。その医療機関の処理に不満があれば，公正な第三者である認定個人情報保護団体（法37条1項。医療の分野では，㈳全日本病院協会，㈳日本病院会）に相談することができる（法42条）。また，国民生活センター，自治体の消費生活センターも苦情の処理に当たっている[20]。

---

[19] 情報公開法制では，権利濫用に相当する膨大な開示請求が行われ，官公庁の日常業務に支障が出るようなこともある。個人情報保護法制ではその懸念はないようであるが，医療機関が不合理な手数料を定めた場合には主務大臣の勧告を受ける制度を設け（法34条1項），利用の便宜と適正な受益者負担との均衡を図っている。

[20] 平成22年度に国民生活センター等が受けた個人情報に関する苦情は，6,212件であり，医療の分野は，その2.5%（158件）であった。また，同年度の㈳全日本病院協会への相談は8件であった（「平成22年度個人情報の保護に関する法律施行状況の概要」平成23年8月消費者庁）。

第2部　医療法の重要な課題

主務大臣の関与　それでも自主的な解決が図れない場合は，行政機関が関与する。主務大臣[21]（法36条）は，その医療機関に苦情処理の**報告**をさせ（法32条。報告を徴収する処分），必要な**助言**（行政指導）をすることができる（法33条）。しかし，行政指導を受けても苦情を解決できないときは，社会全体の利益を損なうおそれがあるので，医療機関に対しより強い関与を行うことになる（勧告→措置命令→緊急命令）[22]。

罰則　個人情報保護法は，義務の名宛人である医療機関による自主的な改善に期待しているので，罰則が科されるのは，課された処分（報告義務（法32条）又は措置命令（法34条2項）・緊急命令（同条3項））に違反した者のみである（法57条（30万円以下の罰金）又は56条（6月以下の懲役・30万円以下の罰金））。

── ●● 法の基礎知識7 ●● ──

懲役，禁錮，罰金　懲役と禁錮は，いずれも刑事施設に拘置して執行する刑であり，受刑者の自由を剥奪する**自由刑**である（刑法12，13条）。懲役と禁錮には無期と有期（1月以上20年以下）があるが，両者の相違は刑務作業の義務を伴うか否かにある。通常の犯罪は破廉恥なものだから，懲役刑が予定され労働が義務付けられている。しかし，一定の非破廉恥的動機による犯罪に対しては，その名誉を尊重する趣旨で禁錮を科すると説明される（ただし，禁錮受刑者のうち90％近くは自ら望んで作業を行っている（井田良『講義刑法学・総論』552頁（有斐閣，2008）（以下「井田・刑法学」という））。**罰金**は，財産的利益を剥奪する刑罰であって，1万円以上の金額を国庫に納付させる**財産刑**である（刑法15条。刑法上の最高額は250万円（わいせつ物頒布罪等））。

医事法には，死刑（刑法11条）はないが，最も重い刑罰は，エボラウイルス

---

21) 主務大臣（厚生労働大臣等）の権限は，知事等に委譲されるので，現実に権限を行使するのは地域の実情を把握している知事等である（法51条）。ただし，主務大臣には事務処理を統一する責任があるので，委譲後もなお権限を行使することができる（法施行令11条3項）。

22) 主務大臣は，個人情報の利用目的の制限・適正な取得（法16～18条），個人データの安全管理・第三者提供の制限等（法20～27条）に違反した場合又は不合理な手数料の額を定めた場合（法30条2項）において，違反行為の中止等の措置を**勧告**できる（法34条1項）。勧告を受けたにもかかわらず，医療機関が勧告措置を採らなかった場合で「個人の重大な権利利益の侵害が切迫していると認めるとき」は，勧告措置を採ることを**命ずる**ことができる（同条2項）。しかし，現実に重大な権利侵害の事実があり，緊急にこれを遮断する必要があるときは，勧告を経ることなく，いきなり中止命令等の**緊急命令**を発することができる（同条3項）。

等の1種病原体を発散させるようなバイオテロを行った者に対する無期懲役等又は千万円以下の罰金である（感染症予防法67条1項）。

両罰規定

罰則規定は，行為者である自然人（⇒249頁）を処罰するものである。しかし，**行政刑法**（行政的取締りのための刑罰法規）には，事業主である法人（事業主である自然人，いわゆる個人事業主を含む。以下この項において同じ）にも罰金刑を科する規定が見られる。ある犯罪が行われた場合に，行為者本人のほか，その行為者と一定の関係にある法人の両方を処罰する規定を**両罰規定**という（ワークブック243頁）。法人の業務に関する違反行為は，社会的・経済的に見ると，組織犯罪の要素があり法人も処罰しなければ意味がないといえるが，法律的に見ると，事業主において違反行為を防止するために必要な注意を尽くさなかった過失が推定できるからである（最高裁昭和32年11月27日判決）。個人情報保護法にも両罰規定（58条）がある。次の設例で罰則は誰に科されるか[23]。

2-9

A医療法人（代表者B）が開設したC病院のD医師は，誤って，患者Eの同意を得ないでEの個人データを第三者に提供してしまった。EはC病院に苦情を申し立てたが，全く改善されず，その後，主務大臣はA医療法人に対し報告を求めるに至った（法32条）。これに対し，事務長のFは，大臣に虚偽の報告をした。

まず，虚偽報告をしたFに罰則が科される（法57条後段）。次に，法人の使用人（事業主との雇用関係に基づいて業務に従事する者）であるFが法人の業務に関して違反行為をしたので，A医療法人にも罰金刑が科されることになる（法58条）。

---

23) 設例に即して法58条を説明すると，「法人・・・の代表者［B］又は法人若しくは人の代理人，使用人［F］その他の従業者が，その法人［A医療法人］又は人の業務に関して，前2条の違反行為［虚偽報告］をしたときは，行為者［F］を罰するほか，その法人［A医療法人］又は人に対しても，各本条の罰金刑［57条の定める30万円以下］を科する」となる（［］内は筆者）。なお，この条文にいう「人」とは，法人となっていない個人診療所の管理者である医師（個人事業主）を想定すればよい。なお，医事法には次の両罰規定がある（医療法75条，医師法33条の3，歯科医師法31条の3，健康増進法39条，感染症予防法79条等）。

医事法では法人処罰は厳重注意的な意味合いにすぎないが，経済法の分野では不法な利益を剥奪するという観点から，法人に対する両罰規定の罰金刑には7億円という巨額に及ぶものもある（法人重罰規定。金融商品取引法207条1項1号）。

第2部　医療法の重要な課題

個人情報保護法は，個人データの第三者提供の制限等に違反した医師，事務職その他の医療従事者に対して罰則を科していないので，D医師は個人情報保護法では罰則を科されない。もちろん，罰則の有無にかかわらず，医師，看護師，事務職等の医療機関のすべての従業者は，職業的義務として適正な個人情報の取扱いを実践しなければならない[24]。

> **● ● 法の基礎知識8 ● ●**
> **罰金刑でも立派な前科者！**　懲役・禁錮に比べると，罰金は，お金を納付すれば一件落着と安易に思いがちである。しかし，罰金も刑法上の刑の一つであり（刑法9条），罰金刑に処せられると，本籍地の市町村役場にある犯罪人名簿（前科者名簿ともいう）に記載される。金額の多寡ではなく，刑罰を受けること自体が，大きな制裁なのである。

3　個人情報（診療情報）に関する法的責任

(I)　守秘義務 ── 刑法，医療資格者法等

> **（秘密漏示）**
> **刑法134条**　医師，薬剤師，医薬品販売業者〔薬事法24条〕，助産師，弁護士，弁護人，公証人又はこれらの職にあった者が，正当な理由がないのに，その業務上取り扱ったことについて知り得た人の秘密を漏らしたときは，6月以下の懲役又は10万円以下の罰金に処する。(2項省略)　　　　　（〔　〕内は筆者）
> **親告罪**　秘密漏示罪は，告訴がなければ公訴を提起できない（刑法135条）。

守秘義務の意義　医師は，常に患者の秘密に接しているので，刑法により，業務上知り得た人の秘密を守るべき義務（**守秘義務**）が課されている。医師の守秘義務は，患者個人の利益のためであるが，患者の秘密を守ることで，患者と医師の信頼関係が形成され，患者は医師を信頼して適正な医療を受けることができるようになる。そこで，「医師の守秘義務規定は，一面で個人の秘密保護を目指すが，他面で国民の健康の保持・増進を究極の目標とする」と指摘される（大谷・医療行為53頁）。

---

[24]　医療機関の従業者は，刑罰が科されないとしても，懲戒等の処分を受けることもある。また，不適切な個人情報の取扱いは，医療機関に損害を与えることになる。医療機関には，個人データの取扱いに関し従業者の適切な監督が義務付けられている（法21条）。なお，現状では民間企業の従業者による顧客情報（個人情報）の漏洩を防止できないとして，個人情報保護法の中に個人情報漏洩罪を規定すべきであるとの議論もある。

医療従事者にとって刑法の秘密漏示罪は，周知の犯罪であるが，ほとんど起訴されていない[25]。守秘義務とは正に医療倫理の問題であり，秘密漏示罪による刑罰は，現実には医療倫理を支援するにすぎないと見るべきであろう。以下，刑法の秘密漏示罪について述べるが，医療資格者法の守秘義務もその内容は同じである[26]。

主体　本罪の主体は，列記された身分を有する者に限られる（身分犯）。列記された者は，業務上他人の秘密を知ることが多いので，その漏示を抑制し，個人の私生活上の平穏を維持しようとするものである。さらに，これらの職から離れても，守秘義務は継続する。

秘密　**秘密**とは，医師が診療の過程で知り得た患者の秘密であり（大谷・医療行為53頁），少数者にしか知られていない事実で，他人に知られることが本人の不利益となるものである。本人が主観的に秘密にすることを希望するものについてまで刑罰を科して保護する必要はないので，客観的に一般人からみて保護に値するものに限られる（前田・各論182頁）。秘密の範囲は，診療情報に限られない。例えば，患者の診察中に医師のみが知り得た，患者の経営する会社が破産に瀕しているという事実は，診療情報ではないが，多数者に知られていなければ本条で保護される秘密である。

25）　平成21（2009）年の秘密漏示罪の処理状況は，起訴0人，不起訴2人，起訴率0％（前田・各論181頁）。
26）　刑法に列記されていない医療資格者も患者の秘密に接するので，医療資格者法は守秘義務を課し，秘密の漏示を処罰している。これらを刑罰の軽重で分類すると次の2種類となる。
　① 6月以下の懲役又は10万円以下の罰金（7資格）　医師（刑法134条1項），歯科医師（刑法134条1項の「医師」に含まれる。ただし，近時の立法では，医師と歯科医師を書き分けている（民訴197条，刑訴149条等）），薬剤師・助産師（刑法134条1項），保健師・看護師・准看護師（保助看法42条の2）。
　② 50万円以下の罰金（15資格）　診療放射線技師（診技法29条），臨床検査技師（臨技法19条），理学療法士・作業療法士（理作法16条），視能訓練士（視能法19条），言語聴覚士（言聴法44条），臨床工学技士（臨工法40条），義肢装具士（義肢法40条），救急救命士（救急法47条），歯科衛生士（歯衛法13条の5），歯科技工士（歯技法20条の2），あん摩マッサージ指圧師・はり師・きゅう師（あはき法7条の2），柔道整復師（柔整法17条の2）。

第2部　医療法の重要な課題

また，医師等が業務上取り扱ったことにより知り得た秘密に限る。では，次の設例はどうか。

> **2－10**
> 看護師Aは，同窓会で友人Bから，患者Cの秘密を偶然聞いた。その後，看護師Aは，親友のDにその秘密を話した。Aに秘密漏示罪は成立するか。

患者Cの秘密は，業務上知り得たものでなく，業務と無関係に知り得た秘密であるから，看護師Aに秘密漏示罪（保助看法42条の2，44条の3）は成立しない。しかし，看護師の倫理上は許されない。

秘密を漏らす行為　秘密をまだ知らない他人に伝える行為である。では，次の設例はどうか。

> **2－11**
> 医師Aは，娘BからC男と婚約したことを聞いた。CはかつてAの患者であったので，Aは，Cが遺伝に関連する重篤な甲病に罹患していることを知っていた。そこで，Aは，Cとの結婚を思いとどまらせようとして，厳しく他言を禁じた上でBにのみ甲病のことを告げた。Aに秘密漏示罪は成立するか。

Aは，親としての立場と医師としての立場が相克したと思われるが，医師の身分を有する以上，家族の一人にだけ伝え，Bが他に漏らさなかったとしても，秘密漏示罪は成立する。

「正当な理由」がない場合　秘密を漏らす行為は，正当な理由がない場合に行われたことを要する。したがって，正当な理由のある秘密の漏示は，犯罪とならない。**「正当な理由」がある場合**（違法性阻却事由）とは，次の3つである。

(1) **法令に基づく場合**　法令に基づく義務を履行する行為であるから，正当な理由がある（感染症患者の届出（感染予防法12条），不妊手術・人工妊娠中絶の手術結果の届出（母体保護法25条），医薬品の副作用等の報告（薬事法77条の4の2第2項）等）。

(2) **患者本人が同意（承諾）した場合**　秘密の主体である本人の同意があれば，もはや法律による保護の必要性はない。

(3) **秘密を漏らすことによって，秘密を守る利益に比べてより高次の公共的な利益が得られる場合**　ただし，具体的にどのような事例がこれに該当する

かは難しい[27]。最高裁は，次の設例で，医師が患者の個人情報（覚せい剤反応）を警察へ通報した行為について，正当行為であり守秘義務に違反しないとした。

> **2-12　医療行為としての採尿検査と警察への通報**
>
> 　被告人X女は，平成15年4月，同棲相手と口論となり，ナイフにより右腰背部に刺創を負った。応急措置を受けたが出血が多いので，国立病院に搬送された。診察したA医師は，刺創が腎臓に達していれば血尿が出ることから，尿検査について説明したが，Xは強く拒んだ。画像診断の結果，腹腔内の出血はなさそうであったが，急性期のためいまだ出血していないこともあり得ると考えたAは，「もう帰る」などと言って聞き入れないXに対し，さらに採尿の必要性を30分にわたり説得した。最終的に，麻酔をかけて縫合手術を行い，その際に採尿管を入れることを告げたところ，Xは拒絶することなく麻酔注射を受けた。Aは，縫合手術と採尿を行った。
>
> 　血尿は出ていなかったが，Xが興奮状態にあり，刃物で自分の背中を刺したと説明していることから，Aは，薬物による影響を考え簡易な薬物検査をしたところ，アンフェタミンの陽性反応が出た。Aは，その後来院したXの両親に対し，傷の程度を説明した上で，尿から覚せい剤反応があったことを告げ，公務員として警察に報告しなければならないと説明した。Xの両親も最終的に了解した様子であったことから，警察官に覚せい剤反応のあったことを通報した。
>
> 　Xの弁護人は，①Aが採尿をして薬物検査をした行為は，Xの承諾なく強行された医療行為で医療上の必要もない。②AがXの尿中から覚せい剤反応が出たことを警察官に通報した行為は，守秘義務に反する，と主張した。
>
> 　　　（最高裁平成17年7月19日決定に基づく設例。百選〔45〕事件［浅田和茂］）

（1）　最高裁は，次のように述べた。①救急患者に対する治療の目的で，尿を採取し，薬物検査を行ったものであるから，医療上の必要はあった。たとえA医師がこれにつきXから承諾を得ていないとしても，医療行為として違法とはいえない。②「医師が，必要な治療又は検査の過程で採取した患者の尿から違法な薬物の成分を検出した場合に，これを捜査機関に通報することは，正当行為として許容されるものであって，医師の守秘義務に違反しない」。

（2）　薬物検査の結果（陽性反応）は，医師が，検査等の過程で業務上知り得た患者の秘密である。それを他人（警察）に伝えることは，「正当な理由」がな

27）　刑訴149条は，患者の秘密に接する医師等の証言拒絶権を規定した（なお，民訴197条にも同様の規定がある）。医師の証言拒絶権は医師の特権であるから，その特権を放棄して患者の秘密を証言しても，国の司法作用に協力する行為であり「正当な理由」に当たると解されている。

い限り秘密漏示罪に該当する。最高裁は，通報することによって，患者の秘密（覚せい剤自己使用の秘密）を守る利益に比べ，覚せい剤犯罪の撲滅というより高次の公共的利益が得られることから，正当行為として「正当な理由」があると判断したと考えられる[28]。

ただし，最高裁決定は，「必要な治療又は検査の過程で採取した患者の尿」（傍点筆者）と限定をしており，必要でない過程で採取した尿には，この決定は及ばない。もちろん，医師に一律に採尿と薬物検査をする義務を課したものでもない。

2－13 犯罪予告
医師Aは，患者Bを診察中に，Bからその妻Cの殺害をほのめかす計画を聞いた。Aは，その計画をC又は警察に通報する正当な理由はあるか。

犯罪予告の場合，犯罪が実行される可能性・切迫性，実行された場合の重大性等について，事案に応じて具体的に判断し，患者の秘密を守る利益よりも秘密を漏らすことによって，第三者の生命と社会の安全を守る利益が得られるときは，犯罪予告を通報する「正当な理由」があるといえよう[29]。

親告罪

秘密漏示罪の特徴は，親告[30]罪であることに表れている。**親告罪**とは，**公訴**（検察官が行う訴追。刑訴247条）の提起に**告訴**（犯罪の被害者等の告訴権者が捜査機関に犯罪事実を申告して犯人の処罰を求める意思表示。刑訴230条）のあることを必要条件とする犯罪をいう。秘密漏示罪のように，事件を公にすると逆に被害者を不利益にするおそれがある犯罪類型等に認められる。ただし，刑事司法作用を完全に私人の意思に委ねるのは適当ではないので，犯人を知った日から6か月以内に告訴をしなければ，告訴そのものができなくなる（告訴期間。ただし，性犯罪等に係る告訴については被害者の意思に配慮し，告訴期間はない。刑訴235条1項12）。

---

28) 第一審，第二審は，Aには国立病院の医師として公務員の告発義務（刑訴239条2項）があるから，通報行為は医師の守秘義務に違反しないとした。しかしこの論理では，私立病院の医師の通報行為は含まれないことになり，妥当ではない。
29) 竹中郁夫「医師の守秘義務と通報行為の可否」医事新報 No.4317（2007年1月20日）99頁
30) 親告とは，親（みずから，自身で）告げるという意味。

刑法と医療資格者法以外の守秘義務　刑法及び医療資格者法以外の医事法では，特別な配慮に基づいて守秘義務を定めている[31]。そのため，法定刑は刑法の秘密漏示罪（6月以下の懲役又は10万円以下の罰金）よりも重く，かつ，非親告罪となっている。さらに，医療資格者以外の者にも守秘義務を拡大している。

(Ⅱ) 民事上の責任

診療情報漏洩の損害賠償　診療情報が漏洩した場合，診療情報によって識別される患者等は，プライバシーの侵害を理由に，漏洩を行った者又は指揮・監督関係にある者に対して民事上の損害賠償を請求することができる。ただ，高額の賠償金が取れるとは限らないので，訴訟を提起するコストとの関係で，実際に訴訟を提起した件数は漏洩数に比べれば少ない。医療関係ではないが，**宇治市住民基本台帳データ漏洩事件**が参考になる。

2-14　宇治市住民基本台帳データ漏洩事件

平成9年6月，宇治市は，乳幼児検診システムの開発をA社に委託した。ところが，Aの再々委託先のアルバイト従業員が，住民基本台帳の約22万人分のデータ（氏名，性別，生年月日，住所等）をコピーし，名簿販売業者に258,000円で売却した。この事案で，裁判所は宇治市に一人当たりいくらの賠償額を命じたか。

最高裁判所は，一人当たり15,000円（慰謝料10,000円＋弁護士費用5,000円）の損害賠償を認めた控訴審判決を維持した（平成14年7月11日決定）。個人情報保護法施行前の事件であるが，個人情報漏洩の賠償モデルになっている。なお，この事案で機械的に賠償額を計算すると，22万人×1.5万円＝33億円となる[32]。

---

31)　①　医療法　医療監視で診療録等の提出を受けた公務員が知り得た秘密を漏らしたとき（72条1・2項），医療安全支援センターの職員が知り得た秘密を漏らしたとき（同条3項）。罰則は，いずれも1年以下の懲役又は50万円以下の罰金。
②　感染症予防法　医師が感染症の治療に際して知り得た人の秘密を漏らしたとき等（1年以下の懲役又は100万円以下の罰金。73条1項），感染症の患者であるとの人の秘密を業務上知り得た者がその秘密を漏らしたとき（6月以下の懲役又は50万円以下の罰金。74条1項）。
③　母体保護法　不妊手術・人工妊娠中絶の施行の事務に従事した者が職務上知り得た人の秘密を漏らしたとき（6月以下の懲役又は30万円以下の罰金。33条）。
32)　多数の者が少数の企業に対して争点の共通する少額の損害賠償請求権を持つ場合，各権利を切り離して別々の訴訟をするとすれば，少額であるのに費用・時間もかかり，

(Ⅲ) 行政上の責任

行政処分　医師の場合，秘密漏示罪により罰金以上の刑に処せられた者は，免許の取消し等の行政処分が行われる（医師法・歯科医師法4条3号, 7条2項）。刑に処せられなくても，秘密を漏洩する行為は，医師の品位を損する行為であるから，行政処分の対象になる可能性がある（同項）。

他の医療資格者も同様に行政処分が行われる。

(Ⅳ) 法的責任以外の社会的リスク

社会的リスク　社会的責任の重い医療機関では，診療情報漏洩事件を起こせば，信用低下を招き，患者離れによる経営上の問題に直結するおそれがある。行政への報告，マスコミへの対応等，事件に伴い様々なコストを負担することになる。民間企業と同様に論ずることはできないにせよ，最悪の場合，自主的な医業停止に追い込まれることもないとはいえない。

三 医療情報の公開の制度

1 医療法による医療情報の公開

医療法第2章の意義　第五次改正により，医療情報の規律は，重要な課題として総則の章に次いで実体的規定群の冒頭に置かれた。第2章の章名「医療に関する選択の支援等」が示すのは，患者側が主体的に医療機関を選択することを可能にするという趣旨である。そのために，国・自治体及び医療提供施設の開設者・管理者に情報提供の責務を課している（6条の2）。患者が医療機関を適切に選択することは，医療機関の適正な競争につながり，ひいては我が国の医療の質の向上に資する，とする考え方である。その競争に耐えられない医療機関は，医療界からの退場もやむを得ないとする厳しい政策でもある。

訴訟による救済は採算が取れない。この場合，代表者が多数の権利をまとめて訴訟をすることができれば，訴訟による救済が現実となる。このような方式は**クラス・アクション**（class action：集合訴訟）の法理と呼ばれ，我が国でも提唱されている（新堂・民訴302頁）。クラス・アクションの法理が導入されると，個人情報を漏洩させた法人の賠償責任は巨額になる可能性がある。

> 医療情報の公開の制度

(1) **広義の情報提供**　① **狭義の情報提供**（広報・広告）とは，医療機関が行う一般的な広報活動（年報，病院便りの発行等）をいう。医療広告も広報活動の一環であるが，医療法では規制がある。

② **情報公表義務**（公表）とは，私人の開示請求権の行使を前提とせずに法令又は条例により医療情報の公表が義務付けられたものをいう（宇賀Ⅰ 177頁）。医療法上は，医療機能情報の閲覧・公表（6条の3第1・5項），入院診療計画書等の交付（6条の4），院内掲示（14条の2），医療計画の公示（30条の4第13項），医療法人の財務諸表等の閲覧（51条の2, 52条2項）がある。今日において，公表は，私法人におけるディスクロージャー制度と精神を同じくし，医療機関が説明責任を果たし，透明な医療を実現する上で不可欠な医療情報の公開制度である。

(2) **情報開示請求**　情報開示請求は，情報公開法制に基づいて政府に対して行うものである。医療に関しては公立医療機関が管理している医療情報に対して行われることになる。ただし，その多くは，不開示情報である個人情報に該当するので，行政情報に対する開示請求に比べると開示の範囲は狭いと考えられる。

2　広報・広告 ― 狭義の情報提供

〔Ⅰ〕 **医療広告の規制（制限）**

> [医業等に関する広告の制限]
> 6条の5　医業若しくは歯科医業又は病院若しくは診療所に関しては，文書その他いかなる方法によるを問わず，何人も次に掲げる事項を除くほか，これを広告してはならない。
> 　　　　　　　　　　　　　　　　　　　　　　　　　　（各号以下省略）

> 医療広告の意義

広告とは，不特定多数人に対する表示をいう。医療法の広告規制の対象となる**医療広告**（医業・歯科医業又は病院・診療所に関する広告）とは，次の3つの要件をすべて充たすものをいう[33]。①**誘因性**（患者の受診等を誘引する意図があること），②**特定性**（病院・診療所の名称等が特定可能であること），③**認知性**（一般人が認

---

[33] 「医業若しくは歯科医業又は病院若しくは診療所に関して広告し得る事項等及び広告適正化のための指導等に関する指針（医療広告ガイドライン）について」（平19・3・30医政発0330014）（以下「広告ガイドライン」という）

問題は「誘因性」にある。患者の手記，出版物又は記事で特定の病院を推薦していても誘因性は充たさない。しかし，病院から謝礼を受けた手記，病院が出版社を介在させて規制を回避しようとする**タイアップ本**及び費用を負担して掲載を依頼した**記事風広告**には，誘因性が認められる。医療広告に該当する媒体は，チラシ，ポスター，出版物等のほか，Eメール，不特定多数者への説明会・相談会等で使用するスライド・ビデオ等も該当する。

ただし，インターネット上の病院等のホームページは，情報を得ようとする者が自ら検索等をして閲覧するものであるから，「認知性」がなく，医療広告とはみなされない。ただし，**バナー広告**[34]，費用を負担することにより検索結果として上位に表示される広告は，誘因性があり，他の要件を充たせば規制される医療広告となり得る。

| 規制の趣旨 |

医療広告は，どこに病院等があり，どのような疾病を診てもらえるのかを患者に知らせるうえで有用である。しかし，医療は人の生命・身体に関わるサービスであり，不当な広告により患者が誘引され，生命を失い，又は身体に回復し難い被害を受けるおそれがある（**積極的被害**）。また，極めて専門性の高いサービスであり，情報の非対称性もあって，患者には提供されるサービスの質を判断することが困難である。その結果，適切な受療機会を喪失するおそれがある（**消極的被害**）。

そこで医療法は，自由な医療広告を享受した結果を患者の自己責任の問題として放置するのは適当でないと考え，「客観性と正確性を維持でき得るような事項に限定して広告を許し，それ以外の事項は「何人も」，「いかなる方法を問わず」一切その広告をみとめないこととした」（解107頁）。

| ポジティブリスト |

医療広告の規制は，限定的に認められた事項を除き，原則として広告を禁止する方式であり，**ポジティブリスト**（広告できる事項を列挙する方式）の規制という。限定的に認められた広告できる事項とは，客観的な評価が可能で，かつ，事後の検証が可能な事項である（広告ガイドライン）。

---

34) インターネットのサイトにあるバナー（banner：旗，横断幕）上の広告のこと。バナーをクリックすると広告主のホームページ等にジャンプする。

第2章 医療情報の保護と利用

　ポジティブリストの反対は，原則として広告を自由としつつ，例外として広告できない事項を列挙する方式であり，**ネガティブリスト**（広告できない事項を列挙する方式）の規制という。平成18（2006）年5月から，食品に残留する農薬等の規制は，ネガティブリストからポジティブリストに変更された（平成19年白書275頁）。人間の生命，健康への被害を未然に防止するためには，あらかじめ一律に禁止の網をかけておき個々に解除する，ポジティブリストの有効性を示すものとして注目される。

| 広告の自由の制限と表現の自由 |

　広告は，営利的な表現活動（営利的言論：commercial speech）であることから，かつては経済的自由の問題であるとされてきた。しかし，広告を通じて国民は消費者として様々な情報を受け取ることができるから，広告も表現の自由（憲法21条1項）による保護に値すると考えられている（芦部・憲法186頁）。そうすると，医療法6条の5，あはき法7条及び柔整法24条で定められた広告の原則禁止という他の法分野に見られない厳しい規制は，表現の自由に違反しないかが問題となる。次の事件は，広告の自由の制限に関する唯一の判例であり，同事件は医事法の問題というよりは憲法の問題として捉えられている。

2−15　きゅう適応症広告事件

　きゅう師であるAは，きゅうの適応症として，神経痛，リョウマチ，血の道，胃腸病等の病名を記載した広告ビラを約7千枚配布した。広告ビラには，「灸の効くわけ」として「◯熱いシゲキは神経に強い反応を起し，体の内臓や神経作用が，興奮する◯血のめぐりが良くなり，血中のバイ菌や病の毒を消すメンエキが増へる…◎（注射や服薬で効かぬ人は灸をすると良い）」等の説明が付記されていた。あん摩師，はり師，きゅう師及び柔道整復師法（当時）の7条は，きゅう業又は施術所に関し，いかなる方法によるを問わず同条1項各号に列挙する事項以外の事項を広告することを禁止し，広告可能な事項についても，施術者の技能，施術方法又は経歴に関する内容であってはならないと定めていた（現在も同様の規制がある）。そこで，同法違反としてAは起訴されたが，昭和28年9月8日，第一審の大津簡易裁判所は有罪判決（罰金2千円）を言い渡した。そこで控訴したところ，控訴審は憲法問題のみが控訴理由であるとして，本件を最高裁に移送した（刑事訴訟規則247条）。

　Aは，この広告はきゅうの適応性を一般に知らしめようとしたものにすぎず，何ら公共の福祉に反しない。同条がこのような広告まで禁止する趣旨であるとす

67

れば，憲法21条に違反し無効であると主張した。
　しかし最高裁は，次のように述べて上告を棄却した。同法が適応症の広告をも許さない理由は，「もしこれを無制限に許容するときは，患者を吸引しようとするためややもすれば虚偽誇大に流れ，一般大衆を惑わす虞(おそれ)があり，その結果適時適切な医療を受ける機会を失わせるような結果を招来することをおそれたためであって，このような弊害を未然に防止するため一定事項以外の広告を禁止することは，国民の保健衛生上の見地から，公共の福祉を維持するためやむをえない措置として是認されなければならない」(ふりがなは筆者)。
(最高裁昭和36年2月15日大法廷判決に基づく設例。旧百選Ⅰ[68]事件[保木本一郎])

　医療広告の規制の根拠は，積極的被害と消極的被害を未然に防止するところにある。本件では，資格のあるきゅう師が医業類似行為をするわけであるから，積極的被害は想定されない。そこで最高裁は，消極的被害に着目し，「適時適切な医療を受ける機会を失わせること」を回避しようとしたものと考えられる。確かに，広告ビラの説明文は受療機会の喪失を患者にもたらすおそれがあり，最高裁の判旨は妥当である[35]。
　ただし規制の手段に関して，原則的に禁止するのではなく，虚偽又は誇大な広告のみ規制（薬事法66条1項，食品衛生法20条）すれば足りるのではないかとの疑問がある。これに対しては，医行為，医業類似行為は，人体に対する被害が直接的であるので，より強い規制が必要であると解することができる。疾病を患い，藁をも掴む思いの患者は医療広告に強く影響される。弱い立場にいる患者が適切に医療上の選択を行い得る情報環境に配慮する必要があろう[36]。

---

35)　「今日，法廷意見の考え方を維持することは困難である」(憲百Ⅰ[60]事件[橋本基弘])とする見解も示されている。

36)　(1)　広告事例に限らず，患者が不適当な代替医療サービスに誘引される事例は多い。最近では，**ホメオパシー**と称する療法で女児が死亡したと伝えられる事件があった。「ホメオパシーは科学的根拠がない医療」である旨の見解を日本医師会等は公表した（医事新報 No.4506（2010年9月4日）18頁）。
　(2)　**シャクティ事件**　民間療法の結果，**不作為による殺人**が認められた特異な事件がある。Aは，「シャクティ治療」と称する独自の治療法で患者の免疫力を高めるとして信奉者を集めていた。脳内出血で倒れたBの回復を依頼されたAは，主治医の警告を無視して兵庫県内の病院からBを退院させ千葉県内のホテルに運んだ。Aは，Bに痰の除去等必要な医療措置を受けさせる義務を負っていた。しかし「そのままでは死亡する危険があることを認識した」にもかかわらず，シャクティ治療を施すだけで，未必的な殺意（死んでもかまわないと思ったこと）をもって約1日放置し，痰による気道閉塞に基づく窒息で死亡させた事件である（最高裁平成17年7月4日決定。井田・刑法学148頁）。

> **包括規定方式による医療広告**

きゅう適応症広告事件判決の論理により，医療法6条の5の広告規制も合憲であるといえる。ただ現在の広告規制は，医療情報の提供推進の観点から，大幅に緩和された。第五次改正前は，広告可能な事項を個別に列記していたにすぎなかったが，第五次改正後は，一定の性質を持った事項をまとめて「○○に関する事項」と規定する**包括規定方式**を採用した。その結果，広告可能な内容は，相当程度増大し，単純な原則廃止ではなくなった[37]。

今後も患者の医療情報に接する利益を顧慮し，客観的で検証可能である限り積極的に広告できる事項を拡大させていかなければならない。また，患者も身近なかかりつけ医を活用して情報の非対称性を補うことが必要である。

> **広告できる事項**

広告できる医療広告は，次の13の事項のみである（6条の5第1項1～13号）。その内容は，広告ガイドラインに詳述されている[38]。

---

[37] (1) ポジティブリスト方式では，例外として広告できる事項に当たらない事項（がんの5年生存率等）については，患者は知り得ないから問題だとする意見がある。しかし，患者が求める医療情報には検証困難なアウトカム（治療の成果）が多く，不適当な医療サービスによる被害は看過できないとする意見も考慮しなければならない。

(2) **がんの生存率** がんに関して生存率が注目される。一般には，生存率はその医療機関の治療成績の指標と見られている。しかし生存率は，治療効果の他に，年齢，病期，治療方法，地域性，合併症の有無等が複雑に影響を及ぼしている。例えば，高齢者が多い地方の総合病院では，早期がん患者よりも進行がん患者が多いため，生存率が低くなる傾向にある。生存率の数字を鵜呑みにするのではなく，生存率を算出した背景にも着目しないと誤解を招くおそれがある（猿木信裕『がん登録の軌跡』（悠飛社，2010））。

[38] ①医師・歯科医師である旨。②診療科名（6条の6，令3条の2で定める診療科名等。近時，総合診療科を設ける病院が増えているが，法令上の標榜科目としては認められていない）。③病院・診療所の名称，電話番号等。④診療日，診療時間等。⑤一定の医療を担う旨（保険医療機関，臨床研修指定病院，精神保健指定医等）。⑥病院・診療所の施設，設備に関する事項（ICU・NICUの有無，MRI・CTの台数等），従業者の人員配置に関する事項（病棟ごとの人数，配置状況等）。⑦病院・診療所の医師，薬剤師，看護師等の氏名，略歴（出身校，学位，勤務医療機関等），専門性資格（がん薬物療法専門医，感染症看護専門看護師等）等。⑧病院・診療所の管理・運営に関する事項（休日・夜間の診療の実施，セカンドオピニオン，個人情報保護ポリシー，平均待ち時間等）。⑨他の医療機関・福祉サービスとの連携に関する事項（紹介可能な他の病院・診療所・保健医療サービス・福祉サービス，紹介率・逆紹介率）。⑩情報提供に関する事項（診療録の開示手続，相談窓口，提供の実績等）。⑪医療の内容に関する事項（保険診療として実施している手術，処置等，分娩・往診・在宅医療の実施等）。⑫医療の提供の結果に関する事項（手術件数，分娩件数，平均的入院日数，平均病床利用率，治療結果

第2部 医療法の重要な課題

> 禁止される広告

医療法は、ポジティブリスト方式を採っているから、広告が可能とされていない事項を内容とする広告は、禁止される（6条の5第1項）。しかし広告可能な事項であっても、情報提供として不適切な虚偽、誇大等の広告は禁止される。まず、虚偽の広告は、最も悪質であるので広告しただけで直ちに罰則が科される（**直接罰**。同条3項。罰則（73条1号））。さらに、広告の内容・方法が不適切なものも禁止した（6条の5第4項、規則1条の9）。ただし、この場合はいったん中止命令又は是正命令を課し、命令に従わないときに罰則を科するものとした（**間接罰**。6条の8第2項。罰則（73条3号））。

(1) **虚偽広告** 広告できる事項であっても内容が虚偽の広告は、患者に事実に相違する情報を与えるもので、極めて悪質である（医学上あり得ない「絶対安全な手術」等の表現）。

(2) **広告の内容・方法の制限** 広告できる事項で虚偽ではないとしても、患者が医療に関し不適切な選択しないように、次のように広告の内容及び方法に基準（制限）を設けた（規則1条の9）。

① **比較広告** 他の病院・診療所と比較して優良である旨の広告は、仮に客観的事実であっても著しく誤認を与えるおそれがあるので、禁止される（同条1号。「日本一」、「最高」等の表現）。

② **誇大広告** 誇大な広告とは、必ずしも虚偽ではないが、医療の内容等について事実を不当に誇張して表現したり、誤認させる広告をいう（同条2号）。

③ **客観性のない広告** 客観的事実であることを証明することができない内容の広告は、禁止される（同条3号。「患者の体験談の紹介」、「理想的な医療環境」、「比較的安全な手術」等の内容・表現）。

④ **公序良俗**[39]**に反する広告** 公の秩序又は善良の風俗に反する内容の広告

の分析を提供している旨（ただし、分析結果そのものの広告は認められていない）等。なお、死亡率、術後生存率等の治療結果情報については、対象となった患者の状態等による影響が大きいことから、現段階では広告対象となっていない）。⑬その他厚生労働大臣が定める事項（救急病院、休日夜間急患センター、がん診療連携拠点病院、災害拠点病院、医療機能評価の結果等）。

39) **公序良俗**とは、誠に古風な言い方であり、明治29（1896）年に制定された民法90条の条文に基づく表現である。「公の秩序」とは国家社会の一般的利益、「善良の風俗」とは社会の一般的道徳観念を指すが、現在では、単に**社会的妥当性**という（内田I 281頁）。公序良俗に反する事項を目的とする法律行為（契約等）は無効となる（民法90条）。公序良俗の概念は、「法律の全体系を支配する理念と考えられる」（我妻栄「新訂民法総則」

第2章　医療情報の保護と利用

は，法秩序に照らしても当然に禁止される（同条4号。わいせつなもの，残虐なもの，差別を助長する表現を含むもの等）。

⑤ **品位を損ねる広告**　その他，解釈上制限されるべき広告として，品位を損なう内容の広告が挙げられる（広告ガイドライン）。費用の安さを強調した広告（「今なら〇円でキャンペーン実施中！」），ふざけた表現による広告等がある。

違反広告への指導等の措置　(1)　違反の疑いのある医療広告を認めたときは，知事（保健所設置市長，特別区長）は，事実確認のため，広告を行った医師等に対し説明を求める等の任意調査を行う（**行政指導**）。違反広告があれば，その回収又は廃棄を行い，今後の適正な医療広告について指導をして終了する。

しかし，任意調査を拒否したり，説明，提出書類等に疑義があるときは，法令に基づく措置に移行する。必要な報告を命じ（**報告命令**），事務所に立ち入り文書等を検査（**立入検査**）することになる（6条の8第1項。罰則（74条2号））。さらに，広告違反を繰り返す等の悪質な場合は，知事は，期限を定めて，広告を中止し，又は広告内容を是正すべき旨を命ずる（**中止命令，是正命令**。6条の8第2項。罰則（73条3号））。

(2)　以上の過程において，極めて悪質と判断される場合は，管理者の変更命令（28条），病院・診療所の開設許可の取消し・閉鎖命令（29条1項4号）の行政処分もあり得る。また，命令処分，刑事告発等を行った時点で，患者及び住民に対し，不適切な広告に惑わされないよう**違反事実の公表**（⇒229頁）をすることも考えられる。

(Ⅱ)　**インターネットによる医療機関の広告**

インターネット上の広告　法と現実との乖離（かいり）は，不可避な現象である。しかし，インターネット社会の急激な進展に伴い，医療広告に関する広告規律は偏ったものになりつつある。なぜなら，インターネットによる医療広告には，規制が及んでいないからである（⇒66頁）。そもそもインターネットの規制は，表現の自由の問題もあり，困難である。

しかし，インターネットの医療広告を通じて医療情報を収集しようとする患者は，確実に増加している。医療機関及び医療従事者は，「医療施設ホームペー

270頁（岩波書店，1965））。

ジのあり方」(平成20年3月日本医師会)を参照して，適正に情報を提供する必要がある。他方で，患者[40]は，かかりつけ医と相談してインターネットを通じて得た医療情報の信頼性を確保することが求められよう(「インターネット等による医療情報に関する検討会報告書」平成14 (2002) 年12月26日厚生労働省)。

3　公表 — 情報公表義務

(I)　医療機能情報の公表

医療機能情報の公表制度

医療機関の管理者は，医療機能情報を知事に報告するとともに，自分の施設でも医療機能情報を閲覧させなければならない(6条の3第1～3項)。知事は，報告された医療機能情報をインターネットで公表して，患者等が容易に医療機能情報に接する機会を設けることになる(同条4・5項)。医療機関の管理者が医療機能情報を報告しなかったり，虚偽の報告をしたときは，知事は，報告命令又は内容是正命令をすることができる(同条6項)。

医療機能情報の公表制度は，次の2点に特徴がある。第一は，患者の選択に有用な手段とすべく公表する項目が極めて広範囲に及んでいること[41]，第二は，

---

[40]　(1)　中山健夫教授は，インターネットの医療情報を見極めるための留意点として，①本当に効くかどうかは個人の体験ではなく試験や研究が必要であること，②100%効いて副作用もない魔法の薬・治療法を探さないことを挙げる(平成22年10月20日朝日新聞)。
(2)　**病院ランキング本**について，厳しい見方では「ミスリーディングであるので有害である」(里見清一『偽善の医療』91頁(新潮新書，2009))とするが，「ランキング本は読者に読まれるために，わかりやすさに重点をおいており，情報の品質(正確性)には限界があります」(河口・経済学38頁)という指摘を踏まえる必要があろう。

[41]　病院では56項目に，診療所でも49項目に及ぶ(規則別表第1，医療機能通知の別表)。その概要は，病院では，病院の名称，開設者等の基本情報に加えて，次のとおり。
(1)　管理・運営・サービス等に関する事項　病院へのアクセス(利用交通手段，駐車台数等)，院内サービス(相談窓口の設置の有無，相談員の人数等)，費用負担(差額ベッド数・金額等)等
(2)　提供サービス，医療連携体制に関する事項　専門医の種類・人数，集中治療室(ICU)・新生児集中治療室(NICU)等の保有する施設設備，**セカンドオピニオン**(主治医以外の医師による助言)に関する状況，**地域連携クリティカルパス**(患者が治療を受ける医療機関の間で共有する，治療開始から在宅復帰までの全体的な治療計画)の有無，(公財)日本医療機能評価機構による認定の有無等
(3)　医療の実績，結果等に関する事項　人員配置，法令の義務以外の医療安全対策・院内感染対策，治療結果情報(死亡率，再入院率等の治療結果に関する分析結果の提供の

そのシステムには検索機能があることである（規則1条の4第1号）。

(Ⅱ) その他の公表の制度

> 入院診療計画書等による情報の提供

入退院時に適切な説明が行われ，医療情報が提供されることは，良質な医療と透明な医療を実現する上で当然の前提である。従来から，患者・医師間の医療契約上の問題として行われてきたが，第五次改正は，医療情報（診療情報，療養情報）の提供を医療法上の義務として位置付け，その内容を統一した。

患者が入院したときは，主治医は，入院した日から起算して7日以内に（4月10日に入院したときは，16日までに），治療計画，検査・手術内容，入院期間等を記載した**入院診療計画書**[42]を作成し，患者・家族へ交付し適切な説明をしなければならない（6条の4第1・2項，規則1条の5）。入院診療計画書には，連携を組む他の医療スタッフの知見が十分に反映される必要がある（同条4項）。ただし，7日以内で退院する場合，病名等について情報提供することにより診療に支障がある場合等は，交付しなくてもよい（規則1条の6）。

患者が退院するときは，療養上の留意点，退院後必要となる保健医療サービス・福祉サービス等を記載した**退院療養計画書**[42]を作成し，患者・家族へ交付し適切な説明をするよう努めなければならない（努力義務。同条3・5項）。

> 院内掲示義務

医療法が自覚的に医療情報の提供の拡大を図り始めたのは，第二次改正からである。同改正で新設されたのが院内掲示義務である（14条の2。罰則（74条3号））。法体系上は管理者の義務規定の一環であるが，本書では医療情報の公表として位置付ける。

病院・診療所の管理者は，建物の入口受付等の見やすい場所に，①管理者の氏名，②医師の氏名，③診療日・診療時間，④病院にあっては内部の案内を掲示しなければならない（規則9条の3，4）。

有無等），患者数，平均在院日数，患者満足度調査結果の提供の有無等
42)「良質な医療を提供する体制の確立を図るための医療法等の一部を改正する法律の一部の施行について」（平19・3・30医政発0330010）（以下「第五次改正通知」という）別添1, 2

第2部　医療法の重要な課題

> 医療情報の公表と
> しての医療計画

第五次改正後の医療計画は，医療情報を積極的に掲載するようになっており，住民に対する重要な医療情報の公表の手段として公示される（30条の4第13項）。

> 医療法人の財務
> 諸表等の閲覧

(1) **制度の概要**　第五次改正後の医療法人は，公益性を高め，「運営の透明性」（40条の2）を確保するため，誰でも医療法人の財務諸表等を閲覧できるようになった。

医療法人は，毎会計年度（53条）終了後2か月以内に，**財務諸表**[43]（財産目録，貸借対照表及び損益計算書）及び事業報告書を作成して監事に提出しなければならない（51条1・2項）。また，財務諸表，事業報告書，監事監査報告書（46条の4第7項3号）及び定款・寄附行為は，事務所に備え置いて，社員・評議員・債権者から請求があった場合は，閲覧を拒否する正当な理由がない限り，閲覧させなければならない（51条の2第1項，罰則（76条4号））。

第五次改正は，さらに，財務諸表等を作成後1か月以内に（毎会計年度終了後3か月以内に）知事に届け出ることを義務付け（52条1項。罰則（76条3号）），知事は，提出された過去3年間の財務諸表等と定款・寄附行為について，請求に応じて閲覧に供することになった[44]（同条2項，規則33条の2第2項）。

(2) **閲覧の意義**　閲覧制度は，医療法人の有する管理・運営・財務を中心とする医療情報を公表するものである。医療監視の結果も情報公開条例等に基づいて開示請求をすることができるから（不開示情報を除く），私的医療機関である医療法人の運営の透明性は格段に向上し，患者の適切な医療機関の選択に貢献するといえよう[45]。

---

[43]　**財産目録**は一定の時期における医療法人のすべての財産の明細表，**貸借対照表**は，一定の時期における医療法人の総財産を積極財産と消極財産の二欄分けて対照し，その財産の状況を総括的に示す帳簿，**損益計算書**は一定の事業年度において発生した収益及び費用を対照し，その差額を利益又は損失として示して医療法人の経営成績を明らかにする計算書をいう。

[44]　財務諸表の関係者への閲覧制度は，昭和25年に医療法人制度を創設したときから規定されていた（旧52条）。ただし，閲覧権者は法人の債権者だけであり（同条2項），医療法人が担う公益性と法人運営の透明性を確保するという視点から，財務諸表等を誰でも閲覧できることになった意義は大きい（公益法人も同じ。公益認定法22条2項）。

[45]　公的な医療機関では，法令，条例等で，年報，事業報告等による施設情報の公表が義務付けられている（地域医療支援病院（12条の2），特定機能病院（12条の3），社会医療法人では事業報告書等の手続が医療法人に比べ厳格である（51条3項，51条の2第2項，52条1項3号））

第3章　医療の安全の確保

> 要点
>
> 「事故はある日突然，襲ってくる。朝，元気に送り出した家族が夕方，遺体となって帰ってくる。……誰かを処罰することで失われた命を埋めたいという気持ちは根強い。しかし，時間がたつにつれて事故直後の激しい感情は静まり，こんなつらい思いはもう誰にもしてほしくないと，再発防止を願うようになる……事故調査がもっと信頼されるようになれば，誰でも起こしうるようなヒューマンエラーに対して，遺族が処罰を求めることは少なくなるのではないか」（佐藤健宗弁護士「ヒューマンエラーの責任」平成20年7月6日朝日新聞）。
>
> 「医療の安全」は，医療関係者にとって当然の前提である。安全でない医療は無価値である。しかし，この当然の事理が医療法に明記されるためには，第五次改正を待たねばならなかった。医療の安全という医療倫理とも重複する理念を法律用語として導入せざるを得なかったところに現代医療の苦悩があるのかもしれない。
>
> この章では，医療の安全にかかる現代の法システムについて，主として行政法の観点から検討する。特に医療安全調査委員会等による制度改革を通じたリーガル・リスクの限定を意識して考えてみたい。

一　医療安全の法システム

医療安全と医療法 ― 安全の文化

第五次改正は，第3章として「医療の安全の確保」を新設した（6条の9～12）。医療の安全が確保されて初めて「医療を受ける者の利益の保護」（1条）を図ることができる。医療の安全こそが医療法の最重要テーマの一つである。そのためには，「人は誤りを犯す」ことを前提とした組織的対応が不可欠であり，「患者の安全を最優先に考え，その実現を目指す態度や考え方としての「安全文化」を醸成し，これを医療現場に定着させていくことが求められている」（平成14年4月17日「医療安全推進総合対策」医療安全対策検討会議）。

第2部　医療法の重要な課題

　これまで医療の安全については，民事・刑事責任を中心に論じられてきた。しかし，民事・刑事責任は，医療過誤が発生した後の責任追及の問題であり，法的責任の追及は，必ずしも事故の再発防止に結びつかない。本書では，行政法としての医療法の役割は，医療事故の防止にあることを考慮し，医療安全の法システムについて，次のように「医療事故を防止する法システム」と「医療過誤の責任を追及する法システム」に分けて体系化したい。

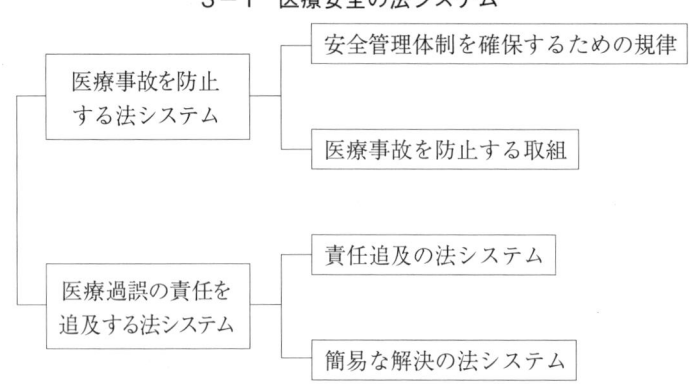

3-1　医療安全の法システム

```
医療事故を防止 ─┬─ 安全管理体制を確保するための規律
する法システム  └─ 医療事故を防止する取組

医療過誤の責任を ─┬─ 責任追及の法システム
追及する法システム └─ 簡易な解決の法システム
```

医療事故，医療過誤，ヒヤリ・ハットの定義

　医療の安全は，負の側面である医療事故と表裏の関係にある。まず，医療の安全を論ずる上で基本的な概念である医療事故等の定義について検討する[1]。

3-2　医療事故，医療過誤，ヒヤリ・ハットの定義

	定　　義
医療事故 （アクシデント）	医療の過程において発生したすべての人身事故（死亡，心身に障害が残ったもの又は予期しなかった治療を要したもの）をいう。医療従事者の過失の有無を問わないものとし，次の事故を含む。 ①医療行為とは直接関係しないが，管理上の問題として発生した事故（患者の転倒・転落による負傷等）

---

1) 定義は，「リスクマネージメントマニュアル作成指針」（平12・8・22）を参照した。特定機能病院等から報告を求める事故等事案の範囲（規則9条の23第1項2号）との関係では，医療過誤は同号イに，医療事故は同号ロに，ヒヤリ・ハット事例は同号ハに分類できると思われる。また，「医療法施行規則の一部を改正する省令の一部の施行について」（平16・9・21医政発0921001）が事故報告の範囲を具体的に示している。

第3章 医療の安全の確保

		②医療従事者に被害が生じた事故（注射針の誤刺等）
	医療過誤	医療従事者の過失に起因して患者に生じた医療事故をいう（医療事故の一類型）。
ヒヤリ・ハット（インシデント）		患者に被害を及ぼすことはなかったが，医療の過程で医療従事者がヒヤリとしたり，ハットした場合を広くいう。典型的には，次の事例である。 ①患者に実施される前に，誤った医療行為等であることが判明した事例 ②誤った医療行為等が患者に実施されたが，結果として患者に被害がなく，かつ，その後の観察も不要であった事例

　医療事故は，単純ミスの過誤事件を除けば，医療過誤か否か判明しない場合が多い。これを**グレーゾーンの医療事故**という。

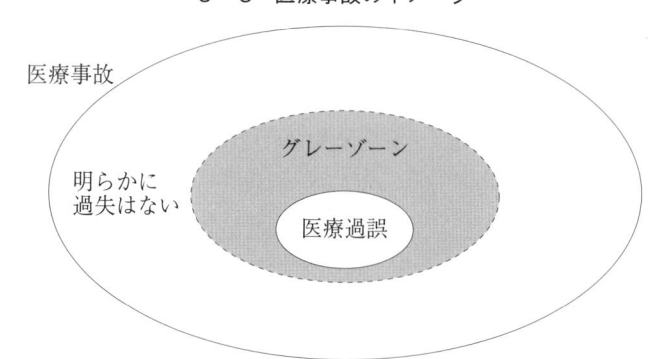

3-3　医療事故のイメージ

（図：医療事故の楕円の中に，明らかに過失はない部分，グレーゾーン，医療過誤の領域が入れ子状に示されている）

医療紛争，医療事故医療訴訟の関係

　医療紛争（医療事故等の医療に関する争い），医療事故又は**医療訴訟**（医療上の被害を受けたと主張する患者等が医療機関又は医療従事者に対して損害賠償を求める民事裁判及び刑事裁判）の関係のイメージは，次図のようになる[2]。

---

2) **医療訴訟（裁判）の難しさ**　医療訴訟（裁判）は，事案によっては極めて判断が難しい。「私は若い頃，大学医局の症例検討会で，教授と助教授との間で診断に関する見解が大きく対立する光景をしばしば見てきました。二人とも当代きっての臨床家といわれていたぐらいですから，当時の私にはどちらが正しいか全く分かりませんでしたし，後になってみるとどちらも間違っていたなんてこともありました」（池田正行「医事裁判における天動説—トンデモ判決が生まれる構造」日経メディカルオンライン　2011.10.28）。医療

77

第2部 医療法の重要な課題

3-4 医療紛争, 医療事故, 医療訴訟のイメージ

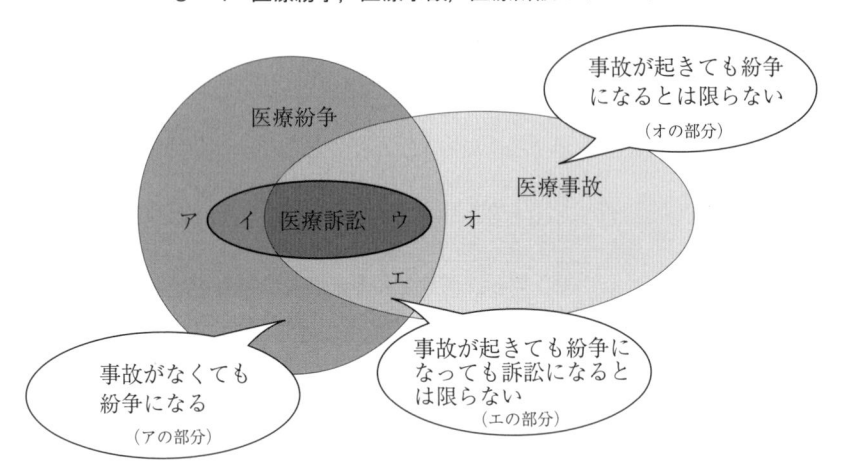

（図中のラベル：医療紛争／医療事故／医療訴訟／ア イ ウ エ オ）

- 事故が起きても紛争になるとは限らない（オの部分）
- 事故がなくても紛争になる（アの部分）
- 事故が起きても紛争になっても訴訟になるとは限らない（エの部分）

注）稲葉一人教授の講演を参考にして作成

看護師の言い方が気にくわない, 病室が汚い等ささいな理由でも医療紛争は起こる(ア)。医療紛争のうち, 人身事故等の有害な結果は生じていないにもかかわらず, 医師の説明が不十分（説明義務違反）等の理由で医療訴訟になることがある(イ)。大部分の医療訴訟(ウ)は, 医療過誤に基づく医療訴訟であるが, 医療過誤ではない医療事故に基づく医療訴訟も含まれる。

しかし, 医療事故があり（医療過誤も含まれる）, 医療紛争に発展しても, 和解等で紛争が解決された結果, 医療訴訟にならない事例は多い(エ)。さらに, 医療事故があっても（医療過誤も含まれる）, 医療従事者の真摯な謝罪に応じて患者側が許すとき又は患者側が気付かない, 我慢する, 紛争を好まない等の理由で, 医療紛争にならないものは, 現実にはしばしば見られる(オ)。大切なのは, 医療事故が起きても医療紛争（医療訴訟）にしない, 誠意のある対応である。

訴訟の裁判官も相反する医学上の主張を基に法的判断を下すという困難を強いられる。「私たち医師は現行の医事裁判の欠陥についても, 明日はわが身のこととしてよく理解しています。自分もいつ訴えられ, 法廷に引きずり出されるか分からない。もし, 司法に刃向かうようなことをしていたら, その時に自分もひどい仕返しをされるに違いない。そう思っているのです」と池田教授が前掲ブログで述べていることが医師の共通認識だとしたら, 誠に残念なことである。

第3章 医療の安全の確保

病院の医療事故等の件数の推計　医療事故が何件発生しているかに関する公的な統計はない。本書では，(公財)日本医療機能評価機構（以下「評価機構」という）の「医療事故情報収集等事業平成21年年報」（以下「平成21年報」という）及び「平成21年度群馬県立病院医療事故及びヒヤリ・ハット事例について（平成22年10月5日公表）」（以下「群馬県データ」という）の統計に基づき，病院における医療事故とヒヤリ・ハット事例の件数を推計してみたい[3]。

(1) 医療事故の件数の推計　平成21年報（74頁）では，同年の医療事故件数は1,606件であり，これを報告義務対象医療機関273の総病床数144,019で除すると，100床当たり年間1.1件の医療事故が発生していることになる（ただし，273医療機関のうち，61医療機関が報告なし）。これに対し，群馬県データでは，平成21年度の100床当たり年間2.2件の医療事故が発生している。両者のデータを勘案すると，おおよそ100床当たり年間2件程度の医療事故が発生しているのではないかと思われる。

(2) ヒヤリ・ハットの件数の推計　平成21年報（147頁）では，同年のヒヤリ・ハット件数は241,198件であり，これを540医療機関（報告のあった定点医療機関数230＋報告のあった参加登録医療機関数310）で除すると，1医療機関当たり月37件のヒヤリ・ハットが発生していることになる。これに対し，群馬県データでは，平成21年度のヒヤリ・ハット件数は，1医療機関当たり月83件，100床当たり年間403件である。精密にヒヤリ・ハット事例を報告している群馬県データを参照すれば，おおよそ100床当たり年間400件のヒヤリ・ハット事例が発生しているのではないかと思われる[4]。

---

[3] 評価機構と群馬県病院局では，定義が若干異なるが，評価機構の医療事故情報は，群馬県病院局の医療事故のうちレベル3b～5（濃厚な処置・治療を行ったもの，後遺症が残ったもの，死亡）に相当するものとして整理した。ヒヤリ・ハットは，同一基準と考えられる。

　なお，群馬県立病院は，がんセンター（332床），精神医療センター（265床），心臓血管センター（240床），小児医療センター（150床）の4病院合計987床で構成されている。平成21年度ではレベル4以上の医療事故（永続的な後遺症が残った又は死亡）は発生しなかった。

[4] ヒヤリ・ハットは，個々の医療従事者の「危機センサー」の具体化である。ヒヤリ・ハットが少ないのは医療事故に対する安全意識の欠如といえなくもない。群馬県データが意味するものは，1年間で病床数の4倍のヒヤリ・ハットが出てもおかしくないとの事実である。

医療安全の歴史

> 医療安全の歴史

医療の安全に関しては，次表の三期に分けて概観することが便宜であろう。第一期は，戦後から平成10（1998）年までの半世紀である。この時期は，医療事故に対する**刑事司法の介入が謙抑的**であった。医師の裁量が広く認められ，医療は，ある意味特別な存在でもあった。しかし，和田心臓移植事件[5]，富士見産婦人科病院事件（⇒19頁）に代表される事件は，医療に対する不信感を徐々に醸成していった。

　第二期は，**医療不信の激化 ― 刑事司法の積極的な介入の時期**である。医療バッシングが吹き荒れた時代であったともいえよう。その幕開けは，平成11（1999）年1月に起きた**横浜市立大学事件**（肺手術の患者と心臓手術の患者を取り違えて手術をした事件）であった。著名な病院でのあまりにも単純な過誤は，医療不信に火を付ける結果となった。「報道件数は1999年を境に突如としてほぼ10倍増となり，メディアの紙面は「医療不信」一色に塗りつぶされることとなった」[6]。医療不信を背景に警察も動かざるを得ず，医療事故（過誤）に対し，刑事司法が積極的に介入をした。他方で，平成16（2004）年度から医師臨床研修制度が始まり，医師の流動化が全国的に促進された。その結果，大学医局から医師の供給を受けていた病院では，医師が引き上げられ医師不足が一気に顕在化した。こうして，医療政策は，医療安全に加え医師不足という2つの問題に大きく揺さぶられることとなった。

　「このとき，メディアの論調は，振子がゆっくりと反対方向に揺れるように，変わり始める。起点となったのは，2006年5月に朝日新聞社から出版された『医

---

[5]　**和田心臓移植事件**とは，昭和43（1968）年8月8日，札幌医科大学の和田寿郎教授の胸部外科チームにより行われた日本初の心臓移植手術をめぐる事件をいう。前田雅英教授は，この事件は刑事司法が医師に不信を抱く最初の契機になったと述べている（「医療事故調の役割」平成19年8月14日読売新聞）。この事件は，裁判になっていないので，公的な記録がないが，資料によれば，事実関係は**3－6**のようであった（資料：「和田心臓移植事件に対する日本弁護士連合会の警告」（昭和48（1973）年3月23日），共同通信社社会部移植取材班編著『凍れる心臓』（共同通信社，1998））。

[6]　児玉安司「医療現場からみた医療安全・医事紛争の10年－1999年から2006年までの3つの物語をめぐって」ジュリスト（No.1396）2010.3.15（以下「ジュリスト1396号」という）37頁

療崩壊』という著書であった」[7]。こうして，**医療への信頼回復が模索される時期（現在）**に入った。単純に医療従事者の責任を糾弾するのではなく，システムの問題として医療安全を捉えない限り医療崩壊は阻止できないことが共通認識となった。平成20 (2008) 年8月，刑事司法の過剰な介入の象徴であった**福島県立大野病院事件**[8]で無罪判決が確定し，医療への信頼回復をどう図るかが模索されるようになった。しかし，医療不信が患者と医療従事者にもたらした傷は深く，その克服は容易ではない。

3-5 医療安全の歴史

医療安全に関わる出来事	医 療 法 の 変 遷
第1期　医療事故に対する刑事司法の介入が謙抑的な時期	第1期　量的整備への時期
	昭和23 (1948) 医療法公布
	昭和25 (1950) 医療法人創設
昭和26 (1951)　ガスエソ菌右足切断事件判決（民事）[9]	
昭和28 (1953)　看護婦静脈注射薬品過誤事件判決（刑事）	
昭和36 (1961)　東大梅毒輸血事件判決（民事）	
昭和38 (1963)　山崎豊子『白い巨塔』連載始まる。	
昭和43 (1968)　和田心臓移植事件	第2期　質的整備への転換の時期
昭和55 (1980)　富士見産婦人科病院事件の発覚	
	昭和60 (1985) 第一次改正公布
	第3期　医療提供体制の再構築の時期
	平成4 (1992) 第二次改正公布

---

7) 児玉前掲論文38〜39頁。
8) この事件は，平成16年12月17日，福島県立大野病院の産婦人科医が帝王切開後，癒着胎盤を剝離した際，大量出血により産婦が出血性ショックで死亡したことから，業務上過失致死と医師法21条違反で起訴された刑事事件である。地裁の段階でいずれも無罪が確定した。
9) 医事法の判例百選に掲載されている医療過誤に関する民事裁判で最も古いのは，**ガスエソ菌右足切断事件**（京都地裁舞鶴支部昭和26年3月23日判決。旧百選Ⅰ [1] 事件 [穴田秀男]）である。昭和24 (1949) 年6月3日，右脚に重傷を負った原告が，舞鶴市民病院の外科医長から右脚の切断手術を受けた。原告は，激痛のため来診を求めたにもかかわらず，外科医長が70時間も原告を放置して診療しなかったため，ガスエソ菌を検出するに至り，他病院で高位から再度右脚を切断せざるを得なくなった事件である。裁判所は，不法行為による損害賠償を認めたが，「著しく怠慢な医療」（⇒107頁）であり，業務上過失致傷（刑法211条1項）にも相当する悪質な事例であった。

第2部　医療法の重要な課題

第2期　医療不信の激化－刑事司法の積極的介入の時期	平成9（1997）第三次改正公布
平成11（1999）　1月横浜市立大学事件，2月都立広尾病院事件	
	平成12（2000）第四次改正公布
平成14（2002）　医療安全推進総合対策の策定	
平成15（2003）　4月医療安全支援センターの設置開始，9月東京慈恵医大付属青戸病院事件	
平成16（2004）　医師臨床研修制度の開始。この頃から，医療崩壊，医師不足という言葉がマスコミに登場する。	**第4期　新医療法の時期**（現在）
平成18（2006）　2月福島県立大野病院の産婦人科医逮捕，5月小松秀樹『医療崩壊』出版，8月新医師確保総合対策の策定	平成18（2006）第五次改正公布
第3期　医療への信頼回復が模索される時期（現在）	
平成20（2008）　6月医療安全調査委員会設置法案（仮称）大綱案の公表，8月大野病院事件無罪判決	

3－6　和田心臓移植事件の概要

　昭和43（1968）年8月7日　12時5分，北海道小樽市の蘭島海岸で海水浴中の山口義政氏（ドナー21歳。以下「山口」という）が溺水した。その40分後頃，小樽市のN病院に救急搬送され，U医師の治療を受けた。その結果，「血圧は徐々に上がって130に。瞳孔の対抗反射が戻り，顔には血の気が戻ってきた」（U医師）。18時40分，N院長が札幌医大胸部外科に電話し，山口の高圧酸素療法を依頼した。札幌医大の受け入れが決まったことから，20時5分，山口は札幌医大の救急部に救急車で運ばれた。20時15分過ぎ，手術室で山口に補助循環装置を装着し，静脈麻酔剤，筋弛緩剤を使用した。この段階では，「しっかりした心音が聞こえ，規則的な自発呼吸があった」（N麻酔科助手）。しかし，22時10分過ぎ，「脳波の停止とこれに付随した瞳孔散大，全身のチアノーゼなどで死を確かめた」（和田教授）ことから，胸部外科は山口を脳死と判定した。

　翌8日　0時，宮崎信夫氏（レシピエント18歳。以下「宮崎」という）側から心臓移植の同意を得た。1時過ぎ，山口の両親が心臓提供に同意した。2時5分，K助手が山口の両親に「ご臨終です」と告げたが，同時29分には，心電図に山口の不整脈が記録されていた。しかし，同時30分，「山口さんの心臓は貧血性の色で細動状態だった。非可逆的心停止と判断」（I講師）し，胸部外科のI講師らが山口の心臓を摘出した。約3時間後の5時37分，日本初の心臓移植手術が終了した。

　その後　8月29日には，宮崎は車いすで病院屋上を散策する状態になったが，9月下旬には意識が混濁し，10月29日に死亡した。和田教授は，急性呼吸不全と死因を発表した。「偶然の小さな不運が重なり，死があっという間に訪れた。拒否反応

とは無関係だった」(和田教授)。

　同年12月,大阪市の漢方医らが和田教授らを殺人容疑で刑事告発した。告発状は,札幌地検で翌昭和44 (1969) 年1月20日に受理された。翌昭和45 (1970) 年8月捜査を終了し,嫌疑不十分として不起訴処分に付された。その後,昭和47 (1972) 年2月,担当検察官により「いわゆる心臓移植事件の概要と捜査処理上の問題点」が作成された。

　同年11月18日,日本弁護士連合会の心臓移植事件調査特別委員長報告が理事会で承認された。その要旨は,臓器提供者(ドナー)の側には死亡時期の認定その他で犯罪成立の可能性があり,また臓器受給者(レシピエント)の側にも生存確率が甚だ低い状況下で敢えて手術を行ったことで,ドナー及びレシピエントの人権上,重大な疑義ありとするものであった。

三　医療事故を防止する法システム

1　安全管理体制を確保するための規律

国等の責務と管理者の義務

　医療法は,政府(国,都道府県,保健所設置市,特別区)に対して,医療の安全に関する措置(情報提供,研修の実施,意識啓発等)を講ずる責務を課した(6条の9)。さらに,医療現場の責任者である病院・診療所の管理者に安全管理体制[10]を確保する義務を課した(6条の10,規則1の11)。重大な医療事故が発生した場合,これらの必要最少限の義務[11]を果たしていないときは,責任を問われることに

---

10)　「医療従事者のための医療安全対策マニュアル」(平成19年11月日本医師会) は有益である。

11)　①**安全管理指針の策定**(規則1条の11第1項1号)　安全管理に関する基本的な考え方,医療事故発生時の対応方針,患者からの相談への対応方針等を文書化すること。②**安全管理委員会の開催**(同項2号。ただし,無床診療所を除く)　管理運営規程を定め,各部門の責任者で構成し,月1回程度定期に開催する。重大な問題が発生したときは,直ちに(第五次改正通知では「速やかに」となっているが,即時の対応が必要と思われる)開催し,原因を分析するとともに改善策を講ずる体制を採ること。③**安全管理に関する職員研修の実施**(同項3号)　年2回程度,職種横断的に開催すること。④**事故報告等**(同項4号)　医療事故が発生した場合,管理者及び安全管理委員会へ報告する等の危機管理体制を確立すること。⑤**院内感染対策**(同条2項1号)　院内感染対策の指針の策定,院内感染対策委員会の開催,院内感染対策マニュアルの整備等を講ずること。⑥**医薬品の安全管理**(同項2号)　医薬品安全管理責任者を配置し,医薬品業務手順書の整備等を行

第2部 医療法の重要な課題

なる[12]。

> 医療安全支援
> （相談）センター

医療安全支援（相談）センターは，東京都の先駆的な取組である「患者の声相談窓口」を原型とする制度である。平成15（2003）年4月から全国的に設置され，患者・家族から寄せられた医療に関する苦情への対応，医療相談，健康相談等を行い，軽便で身近な相談窓口となってきた。この実績が認められ，第五次改正で医療法上の制度となり，その設置が努力義務化された[13]（6条の11）。

医療安全支援センターは，都道府県，保健所設置市及び特別区が運営する組織であり，患者・家族からの医療に関する苦情・相談に適切に対応して，医療の安全と信頼を確保することを目的とする。医療安全相談員には，医療現場の経験の豊富な看護師が専任で就くことが多い。医療安全支援センターは，公的な相談窓口として，患者と医療機関の間の中立的な立場から，実質的なＡＤＲ（⇒ 109 頁）機能も持っており，医療紛争の円満な解決に果たしてきた役割は非常に大きい。裁判以外の公的な紛争解決手段として，今後の充実強化が期待される[14]。

うこと。⑦**医療機器の安全管理**（同項3号） 医療機器安全管理責任者を配置し，保守点検計画の策定等を行うこと。

12) 医療の安全を確保することは，当然でありながら実はコストのかかる業務である。そこで，低コストで医療の安全を確保することが今後の課題である。「業務の無駄や複雑なプロセスを可能な限り"単純化"する取り組みは，低コストで実施しうる医療安全対策」であると指摘されている（石川雅彦「医療安全推進における近未来の展望」医事新報 No.4511（2010年10月9日）91頁以下）。

13) 平成21年12月1日現在，すべての都道府県と指定都市（地方自治法252条の19）には設置された。中核市（地方自治法252条の22）等では未設置のところがある。相談実績は，都道府県センターでは，年平均944件である（平成20年度）。件数が多いのは，東京都9,436件，大阪府3,967件，埼玉県3,720件である。少ないのは，鳥取県47件，徳島県51件，北海道59件であった。

14) 筆者は，平成15年4月に群馬県医療安全相談（支援）センターを設置した時から，平成19年度まで運営に関与してきた。2点感想がある。第一は，患者・家族は，やむを得ないこととはいえ医療への過剰ともいえる期待を持っていることである。残念ながら，医療は，不確実で限界がある。過剰な期待感は，不可避的な結果をも医療過誤と誤解する契機となる。無用な医療紛争を招かないために，医師等の医療従事者は，「医療の不確実性・限界」を誠実に患者・家族に説明することが必要である。

第二は，相談の傾向が変化したことである。平成15から17年度頃までは，医療事故があったと決めつけてどうしたらよいかを相談する雰囲気が見られた。しかし，その後は落ち着いてきて，苦情よりも健康相談の比重が増してきたように思われる。医療への信頼感が回復しつつあるとすれば，望ましい方向である。

2　医療事故を防止する取組

平成 21 年報の分析
——医療事故の発生　医療事故を防止するためには，医療事故とヒヤリ・ハット事例から学ぶことが重要である。平成 21 年報は，その格好の素材を提供し，医療関係者に情報の共有を促している。平成 21 年報（74～119 頁）に基づき，医療事故事例（「報告義務対象医療機関からの報告の内容（発生月に基づいた集計）」）を分析すると，次の設問のようになる。

3-7　医療事故の発生と分析

医療事故は，(a)月の(b)曜日の(c)時台に発生する確率が高い。事故の発生場所は，その約半数が(d)であり，事故の当事者となる医師・看護師は，部署配属(e)年目の者が最も多い。事故の 4 割は(f)をしているときに発生している。事故当事者は発生要因について，3 つの要因(g)をほぼ同率（15％）で挙げている。

(a)　**発生月**　医療事故は，7 月が 11.4 ％（184 件）で最も多く，次いで 6 月 10.8 ％（174 件），5 月 10.2 ％（164 件）と続き，この連続する 3 か月は危険性が高い。最少は 12 月 2.6 ％（42 件）である。

(b)　**発生曜日**　事故が発生した曜日は，木曜日が 18.4 ％（297 件）で突出して多い。次いで水曜日 16.2 ％（261 件），火曜日 15.8 ％（254 件）となる。事故の発生が多いように思える月曜日は，平日では最少であった（15.1 ％（244 件））。七曜のうち最少は，日曜日 8.5 ％（137 件）である。

(c)　**発生時間帯**　14 時から 15 時台が 16.7 ％（259 件），10 時から 11 時台が 15.1 ％（234 件）で双璧をなし，魔の時間帯である。群馬県データでは，10 時から 11 時台が最も危険であった。いずれにせよ両時間帯では細心の注意が必要である。これに対し，事故の発生が最も少ないのは，4 時から 5 時台で 3.8 ％（59 件）である。

(d)　**発生場所**　事故が発生した場所は，病室が 45 ％（723 件）で圧倒的に多い。次は，13.5 ％（216 件）の手術室となる。数字は落ちるが，3 位は廊下（4.3 ％（69 件）），4 位はトイレ（3.2 ％（52 件））であり，この 2 つの場所は医療従事者が感じているように潜在的な危険性がある。

(e)　**事故当事者（医師・看護師）の部署配属年数**　事故を起こす確率が高いのは，部署に配属されて 1 年未満の者である。医師の場合，1 年未満の者で事故を起こすのは，25.4 ％（212 件）であるが，1 年目に入ると 10.4 ％（87 件）となり，半減する。

看護師で 1 年未満の者が事故を起こすのは，23.0 ％（263 件）で医師と変わ

らないが，1年目に入っても21.5％（246件）とほぼ同率である。しかし，2年目に入ると，15.8％（181件）となって以後減少していく。配属して2年間は見守りが必要である。

　(f)　**事故の内容**　療養上の世話が43.4％（697件），治療処置が25.7％（412件）で約7割を占める。群馬県データでは27項目に分けて分析しているが，多いものから転倒・転落が18.2％，ドレーン・チューブ類の使用・管理が17.6％，処置が12.6％となっている。

　(g)　**発生要因**　事故当事者は，いずれも15％前後の数字で「観察を怠った」，「判断を誤った」，「確認を怠った」と発生の要因について回答している。これに続くのが，いずれも5％前後の数字を示す「説明不足」，「連携ができていなかった」，「技術・手技が未熟だった」，「知識が不足していた」である。

　平成21年報の分析
　　― 個別テーマ

　平成21年報では，14の個別テーマについて分析している。ここでは，その中で「患者取り違えに関連した医療事故」を例に挙げる（254〜265頁）。医療安全に対する本格的な取組が始まったのは，患者の取り違えに起因する横浜市立大学事件からであった。しかし，患者の取り違えは，常に起こり得る永遠のテーマである。平成21年報では，59件（平成18年10月から21年3月末までの報告）の事例が分析されている。その中から，2事故例を紹介する。

　事故例①[15]は，横浜市立大学事件の翌月起きた**都立広尾病院事件**（看護師が消毒液とヘパリン生理食塩水を取り違えて静脈内に投与し，患者が死亡した事件）を想起させる。事故例②[16]では，患者確認の基本を守る重要性を痛感する。

---

15)　事故例①　**処置等の取り違え**　新人の看護師が，薬品冷蔵庫に保管されているヘパリン生食を取り出す際に，他の患者用のネブライザー用に準備されていたビソルボン液（吸入用原液）を誤って取り出し，ヘパリン生食と思い込み，患者の末梢静脈のルートより静注した。静注の際，先輩看護師がビソルボンと薬品名が注射器に記載してあることに気付き注入を中止したが，すでに1.6ml注入していた（障害の可能性なし）。病棟では，注射用薬剤と外用の薬剤が同じ冷蔵庫に保管されていて，作業環境の整理整頓ができていなかった。

16)　事故例②　**患者同定の間違い**　救急外来での休日外来注射の際，看護師が患者Aの名前をフルネームで呼んだところ，患者Bが返事をして診察室に入ってきた。医師も注射を実施した看護師も患者間違いに気付かないまま注射を実施した（障害なし）。

四 医療過誤の責任を追及する法システム

1 医療事故発生時の危機管理

> 医療事故発生時
> の 注 意 点

重大な医療事故が起きた場合，危機管理として迅速な対応が必要となる。その際，銘記すべきことは，「人は起こしたことで批難されるのではなく，起こしたことにどう対応したかによって批難される」[17]ことである。そして，キーワードは，「隠さない，逃げない，ごまかさない」[18]である。これを前提とした上で，いくつか注意点を述べる。

(1) **カルテ等の記録は，絶対に改ざんをしない**　証拠隠滅罪（刑法104条⇒160頁）に問われる可能性もあるが，なによりも悪質な医療機関として徹底的に追及される結果を招く。ただし，記録漏れ，記載の誤りがないかすべての記録を直ちに点検すべきである。点検の結果，やむを得ず補充・訂正等の追加記載をする場合は，追加記載をした日時を記入する等，細心の注意を払い，絶対に改ざんと疑われるおそれがないようにしなければならない（病院法務部202～205頁）。

(2) **患者・家族への謝罪（申し訳ない等）は，注意が必要である**　過誤に基づく医療事故の場合は，誠心誠意の謝罪をし，医療機関として改めて正式に説明をする必要がある。

しかし，過誤でない医療事故，特にグレーゾーンの医療事故の場合は要注意である。「残念だ」という人間的な共感又は同情を示す趣旨の言葉は当然である。しかしながら，患者・家族に医療過誤の存在を疑わせるような謝罪は，無用に患者・家族を困惑させるので，特に慎重な発言が求められる（法律相談20～22頁［樋口範雄］）。

(3) **マスコミ対策は，重要である**　マスコミ対策が必要となることは滅多にない。ただ慣れないことから，マスコミ対応を誤ると決定的なダメージを生

---

[17] 東京商工会議所編『企業を危機から守るクライシス・コミュニケーションが見る見るわかる』はじめに（サンマーク出版，2001）（以下「クライシス」という）

[18] 「医療の安全の確保に向けた医療事故による死亡の原因究明・再発防止等の在り方に関する試案－第三次試案－」11頁（平成20年4月厚生労働省）（以下「第三次試案」という）

む。「マスコミ対応の基本中の基本は，決して逃げないことです。逃げれば追われるだけではなく，「やましいから逃げる」といった印象を与え，マスコミの目はより厳しいものになります。決して逃げずに，「どうせ書かれるならこちらの言い分を伝えるチャンス」と考えて，堂々と応じるべきです」(クライシス34頁)[19]。

(4) **異状死体の届出を検討する**　異状死体の届出(医師法21条)によって，常に刑事捜査が開始されるわけではないようである[20]。しかし，医療過誤ではないとの確信があっても，諸事情を考慮し，24時間以内に異状死体の届出をする場合もあり得る。そのときは，「医療過誤ではないこと」，「過失はないこと」を簡単にまとめた病院見解文書(Ａ4で1，2枚程度の簡易なもの)を添え，弁護士を同行させて届け出るべきだとの助言は有益である(病院法務部210〜213頁)。

(5) **病理解剖を勧める**　遺族にとっても医療機関にとっても「事実」は，決定的に重要である。死亡事故が起こった場合は，状況によっては，遺族に対し病理解剖を勧めることも検討する必要がある。

2　医療過誤の責任を追及する法システム（現在）

3－8　医療過誤に伴う法的責任等

〈Ⅰ〉法的責任
　(1)行政責任　→　免許剥奪，業務停止等の処分
　(2)民事責任　→　損害を賠償しなければならないこと。
　(3)刑事責任　→　刑罰が科されること。
　(4)組織内の責任→　懲戒解雇，降格，減給等の処分を受けること。
　(5)医療機関の監督官庁に対する責任　→　説明と改善が求められること。
〈Ⅱ〉法的責任以外の負担
　(1)マスコミ報道への対応の負担
　(2)医師等の個人への信頼及び医療機関の信用の失墜
〈Ⅲ〉法的責任の追及を確保する仕組み　→　公益通報者保護法

---

[19] マスコミ対応については，クライシス，病院法務部22〜33頁が参考になる。
[20] 「届出は，現実には警察署への電話連絡がなされ，死亡に到った経緯と状況説明が求められることになります。この時点で犯罪との関連がないと判断されれば，そのまま病院と遺族とのやりとりに委ねられることになります」(法律相談61頁［畑中綾子］)。

第3章 医療の安全の確保

> 医療過誤に伴う
> 法 的 責 任 等

医療過誤が生じた場合，医療従事者は，3－8に掲げたことを想定しなければならない。**三大責任**といわれる行政・民事・刑事責任は，現在では，三つの責任が同時並行して追及されることもあり，個人としての負担が大きい。他方，医療機関に勤務する場合は，懲戒解雇・免職，降格，減給等の不利益な処分を覚悟しなければならない。また，マスコミの目を通じて世間の非難にさらされ，個人として不愉快なことが起こることもある。さらに，医療機関の開設者等の責任者は，監督官庁（県，保健所，厚生労働省等）へ過誤の報告をし，再発防止に向けた行政指導，処分等を受けることになる。

医療過誤は，到底隠しきれないものである。最近は内部告発により，医療機関等の不正・違法が発覚している。医療過誤等の犯罪があった場合，その責任の追及を可能とするため，犯罪事実を通報した者を保護する法律として，公益通報者保護法がある[21]。

[I] 医療過誤の行政責任

> 医師法による行政
> 処分と再教育研修

医師の行政処分は，第五次改正から，医師の再教育に資するよう3種類の不利益処分が定められた。①**戒告**（医師の責任を確認し，将来を戒める旨を告げる不利益処分）[22]。医師法7条2項1号)，②**3年以内の医業停止**（同項2号)，③**免許の取消し**（同項3号。殺人，詐欺，準強制わいせつ等の犯罪により取消しが行われた例がある）である[23]。また，処分ではないが，行政指導としての「厳重注意」も行われている。

---

21) **公益通報者保護法**（平成18年4月施行）は，外国法を参考に制定された。ホイッスル・ブロワー（whistle blower：警告の笛を吹く人という意味から転じて，内部告発者）を保護し，国民の生命，身体等の利益に係る法令遵守を目的とする。犯罪行為（医療過誤による業務上過失致死，証拠隠滅，医師法・保助看法違反の犯罪行為等）の事実があった場合，この事実を原則として実名で保健所等に通報した者を解雇，減給等から保護する制度である（法律相談317～320頁［岩田太])。平成22年度において，全行政機関が外部の労働者から受け付けた公益通報は，4,571件であった（平成23年12月28日消費者庁)。

22) 実務では，厳重注意，**訓告**等が組織内の制裁として行われることがある。これらは職務命令の一種にとどまり，法律に根拠を有する不利益処分ではない。なお，保険医に対する「戒告」は，「何等かの義務を課するとか権利行使を妨げる等法的効果を生ずるものではない」から行政処分に当たらないとされた古い裁判例がある（最高裁昭和38年6月4日判決。旧百選Ⅰ[76]事件［原田尚彦])。この傾向は変わりつつある（⇒243頁)。

23) 業務停止処分と戒告処分の間に，通常の診療は行えるが，再教育が終了するまでは手術を禁止する（免許の効力の一部制限）等多様な行政処分類型が必要であると指摘さ

また，処分に関する調査権限を厚生労働大臣に付与した（医師法 7 条の 3）。

医師に法的な制裁を課すと同時に，医療の安全を確保するため，処分を受けた医師に対し倫理の保持又は知識・技能に関する**再教育研修**を受けることを義務付けた（医師法 7 条の 2）。

> 医師等資格確認検索

第五次改正によって，厚生労働省のホームページに医師等資格確認検索のシステムが設けられた（医師法 30 条の 2，医師法施行令 14 条，歯科医師・薬剤師も同様）。医師の性別，氏名を入力すると，医籍登録年が検索できる。備考欄に「＊」が付された医師は，処分歴がある。医業停止処分を受けた医師は，停止期間中は医業ができないから，制度的には医師の資格を確認するための事実の公表である。しかし，医療に関する選択の面では実質的に制裁として機能する。ただし，個人情報保護の観点もあり，公表の範囲は限定されている[24]。

(II) 医療過誤の民事責任

> 民事責任

医療過誤の**過誤**とは，法律上の過失を意味しており，民法 709 条の「過失」又は民法 415 条の債務者の「責めに帰すべき事由（帰責事由）」が認められることである。医療過誤の**民事責任**とは，不法行為責任又は債務不履行責任である。

他人に損害を及ぼした場合，契約関係にある当事者においては，原則として，契約によって負担した債務の不履行の問題として処理される。これに対し，交通事故の当事者のような特別の関係にない者（いわゆる赤の他人）の間で，原因となった者に損害を負担させるのが不法行為である。ただし，契約関係にある当事者間で起こる医療過誤の場合，不法行為を理由として損害賠償請求をすることが多いが，同時に，医療契約上の債務不履行（不完全履行）を理由として損害賠償請求をすることも可能となる[25]。債務不履行と構成する方が過失の立

れている（宇賀克也「医療事故の原因究明・再発防止と行政処分 — 行政法的視点からの検討」（以下「宇賀・行政処分」という）ジュリスト 1396 号 29 頁）。

24) 医籍番号は公表されない。医籍番号を公表すると，再教育後も特定され再教育の意義を減ずるからである。また，処分歴は，再教育研修を修了した後は，表示されない。

25) 医療過誤等において，不法行為による損害賠償請求権と債務不履行による損害賠償請求権が競合して併存することを**請求権の競合**という（判例・多数説）。競合する請求権のいずれを主張してもよいし，同時に主張してもよい。これに対し，請求権の競合を認めず「これらの請求権を包括する上位概念としての給付を求める一個の法的地位」（新堂・民訴 311 頁）を観念するという新訴訟物理論も有力であり，昭和 30 年代から，訴

証に関し有利だと主張されたこともあるが，最近では，必ずしも有利とはいえないと解されている（内田Ⅱ354頁）。

一般の不法行為責任の成立要件

> **（不法行為による損害賠償）**
> **民法709条** 故意又は過失によって他人［患者］の権利又は法律上保護される利益を侵害した者［医師，看護師等］は，これによって生じた損害を賠償する責任を負う。　　　　　　　　　　　　　　　　　　　　　（〔　〕内は筆者）

医療過誤において一般の不法行為責任を主張する原告（患者側）は，①医師（医療従事者）の過失，②損害の発生，③因果関係を証明しなければならない[26]。問題となるのは，過失と因果関係である。

過失

過失とは，法律上要求される注意，つまり医師が医療を行うに当たって標準的な医師として要求される注意を怠ったことである。具体的には，「損害発生の**予見可能性**があるのにこれを回避する行為義務（**結果回避義務**）を怠ったこと」である（内田Ⅱ339頁）。かつては，過失を精神の緊張を欠いた心理状態と捉えていた（主観的過失）。しかし，法的責任を問う根拠は，ぼんやりしていたかどうかではなく，すべきではない行為をしたという行為義務違反（客観的過失）にある。損害の発生が予見可能でなければ，結果回避義務も発生し得ないから，過失は，予見可能性を前提とした結果回避義務違反ということができる。

医療では，損害の発生が予見できても手術をする方が患者に有益な場合がある。つまり問題は，予見可能性の有無ではなく，医師にどのような行為義務があり，それに違反したかどうかなのである。

因果関係

因果関係とは，ある行為（過失と評価される行為）に起因して損害が生じたという関係のことである。生じた損害について，その原因を与えた者に賠償させる以上当然の要件である。次の設例ではどうか。

訟物論争として争われてきている。
26）「権利・利益侵害」の要件は充たしている。また，不法行為責任の成立を阻却する事由である「責任能力のないこと」（民法712・713条）及び「正当防衛等に該当すること」（民法720条）も通常は問題とならない。

第2部 医療法の重要な課題

> ### 3-9 不作為と因果関係
> 医師Yは，患者Xのがんを発見できなかったため，Xはがんで死亡するに至った。しかし，仮にその時点でがんを発見していたとしても，がんの進行状態からみて治療は困難であった。Yの診断の過誤は，不法行為となるか。

　がんを発見できなかったという不作為は，がんを見落とさないように診断すべきであったという行為義務に反している。しかし，行為義務を果たしたとしても，末期がんのため結果を防げなかった可能性が高いとすれば，不作為と結果との間に因果関係は認められない（ただし，近時の判例に注意⇒175頁）。したがって，Yに不法行為は成立しない。

> ### 3-10 相当因果関係
> Yの投げ損ねたボールが，偶然，国際線のパイロットであるXの目に当たって眼球を傷つけた。Xは失明を免れるため，米国で友人の専門医の治療を受けたところ，その専門医の医療過誤で失明するに至った。その結果，Xは地上勤務となり，収入が大きく減った。YはXの損害をどこまで賠償すべきか。
> （内田Ⅱ389頁の設例を参考に作成）

　「Yの失投」に起因して，「Xの眼球の傷→米国での治療→失明→減収」という損害は，「あれなければこれなし」という意味での本来の因果関係（**事実的因果関係**）は認められる。しかし，事実的因果関係のある全損害を賠償させるのは常識に反する。そこで，事実的因果関係の有無の問題と「どこまでの損害を賠償させるべきか」という損害賠償の範囲（**相当因果関係**）の問題は，区別されなければならない。

　設例に関しては，①米国にまで出かけていって治療を受ける費用は，相当因果関係の範囲外であるから，賠償額は，通常の医療費の限度に限られる。②眼球の傷が失明に至る程度のものでなかった場合，眼球の傷と失明との間には，医療過誤という医師の独立の行為が介在しているので，失明については賠償の範囲に含まれない（因果関係は中断しているとも表現される），と考えられる。

第3章 医療の安全の確保

> ルンバール事件

医療事故における事実的因果関係は，証明[27]（立証）が必要である。事実的因果関係の証明に関する原則は，**ルンバール事件**[28]で示された。「訴訟上の因果関係の立証は，一点の疑義も許されない自然科学的証明ではなく，**経験則**[29]に照らして全証拠を総合検討し，特定の事実が特定の結果発生を招来した関係を是認しうる高度の蓋然性を証明することであり，その判定は，通常人が疑を差し挟まない程度に真実性の確信を持ちうるものであることを必要とし，かつ，それで足りるものである」（最高裁昭和50年10月24日判決．旧百選Ⅰ［58］事件［野村好弘］，旧百選Ⅲ［19］事件［中村哲］）。要するに，事実的因果関係の証明とは，100％の正確さを備えた自然科学的因果関係の証明ではなく，あくまで法的評価を経た因果関係を証明することなのである（内田Ⅱ 393頁）。

使用者責任（特殊の不法行為）

> （使用者等の責任）
> 民法715条　ある事業のために他人を使用する者［病院の開設者，個人診療所の院長等］は，被用者［医師，看護師，事務員等］がその事業の執行について第三者［患者］に加えた損害を賠償する責任を負う。ただし，使用者が被用者の選任及びその事業の監督について相当の注意をしたとき，又は相当の注意をしても損害が生ずべきであったときは，この限りでない。　　（2項省略）
> 3　前二項の規定は，使用者…から被用者に対する求償権の行使を妨げない。
> 　　　　　　　　　　　　　　　　　　　　　　　　　（［　］内は筆者）

---

27) **証明**とは，「裁判の基礎として認定すべき事実について，それが存在したことの確からしさ（蓋然性）が，証拠や経験則などによって，裏付けられた状態をいう。または，この状態に達したかどうかは裁判官によって判断されるので，証拠を提出して裁判官に働きかける当事者の行為（立証活動）」をいう（新堂・民訴567頁）。

28) 昭和30年，東大病院で化膿性髄膜炎に罹患した3歳の男児にルンバールを施行したところ，20分後に痙攣発作を起こし，運動障害，知能障害等の後遺症が残った事件。第二審は，原因がルンバールの施行にあると断定し難いとして，因果関係を認めなかったが，最高裁は，経験則によって，ルンバールと病変との因果関係を認めた。ただし，判旨の医学的判断は，昭和30年当時の医療水準を前提としており，今日でも通用する判断とは言い難いと指摘されている（百選［70］事件［米村滋人］）。

29) **経験則**とは，「経験から帰納された事物に関する知識や法則であり，一般常識に属するものから，職業上の技術，専門科学上の法則まで含まれる」（新堂・民訴579頁）。

第２部　医療法の重要な課題

損害賠償で勝訴しても，相手方に十分な資力がなければ賠償を受け取ることはできない。そこで，被害を受けた患者側は，病院等の開設者，個人診療所の院長等の使用者に対し，「特殊の不法行為」(709条等の「一般の不法行為」の原則を修正している715条等の不法行為)である使用者責任を請求するのが通例である。

> **3－11－①　使用者責任の法律構成**
> A医療法人（代表者B）が開設したC病院のD医師は，手術中の過誤により，患者Eを傷つけた。Eは，誰にどのような要件で損害の賠償を請求すべきか。

(1) **意　義**　使用者は，被用者の活動によって利益を収めているから，利益を上げる過程で他人に損害を与えたときは，その利益から賠償すべきであるとする**報償責任**（利益の存するところ損失も帰する）又は**危険責任**（危険を支配する者が責任も負う）に基づき，使用者は，他人（被用者）の不法行為責任について**代位責任**を負うと考えられる。直接の加害者Dは，使用者であるA医療法人のために仕事をしていたから，患者Eは，A医療法人に対しても損害賠償を請求できる（使用者責任）。

(2) **成立要件**　①**使用関係の存在**　使用者（A医療法人）と直接の加害者(D)との間に使用関係（雇用関係等）のあること，②**「事業の執行について」**「加害行為が客観的に使用者の支配領域内の危険に由来する」こと[30]（内田Ⅱ492頁），③**被用者に一般不法行為の要件が充たされる**こと，である。医療過誤においては，①と②は充たされるので，③が問題となる。

(3) 法文上は，使用者Aが被用者の選任監督に相当の注意をしたこと等の免責事由（民法715条1項ただし書）を証明すれば，使用者責任を免れるように読める。しかし，使用者責任の法的性質は，代位責任であるから，裁判上免責が認められた例はなく（稲垣・訴訟268頁），事実上無過失責任に近い運用となっている。また，使用者責任の法理は，使用者に責任を集中すべきことを要請しているから，3項の使用者から被用者に対する求償権の行使は制限され，「損害の公平な分担という見地から信義則上相当と認められる限度において，被用者に

---

30) 医療従事者が，患者の言動に怒って暴行を加え負傷させた場合（故意による不法行為）はどうか。判例は，使用者の事業の執行行為を契機とし，これと密接な関連を有すると認められる行為（暴行）によって加えられた損害は，使用者が責任を負うべきであるとした（最高裁昭和44年11月18日判決）。仕事中のトラブルに起因すれば，全くの私怨でない限り，密接関連性は認められるであろう。

対し……求償の請求をすることができる」（最高裁昭和51年7月8日判決）場合があるにすぎない。

債務不履行責任

> **（債務不履行による損害賠償）**
> **民法415条** 債務者[病院の開設者，個人診療所の院長等]がその債務の本旨に従った履行をしないときは，債権者［患者］は，これによって生じた損害の賠償を請求することができる。債務者の責めに帰すべき事由によって履行することができなくなったときも，同様とする。　　　　　　　　　　　　（［　］内は筆者）

| 医療債務 |

医療契約から生ずる**医療（診療）債権**は，特定の債務者（病院の開設者，個人診療所の院長等）の行為を要求する患者の権利である。医療債権に対応する**医療（診療）債務**は，債務者の医療行為を目的とする行為債務である。行為債務の場合，「債務者が債務の本旨に従った履行をしないとき」（その債務を負うことから当然に期待される履行を債務者がしないとき）でも，医師の行為を強制的に実現することはできない。したがって，医療債権の効力としては損害の賠償を請求して満足するほかない。

医療債務は，治癒という結果の実現が債務の内容となっている**結果債務**ではなく，治癒（病気の回復）に向けて最善を尽くすこと，つまり善良な管理者の注意をもって当時の医療水準に従い適切な医療行為を実施することが債務の内容となっている**手段債務**である[31]。したがって，治癒という結果を生ずることなく患者が死亡しても，医師として最善を尽くしさえすれば債務不履行にならない（内田Ⅲ130頁）。

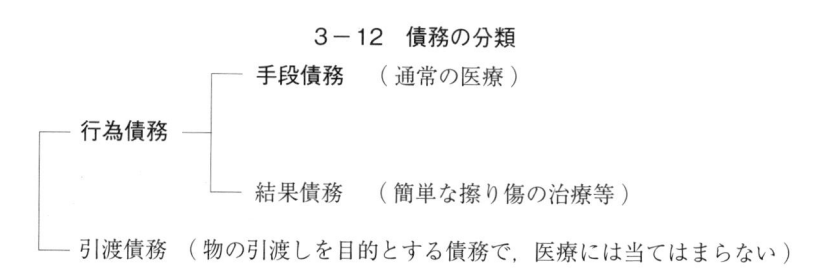

3-12　債務の分類

```
             ┌─ 手段債務　（通常の医療）
     ┌行為債務┤
     │       └─ 結果債務　（簡単な擦り傷の治療等）
     │
     └引渡債務（物の引渡しを目的とする債務で，医療には当てはまらない）
```

---

31)「医療とは最善の行為は保証するが，最高の結果まで保証するものではない」（唐沢秀治医師平成19年5月1日読売新聞）

第2部　医療法の重要な課題

不完全履行　医療過誤は，債務不履行の一態様である**不完全履行**[32]に該当する。**不完全履行**とは，債務者によって形式的には履行がなされたが，債務の本旨に従った完全な履行ではない場合をいう。

3－11－②　債務不履行の法律構成

A医療法人（代表者B）が開設したC病院のD医師は，手術中の過誤により，患者Eを傷つけた。Eは，誰にどのような要件で損害の賠償を請求すべきか。

(1) 意義　患者Eが，医療契約を締結した相手はA医療法人である（⇒129頁）。D医師は，Eの医療債権の債務者であるA法人が債務を履行するに当たって使用する者（**履行補助者**）にすぎない。債務者Aは，履行補助者を使うことで，活動領域を広げて利益を得ているから，履行補助者D医師の過失についても債務者自身が責任を負うと考えられる。このように自分の使用する他人の行為について責任を負うとする法理は，使用者責任と似ている（内田Ⅲ143頁）。

(2) 成立要件　①**債務不履行の事実**があること（医療過誤の存在），②債務者Aに「責めに帰すべき事由（過失又は信義則上これと同視すべき事由）」（**帰責事由**）があること，③債務不履行と発生した損害との間の**因果関係**（因果関係は不法行為と同様）である。

不完全履行の場合，何が不完全なのかは当然には明らかでない。まず，債務者がどのような行為義務を負っていたかを，個々の医療行為に即して具体的に認定する必要がある。認定された行為義務に違反することが「不完全な履行」であり，この証明が難しい。この証明ができれば，①債務不履行の事実が証明されるから，自ずと②帰責事由の証明もできたことになる（内田Ⅲ141～142頁）。ここにいう行為義務違反とは，不法行為の過失と同様に，予見可能性を前提とした結果回避義務違反と考えられる。

(3) 証明責任　証明責任は，不法行為と逆になる。赤の他人ではなく，既に債務を負っている者の不履行であるから，信義則上，債務者（設例のA医療法人）が帰責事由のないことを証明する責任を負う。債務者は，証明できれば

32）　債務不履行には，不完全履行のほかに，履行遅滞（履行が可能にもかかわらず履行期を徒過しても履行しない場合）と履行不能（履行の不能な場合）がある。履行遅滞は一般に引渡債務の問題であり，履行不能は医師が患者を殺害したような場合（高田・小海36頁）である。

免責され，証明できなければ債務不履行責任を負う。

(Ⅲ) 医療過誤の刑事責任

>刑事裁判の
>役割と限界

(1) 刑事裁判の役割と限界については，**京大病院エタノール誤注入事件**の大阪高裁平成16年7月7日判決が次のように的確に述べている（判決文は，出河雅彦『ルポ医療事故』50頁（朝日新書，2009）の記述に拠るが，適宜改行した。百選［103］事件［日山恵美］）。

(2) **判決文**　「過誤の再発を防止するには直接過誤を犯した者を処罰するだけでは不十分であり，過誤を引き起こした実質的原因を解明してその防止策を検討すべきであるという点については裁判所も全く同感である。

しかし，そうであるからといって，直接過誤を犯した者に対する処罰を軽くすべきであるということにはならない。将来の医療過誤を防止するためには，医療機関の管理監督体制の問題点を検討してその改善を図ることも重要であるが，それと同時に，現実に医療業務・看護業務に従事する者が個々の業務の際に基本的な注意義務を怠らないように努め，これを怠った者に適正な制裁が加えられることも重要なのであって，これらはいずれか一方を重視すれば他方は軽視してもよいという性質の事柄ではない。

そして，被告人の責任とは離れて，本件過誤を引き起こした実質的原因を解明することはこの裁判所に与えられた権限を超えるものであって，裁判所は，本件に対する被告人の責任の量を検討し，これに対する相当な刑罰を定めるに必要な限度においてのみ，その職務環境や上司の指導監督の適否等を判断すべきものである」。

>医療過誤の刑事責任
>（業務上過失致死傷罪）

医療過誤の事例では，刑事責任として問題になるのは，過失責任（業務上過失致死傷罪）である。刑法は，**故意処罰の原則**（「罪を犯す意思がない行為は，罰しない」（刑法38条1項））を定めたので，過失犯は，業務上過失致死傷罪等の特別の規定がある場合に例外として処罰される（同項ただし書）。過失犯は，故意犯に比べると**非難可能性**（道義的な非難が可能であること）が大きくないので，人の死という結果は同じでも，業務上過失致死罪は殺人罪に比べると刑は軽い（業務上過失致死罪は5年以下の懲役・禁錮又は百万円以下の罰金であるが，殺人罪では死刑又は無期若しくは5年以上の懲役となる）。

また，過失犯は結果を要求する**結果犯**であるから，ヒヤリ・ハット事例のよう

第2部　医療法の重要な課題

> （業務上過失致死傷等）
> **刑法211条　[業務上過失致死傷罪]**　業務上必要な注意を怠り，よって人を死傷させた者は，5年以下の懲役若しくは禁錮又は百万円以下の罰金に処する。
> **[重過失致死傷罪]**　重大な過失により人を死傷させた者も，同様とする[業務上過失致死傷罪と同じ刑罰とする]。　　　　　　（[ ]内は筆者，2項省略）

刑法上の過失

業務上過失致死傷罪が成立するためには[33]，過失（行為）と結果（死又は傷害）の発生及びその因果関係[34]が必要である。刑法上の過失とは，「こうすべきであったのにしなかった」という義務違反があったことを意味する。そこで，**過失（注意義務違反）**とは，「意識を集中していれば結果が予見でき，それに基づいて結果の発生を回避し得たのに，集中を欠いたため結果予見義務を果たさず，結果を回避し得なかったこと」である（前田・総論287頁）。過失の注意義務は，**結果予見義務と結果回避義務**の二つから成り立っている。ただし，結果予見義務と結果回避義務のいずれを重視するかで争いがある。

義務を課す前提には義務を履行できるという「可能性」が必要であるから，結果予見義務は結果予見可能性がなければならず，結果回避義務も結果回避可能性がなければならない。判例も過失について，結果の発生を予見することの可能性とその義務及び結果の発生を未然に防止することの可能性とその義務であると述べている（最高裁昭和42年5月25日決定）[35]。

---

33) 犯罪が成立するためには，3つの要件を充たさなければならない（**犯罪成立要件**）。第一に，構成要件に該当することが必要である。**構成要件**とは，条文そのものではなく，条文を解釈で補った「処罰に値する違法な行為で，かつ処罰に値する責任非難の向けられる事情を備えた行為の類型」をいう（前田・総論86頁）。第二に，処罰に値するだけの法益の侵害が発生したこと（**違法であること**）が必要である。第三に，行為者にその行為について非難が可能であること（**責任があること**）も必要である。医療過誤の場合，構成要件に該当すれば，通常，違法・有責は充たしている。

34) 判例は，刑法上の因果関係について**相当因果関係説**を採ると解されている。「一般人の社会生活上の経験に照らして通常その行為からその結果が発生することが「相当」と認められる場合に刑法上の因果関係を認める説」（前田・総論185頁）である。

35) **福島県立大野病院事件**では，裁判所は次のような論旨で業務上過失致死傷罪の不成立を導いている。胎盤剥離行為と患者の死亡との間には因果関係がある。医師は，胎盤剥離を継続すれば，剥離面から大量出血し患者の生命に危機が及ぶおそれがあったことを予見する可能性[結果予見可能性]はあった。また，胎盤剥離を中止して子宮摘出手術等に移行した場合予想される出血量は相当に少ないから，結果回避可能性はあった。しかし，癒着胎盤を認識すれば直ちに子宮摘出手術等に移行することが当時の医学的準則

> 業　務

業務とは，①社会生活上の地位に基づき，②反復継続して行う事務で，かつ，③他人の生命身体に危害を加えるおそれのあるものである。医療の提供の過程で生じた医療過誤は，すべて「業務上」のものである。業務上過失致死傷罪が成立すれば，重過失致死傷罪（刑法211条1項後段）[36]は不成立となる。

> **3－13　無免許の医業**
>
> Aは，医師の資格がないのに，無免許で医業に従事していたが，その過失により患者を死亡させた。Aには，業務上過失致死罪が成立するか，又は単なる過失致死罪（刑法210条：50万円以下の罰金）か。

Aには医師の資格がないから，医師の職業を遂行しているとはいえないが，業務とは，社会生活上の地位に基づけば足り，それ自体が適法であることを要しない。無免許の医業も「業務」となり，Aには業務上過失致死罪が成立する。

3　大綱案による責任追及の法システムの改革

〔Ⅰ〕　医療安全調査委員会――医療安全のための合理的な制度設計

> 現在の法システムの問題点と医療安全調査委員会

（1）　医療事故に対する現在の法システムの問題点は，医療事故による死亡に関して，事実を認定し，原因を究明する公正中立な第三者機関が設置されていないことにある。その結果，医療事故に基づく紛争が発生した場合，本来犯罪捜査の端緒を確保するための手段にすぎなかった異状な「死体」の届出義務（医師法21条）が「異状死」にまで転用され，非医師で構成され個人の法的責任を追及する刑事司法手続によって，医療事故の原因の究明を行わざるを得なかったことにある（⇒154頁以下）。要するに，医療の問題として解決すべきことを司法の問題に委ねたことが混乱の本質である。

（2）　現状を解決するための法システムとして，提案されているのが「医療安

であったとは認められないので，胎盤剥離を中止すべき義務［結果回避義務］があったと認めることもできない。患者の死亡という結果は，癒着胎盤という疾病を原因とするもので，過失なき診療行為をもってしても避けられなかった結果といわざるを得ない（福島地裁平成20年8月20日判決。［　］内は筆者）。

36)　裁判例が認めた重過失致死罪には，飼い犬の管理が不十分で幼児が噛み殺された事案，ゴルフクラブの素振りをして通行人をクラブで強打し死亡させた事案，夫婦喧嘩の際日本刀で襖を突き刺しその背後にいた長男を死亡させた事案がある（前田・各論65頁）。

第２部　医療法の重要な課題

全調査委員会設置法案（仮称）大綱案[37]」（平成20年6月厚生労働省）（以下「大綱案」という）及び第三次試案による医療安全調査委員会である。**医療安全調査委員会**（仮称）は，医療の安全を確保するという観点から，医療死亡事故について分析・評価を専門的に行う国の組織である。同委員会は，医療の安全を確保するために講ずべき再発防止策の提言を主目的とする中央委員会と医療事故調査を行う地方委員会とで構成される。

| 事故調査前置主義 |

大綱案は，簡単にいうと，**事故調査前置主義**と呼んでもよいであろう。医療安全調査委員会による事故調査によって，事実関係を確定した上で，行政処分，民事責任及び刑事責任を公正に配分しようとするものである。大綱案によれば，医療過誤に対する責任追及の法システムは，次図のような合理的な流れに大きく変貌すると思われる。本書では，大綱案及び第三次試案に基づいてあるべき解釈論を検討する。

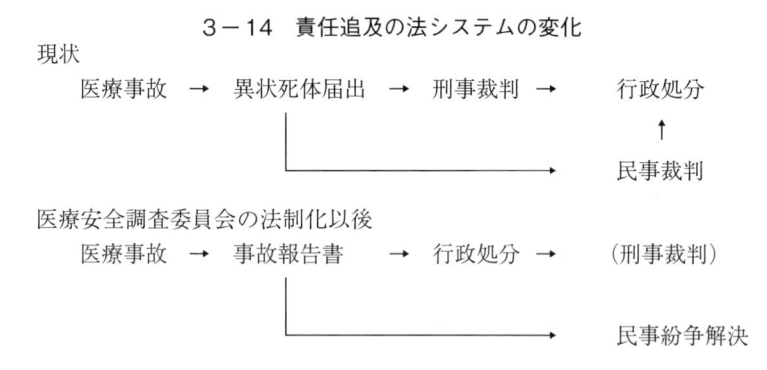

3－14　責任追及の法システムの変化

現状

医療事故　→　異状死体届出　→　刑事裁判　→　行政処分
　　　　　　　　　　└──────────────→　民事裁判

医療安全調査委員会の法制化以後

医療事故　→　事故報告書　→　行政処分　→　（刑事裁判）
　　　　　　　　　　└──────────────→　民事紛争解決

| 医療安全のための制度設計 |

医療の安全の確保のため，医療事故に関する制度を設計する際，次の3つが制度目的となる。①**原因究明** ── 医療事故に関する事実の認定と分析に基づく原因の究明，②**適正な制裁**（又は被害者の救済）── 医療事故の制裁として適正で均衡の取れた，行政責任（処分），民事責任（被害者の救済）又は刑事責任が課（科）されること，③**再発防止** ── 将来の医療事故の防止である[38]。

---

37) 「それは医療事故に対し，制裁型の対処ではなく，医療者が中心となって事故の再発防止策を講ずるための仕組みを作るのを公的に支援するための提案」である（樋口範雄「医療安全と法の役割」ジュリスト1396号14頁）。

38) 加藤良夫教授は，医療被害者の5つの願いとして，①原状回復（「死んだ子を返して

(II) 原因究明の対象となる医療事故死と医師法21条の適用制限

原因究明の対象となる医療事故死

法的責任を追及するのではなく，医療の安全を確保することを主目的とする医療事故死の原因究明は，現在の診療（医療）関連死に相当する間口の広いものであるべきである。そこで，**原因究明の対象となる医療事故死**とは，①「行った医療の内容に誤りがあるものに起因し，又は起因すると疑われる死亡」（死亡には死産を含む。以下この章において同じ）（大綱案32(2)Ⅰ①[39]），②「行った医療に起因し，又は起因すると疑われる死亡であって，その死亡を予期しなかったもの」（同②）である。①に相当するのは，過誤による医療事故死であり，消毒薬の誤注入による過誤死がその例である。②に相当するのは，過誤はないが予期しない医療事故死であり，福島県立大野病院事件がその例である。

仮に，行った医療に誤りがあっても，**合併症**（ある診療行為を実施することに伴い一定の確率で発生する事象）による死亡であれば，「起因」しないから（因果関係がないから）医療事故死に該当しない（第三次試案4頁）。

医療事故死の報告等よる医師法21条の適用制限

重要なことは，医師法21条の適用が制限されることである[40]。病院の勤務医が医療事故死を認めたときから24時間以内に管理者に報告すれば，もはや警察署長への届出義務は解除される。つまり，主治医が医療事故死の疑いをもって管理者に報告さえすれば，後は医学の問題となり，管理者が他の医師等（医療安全調査委員会又は大学病院，医師会等の医師，顧問弁護士等）と速やかに協議する時間的余裕が付与される。

協議の結果，届け出るべき医療事故死と判断したときは，直ちに所管大臣に届け出なければならない（大綱案32(2)Ⅰ，Ⅲ，Ⅳ）。協議の結果，届け出るべき医療事故死に該当しないと医学的に判断すれば，仮にその判断に誤りがあっても，直ち

欲しい」），②真相究明，③反省謝罪，④再発防止，⑤損害賠償を挙げる（生命倫理Ⅱ302頁［加藤良夫］）。①を除く他の4つは，医療安全調査委員会の制度目的に含まれる。
39) 大綱案32(2)Ⅰ①とは，大綱案の第32,(2),1,①を示す。
40) 医師法21条に，下線部を追加する改正が行われる（大網案33）。
　医師法21条　医師は，死体又は妊娠4月以上の死産児を検案して異状があると認めたときは，24時間以内に，その旨を検案をした地の所轄警察署長に届け出なければならない。ただし，当該死体又は死産児について第32の(2)の1の報告又は第32の(3)の1若しくは2の届出を24時間以内にしたときは，この限りでない。

第2部　医療法の重要な課題

に罰則が科されることはない[41]（ただし，判断理由は記録にして保存する義務がある（同Ⅴ））。

　実に巧妙で現実的な改正案である。この改正が実現すれば，医師法21条は，本来の立法趣旨である犯罪捜査の端緒に戻ることになる。逆に言うと，このような報告すらできない医療機関では，安全管理体制が杜撰であるから，同条が適用され罰則が科されてもやむを得ない。ただし，医療事故死を認めた医師が管理者でもある診療所等では，24時間以内に所管大臣に届け出なければならないので注意が必要である（同(3)）。

医療事故調査の開始
　医療事故死の届出は，所管大臣から医療安全調査地方委員会（以下「地方委員会」という）に通知され，調査が始まる（大綱案14, 16Ⅰ）。届出のなかった事故死については，遺族も調査を求めることができるが，医療事故死でない（合併症による死亡と合理的に説明できるもの等）と地方委員会が認めるときは，その旨を遺族に通知し，調査は行わない（大綱案15, 16Ⅱ・Ⅲ）。

　地方委員会は，立入調査権，質問権，物件保全命令，現場立入禁止処分等の権限を有し，死体の解剖・保存をすることができる（大綱案17, 18）。

医療事故調査報告書の公表
　調査の公正を期すため，事故当事者及び遺族から意見を聴取する（大綱案21）。調査を終えたときは，医療事故調査の経過，臨床の経過，解剖の結果，死亡の原因，臨床経過の医学的な分析・評価等を記載した報告書を作成し，届け出た管理者及び遺族に交付し，かつ，公表しなければならない。報告書には少数意見も付記し，報告内容と相違する管理者又は遺族の意見を添付する（大綱案22Ⅰ～Ⅲ）。

調査体制整備の課題
　どのくらいの届出が出されるか。平成21年報では，死亡に至った事故報告は，年間132件である（同年報84頁）。この数字を元に全国の届出数を推計すること

---

41) **届出をすべき事故を届けなかった場合**　届出義務違反に直接罰則は科されない。しかし，届出を怠る等があった場合は，所管大臣は，届出を履行させ，又は届出を適正に行う体制整備等を命ずることができる。その命令に違反したときにはじめて，罰則が科されるという間接罰方式を採っている（大綱案32(5)Ⅰ, (9)Ⅰ）。医師法21条の直接罰方式を緩め，管理者の医学的判断を尊重する代わりに，命令違反には罰則を重くして均衡を保っている（医師法21条違反：50万円以下の罰金，大綱案：6月以下の懲役又は30万円以下の罰金）。

は困難である[42]。おそらく届出は数百件以上に及ぶであろう。仮に地方委員会を厚生労働省の7箇所の厚生局単位に置いたとしても、24時間の受付体制を採り、原則として6か月以内に事故調査を終えなければならない（大綱案22Ⅳ）とすれば、相当充実した組織を編成する必要がある。

(Ⅲ) 行政責任――システムエラーの改善命令

> システムエラー
> の古典例

医事法の判例百選に掲載された最も古い刑事事件が次の**看護婦静脈注射薬品過誤事件**である。当時は、現在ほどの医療安全管理体制は整備されていなかったと思われるが、今でも繰り返される初歩的な**システムエラー**（医療機関の安全管理体制の不備）の姿を如実に教えてくれる。この事件は、「過失の連鎖」というべき複雑な構図をもっている点に特徴がある。

3-15　看護婦静脈注射薬品過誤事件

Ⅰ　事実の概要

① 〔薬剤師Aの行為〕　昭和26年8月1日、旧国立鯖江病院の薬剤師A（被告人）は、ブドウ糖注射液と3％ヌペルカイン溶液100ccを調製した。ヌペルカインは指定劇薬であるので、薬事法は、他薬と紛れやすい容器を避けること、容器には赤枠・赤字で品名と「劇」の字を記載した標示紙を貼付すること、他と区別して貯蔵することを義務付けていた。しかし、Aは、ヌペルカイン溶液を同時に製剤したブドウ糖注射液と同型同大の100コルベン容器に詰め、その容器にはブドウ糖注射液と同じ青枠の標示紙に青インクで「3％ヌペルカイン」と記載して貼付した。Aは、ヌペルカイン溶液の容器を劇薬の保管場所に蔵置せず、ブドウ糖注射液と同型の容器十数本と共に同一の滅菌器に入れた。ヌペルカイン溶液とブドウ糖注射液は、無色透明で外見上識別できないものであった。

② 〔事務員Bの行為〕　翌2日午前9時30分頃、薬剤科に勤務し、看護婦に注射液を引き渡す仕事をしていた事務員B（被告人）は、滅菌器からヌペルカイン溶液の容器を取り出したが、これをブドウ糖注射液の容器と誤認して薬品棚に格納した。

③ 〔看護婦（現在の看護師）Cの行為〕　同日午前、内科看護婦Cは、Bから、ヌペルカイン溶液の容器をブドウ糖注射液の容器として交付されたので、これを病棟に持ち帰り、処置台の上に一旦置いた。他の用を済ませ戻ったCは、

---

[42] 報告義務対象医療機関数は、273施設、病床数合計は144,019床にすぎない。これに対し、全国における病院数は8,670施設（1,593,354病床）、診療所は99,824施設（136,861病床）、歯科診療所は68,384施設である（平成22年10月1日現在）。

容器の品名に気付き，劇薬が置いてあることを不審に思った。しかし，自分が持参したとは全く思い至らず，「ああこんなものどうしたんだろう，レントゲンの気管透視にでも使うのか」と思ったが，そのまま処置台の隅に片寄せしただけであった。

④ 〔乙種看護婦（現在の准看護師）Dの行為〕 乙種看護婦D（被告人）は，処置台には注射液の容器のみが置かれること，ブドウ糖注射液と同様の容器・標示であり無色透明な同一の外観を有することから，その薬品名の記載に注意することなく，ヌペルカイン溶液の容器をブドウ糖注射液の容器と速断した。注射器3本にヌペルカイン溶液を20ccずつ詰め，2名の患者に注射し，ヌペルカイン中毒により，2名を即時絶命させた。

Ⅱ 裁判所の判断

① 第一審（福井地裁武生支部昭和26年12月12日判決） AとBの過失行為は，Dの過失行為の前に介入したCの行為によって「補足し是正」（治癒）されたから，ヌペルカイン溶液の注射により死亡した結果との間に相当因果関係はないとし，Dのみ業務上過失致死により禁錮10月（執行猶予2年）に処した。

② 第二審（名古屋高裁金沢支部昭和27年6月13日判決） Cの行為は，AとBの過失行為を「補足し是正」するものではなく，かえってAとBの過失行為が発展する危険を過失によって更に増大したものであると判断した。AとBの過失行為と死亡結果との間に因果関係を認め，業務上過失致死等により，Aを懲役10月（執行猶予2年），Bを罰金3千円に処した。

③ 最高裁（昭和28年12月22日判決） 最高裁は，上告を棄却し，第二審判決を維持した[43]。

（第二審判決に基づく設例。旧百選Ⅰ[2]事件[板倉宏]，旧百選Ⅲ[25]事件[石井トク]，百選[72]事件[井田良]）

一読して分かるのは，**ヒューマンエラー**（人為的ミス）を超えるシステムエラーの存在である。なぜ薬剤科では薬事法違反が横行していたのか，薬剤交付を担当する事務員への教育はどのようにされていたか，劇薬の存在に気付いたにもかかわらず看護婦が適切な危険回避措置を採らなかったのはなぜか。これらの疑問に判決は答えてくれない[44]。

---

43) 刑の重さは，A＞D＞Bとなり，妥当である。なお，Cは起訴されていない。
44) 「元々は個人や末端の部署が起こしたささいな事故や不祥事であっても，放置し適切な処置を取らなければ，不祥事は繰り返され，泥沼に入っていく」（平成18年3月9日朝日新聞経済気象台）としてこのような組織の欠陥を**組織腐敗**と呼ぶ見方があり，同感である。

第3章 医療の安全の確保

なぜなら，刑事裁判の目的は，「事案の真相を明らかにし」（刑訴1条）個人の刑事責任の有無を確定することにある。医療事故の再発防止への検討は，その目的にはないからである（この点は民事裁判にも当てはまる）。もちろん刑事裁判は，過去の医療過誤を処罰することにより，将来の医療過誤を防止するという大きな機能を果たしている（⇒97頁）。ただ，システムエラーを是正し，医療安全を確保するという施策は，行政法が分担するのである。

> システムエラー
> の改善命令

システムエラーによる医療事故死の再発を防止するためには，システムを改善させる行政処分が有効である。しかし，現行の医療法には適切な権限が規定されていない（宇賀・行政処分21～22頁）ことから，行政指導で改善を促して，医療安全を確保するにとどまる。しかし，大綱案では，医療安全確保の措置が著しく適当でないと認めるときは，知事は，病院・診療所の管理者に対し改善のための措置を命じ，再発防止を徹底させるという実効性のある権限を付与することになる（大綱案32(6)。罰則がある）。

> 行政処分の在り方

医療安全調査委員会のような中立・公正な第三者機関が設立されれば，その調査結果に基づいて，医師等の行政処分を先行して行うことができる。医療過誤への対応は，行政責任が第一義的に行われるべきである。

(Ⅳ) 民事責任 ―― 被害者の早期救済

> 被害者・遺族の
> 早期救済

民事賠償責任は，刑事責任と別個に進行している。そのため，被害者は，独自に事実の収集を行わざるを得ず負担は大きい。地方委員会の事故報告書は，中立的な第三者機関による事実の認定，分析及び原因の究明として，6か月以内に作成され（大綱案22Ⅳ），公表されるものである（同Ⅰ）。その内容に争いのない限り，事故報告書に示された事実と原因に基づいて，民事裁判によることなく，和解等で迅速に紛争の解決が図られ，被害者・遺族者の早期救済に貢献すると思われる[45]（第三次試案(43)(44)）。

---

45) ただし，真の被害者救済を目指すためには，立法論であるが，医療事故に伴う無過失補償責任を検討する必要がある（井上清成『医療再建』（毎日コミュニケーションズ，2008）（以下「医療再建」という）48頁以下）。

(V) 適正な制裁としての刑事責任

謙抑的な刑事責任の追及

そもそも「刑罰自体重大な害悪であり，刑罰制度以外の社会政策等で効果が得られる場合は科すべきではないし，科す場合もなるべく害悪の少ない刑罰が望ましいという**補充性の原理**が常に働いている」(前田・総論24頁)ことを前提に大綱案は，刑事責任の追及に関しては，慎重である。医療事故死における刑事責任について新たに制度設計を行う必要がある。

もちろん，刑罰は国民全体にとって必要だから科されるのであり，処罰を限定すればするほど，国民の利益が増大するという単純なものではない(前田・総論5頁)。調査の結果，悪質な医療事故死であると思料するときは，過失行為に対する非難として刑罰を科し将来の犯罪行為を抑止するために，地方委員会は警察へ通知することになる(大綱案25)。医療は国民生活に不可欠の重要な業務であるが，常に刑事免責を与えるべしとの国民意識は認められない以上，この限度の謙抑的な方向で刑事責任の追及が行われるのはやむを得ない。

大綱案は，以下の3つの場合を警察へ通知すべきであるとする(大綱案25)。

Ⓐ 故意による死亡の疑いのある場合 (大綱案25①)

故意(罪を犯す意思)のある行為に起因する死亡は，犯罪に他ならないから，当然に通知すべきである。

Ⓑ 標準的な医療から著しく逸脱した医療に起因する死亡の疑いのある場合
(大綱案25②)

標準的な医療から著しく逸脱した医療

この判断基準に関しては，「病院，診療所等の規模や設備，地理的環境，医師等の専門性の程度，緊急性の有無，医療機関全体の安全管理体制の適否(システムエラー)の観点等を勘案して，医療の専門家を中心とした地方委員会が個別具体的に判断する」(大綱案25②注)ことになる。医師を中心に通知をすべき場合の類型化が検討されている[46]。

標準的な医療から著しく逸脱した医療とは，「医療者の倫理に照らした悪質

---

[46] 厚生労働科学研究費補助金平成20年度分担研究報告書「届け出等判断の標準化に関する研究」分担研究者山口徹(以下「20年度研究」という)，同補助金平成21年度分担研究報告書「届け出等判断の標準化検討に関する研究」研究分担者山口徹(以下「21年度研究」という)，「医療安全に資する新たな死因究明の仕組み ─ 制裁型の刑事責任を改め再教育を中心とした行政処分へ ─ 」日本産婦人科医会木下勝之(日本産婦人科医会第33回記者懇談会(2010.5.12))。

度の高さを判断基準とし、**故意に近い悪質な医療行為**」であり、次の3類型が通知すべき場合である（20，21年度研究）。①**医学的根拠のない医療**（腹痛を訴えて救急外来に来院した10代患者に対し、虫垂炎を疑わせる所見が皆無であるにもかかわらず虫垂炎手術を行ったところ、術中に誤って消化管損傷を来たし、術後腹膜炎で患者が死亡した事例）。②**著しく無謀な医療**（胃内視鏡検査を実施した経験のない医師が、指導医がいない状況下で医学書を参考にして胃内視鏡検査を実施したところ、胃穿孔を来たし、患者が死亡した事例）。ただし、緊急性のある場合、離島の場合等では、経験のない医療行為を実施せざるを得ないこともあり、具体的な状況を斟酌しなければならない。③**著しく怠慢な医療**（切迫早産の病名で入院中の患者について、当直勤務に従事していた産婦人科医が、助産師から強い腹痛及び出血がある旨の8回に及ぶ報告を受けたにもかかわらず、他に処置を行う患者がいないのに放置したため、患者が常位胎盤早期剥離による出血により死亡した事例）。致命的となる可能性の強い異状に気付きながら、何らの医療行為も行わなかったことに起因して死亡した場合は、刑法でいう不作為犯[47]に類似した要素があり、極めて悪質である。

> 誤った医療は
> 通知すべきか

問題は、**誤った医療**である。患者の取り違え、消毒剤の静脈への誤注射などの不注意、知識不足等による単純ミスである。**重過失**（重大な過失）とは、「注意義務違反の程度が重大なもの」をいう（前田・総論289頁）。発生した結果が重大である又は結果発生の可能性が大きいという意味ではない。わずかな注意を払いさえすれば、容易に、発生した事実を予見できたか、事実を回避できた場合であるから、単純ミスは重過失事例である（医療再建143頁）。

しかし、大綱案は、重過失の用語を用いず、「標準的な医療から著しく逸脱した医療」と言い換えている（大綱案25②）。つまり、法律的な判断から切断し、地方委員会の医学的な判断により警察へ通知すべきか否か決定するという意味である（第三次試案（40）③）。そうすると、故意に近い悪質な医療行為か否かを基準とすれば、誤った医療行為（単純ミス）は、原則として、通知の対象とならないと解すべきである[48]。

---

47) 不作為によって犯罪が構成される場合という（前田・総論127頁）。つまり、期待された一定の作為を行わないことで、殺人等の作為の形式で規定された構成要件が実現される場合（不真正不作為犯という）である（⇒68頁）。

48) 近年は、誤った医療行為に刑事処罰を科する事例が多かったことから、不処罰にするという結論には、違和感を覚える人も多いと思われる。しかしながら、「刑事制裁の脅威

第2部　医療法の重要な課題

ここでは，21年度研究に掲げられた2事例に基づいて検討する。

> 3-16
> (1) 卒後4年目の後期研修医が，化学療法の経験がないにもかかわらず，詳しく用法・容量や副作用を確認しないまま誤ったプロトコール（治療計画）を作成し，過量投与の副作用により患者が死亡した事例（捜査機関への通知判断に関する事例16。以下「事例16」という）。
> (2) 呼吸不全により救急搬送となった患者に対して，気管内挿管が必要と判断し挿管を行ったが，実施後に呼吸音の確認を行わなかったため，食道挿管であったことに気付かず，呼吸不全で患者が死亡した事例（同事例7。以下「事例7」という）。

事例16は，無謀な医療に区分されると思われ，検討された全25事例のうちで，最多となる76％の回答者（なお，回答者総数は296人（医師，医療機関，弁護士等））が通知すべしとした。しかし仮に，平均的な経験のある医師が起こした過量投与の事例だとすれば，誤った医療行為として通知は不要とすべき事例であろう。

事例7は，典型的な誤った医療行為である。通知すべしとする者36％，通知不要とする者64％で分かれている。回答者を弁護士等の法律家に限定すると，人数は少ないが（13人），全員が通知不要とする。その結論を支持したい。

> ⓒ　(i)当該医療事故死に係る事実を隠ぺいする目的で関係物件を隠滅し，偽造し，又は変造した疑いがある場合，(ii)類似の医療行為を過失により繰り返し発生させた疑いがある場合，(iii)その他これに準ずべき重大な非行の疑いがある場合（大綱案25③）

ⓒでは，3つの通知すべき場合が定められている。(i)は，**証拠隠滅・改ざん事例**である。著しく医療に対する信頼を損なう行為であり，証拠隠滅罪（刑法104条）等の刑罰が科されるべきである。(ii)は，過失による医療事故を繰り返す，いわゆる**リピーター医師**のことである。再教育研修の効果がないとすれば，医師として不適格といわざるを得ない。(iii)は，(i)(ii)に準ずるような重大な非行の事例である。

の下に置かれるのでは，必要性の低い検査を行う保身医療や，積極的治療を控える萎縮医療に陥るのみである。専門的判断が必要な医療過誤事件については，民事責任と行政処分で対応するのが合理的であり，米英では医療過誤に対する刑事制裁は，ほとんど行われていない」と指摘し，医療従事者を罪人にしても医療は良くならないと主張する古川俊治医師・弁護士の見解がある（日医ニュース（平成19年4月20日）勤務医のページ）。

第3章 医療の安全の確保

> 業務上過失致死
> 傷罪の適用制限

大綱案が成立すると，医療に関して実質的に業務上過失致死傷罪の適用が制限されることになる。ヒューマンエラーに対する刑事責任の在り方は，国民の理解が得られる処罰の範囲でなければならない。被害者・遺族も納得する措置を講じて，業務上過失致死傷罪の適用を制限する法システムの運用に対する社会的合意を形成していく必要があろう[49]。

4 簡易な解決の法システム

> ＡＤＲ

(1) 医療紛争が生じたとしても，話合いで解決できればよいが，常に解決できるとは限らない。話合いが紛糾すると，患者側と医療側双方に深刻な被害・負担をもたらす。そこで国家は，不正義を避けるために，民事紛争を強制的に解決する制度である民事訴訟を設けた。すなわち，一方の当事者が損害賠償等の訴えを提起すれば，応訴を欲しない相手方に対しても民事訴訟が開始される。当事者は勝訴しても敗訴しても，民事紛争の解決の基準を示す裁判に拘束される。裁判で命じられた損害賠償等の義務の履行をしない債務者に対しては，その意思に反しても債権者のために給付内容を実現する。**民事訴訟**とは，社会秩序の維持を図るための強制的要素を持つ紛争解決手段である。

(2) しかし，現実には，民事訴訟は費用と時間のかかる制度である。本来，医療紛争は，当事者の自主的解決に委ねてよい事件であり，自主的な解決を図ることができれば，その後の当事者の関係も円満に進められる場合が多い。そこで，医療紛争解決のため第三者が介入するにしても，強制的要素を緩和して当事者の自主的解決を促進する制度があり，これらを総称して**裁判外紛争解決手続**（ＡＤＲ：alternative dispute resolution）という。

---

[49] システムの中で生ずるヒューマンエラーに対する刑事責任の在り方は，医療事故のみならず，航空機，鉄道，製品等の事故と共通しており，業務上過失致死傷罪の適用を制限する運用を検討すべきである。日航機ニアミス事故において，平成22年10月26日，最高裁は，便名を間違えて指示を出した管制官2名に業務上過失傷害罪を認めた（禁錮1年執行猶予3年，禁錮1年6月執行猶予3年）。「しかし，刑事責任の追及が先に立つと，容疑者の立場に立たされた個人は自らの身を守ることを優先し，その結果，検証のために必要なデータや情報が提供されなくなる事態を招く。現場の担当者や一部の管理職の責任を問うことが，社会全体の利益を損なうという構図が浮かび上がる」（平成22年10月30日朝日新聞社説「管制官有罪」）との指摘は的確である。

第 2 部　医療法の重要な課題

　ADR[50]には，従来から，裁判所による和解（民訴267条），調停（民事調停法16条）があるが，最近では行政機関（医療安全支援センター等），医師会，弁護士会，民間団体等が運営主体となった仲裁，調停，あっせん，相談，メディエーション等多様な形態が設けられている。ADRは，非公開・簡易・迅速・廉価で，実情に沿ったきめ細かな解決を可能とし，民事訴訟と並んで，医療紛争の解決を図ろうとするものであり，その意義は大きい[51]（新堂・民訴14～17頁）。しかし，争訟性の高い事件に関しては，裁判に勝る解決の方法はないのが実情であり（法律相談191頁［畔柳達雄］），最後の手段として民事訴訟が控えているといえよう[52]。

---

[50]　ADR促進法（「裁判外紛争解決手続の利用の促進に関する法律」平成19年4月施行）では，ADRについて「訴訟手続によらずに民事上の紛争の解決をしようとする紛争の当事者のため，公正な第三者が関与して，その解決を図る手続」と定義した（同法1条）。なお，ADR促進法は，民間紛争解決手続を業として行う事業者について法務大臣が認証する制度を設け，業務の適正・透明化を図るものである。

[51]　「医療事故紛争処理においては，訴訟による医療に対する責任追及が次第に医療の萎縮・崩壊をもたらしかねない状況にあると指摘され，そこからの脱却には，過失の有無よりも，事故に至る背景も含めた真相究明が必要であり，当事者間の対話を重視し相互の信頼関係を回復することが重要であるとして，対話自律型ADRの効用が注目されつつある」（新堂・民訴17頁）。

[52]　筆者の経験でも，医療機関の説明に耳を傾けず高額な賠償を要求し，合意を形成しようとしない患者側に対しては，手の打ちようがないという印象を持っており，ADRでは解決できない事案も少なくないと思われる。

第 3 部

● 患者中心の医療 ― 医療行為法 ●

第3部　患者中心の医療 ── 医療行為法

> 「医療は，原則として医師の独占する業務である。そのため医師は，医学知識・技能とは直接関係のない義務も課される。さらに，医療の目的は，診療によって究極的には個人の幸福を目指すことにあるから，個人の人格の尊厳性・自律性を無視した医療行為は許されない」（大谷・医療行為4頁）。
>
> 　第3部では，患者中心の医療を実現するため，医療行為をどのように規律するかという医療行為法の分野を扱う。第4章は，「患者と医師の法律関係」と題して，患者の権利，インフォームド・コンセントの法理，医療契約，医業従事者の業務について説明する。第5章は，「医師の義務と患者の義務」と題して，医師法・刑法・医療契約に基づく医師の義務について，その問題点を考えて行きたい。さらに，患者の義務にも触れる。

第4章　患者と医師の法律関係

> **要点**
>
> 「医療は，我が国社会の重要かつ不可欠な資産であり，医療提供体制は，国民の健康を確保するための重要な基礎となっている。
>
> また，医療は，患者と医療提供者との信頼関係を基本として成り立つものである。患者や国民に対して医療サービスの選択に必要な情報が提供されるとともに，診療の際には，インフォームドコンセント（医師等が医療を提供するにあたり適切な説明を行い，患者が理解し同意すること）の理念に基づき，医療を受ける主体である患者本人が求める医療サービスを提供していく，という患者本位の医療を実現していくことが重要である」（「医療提供体制の確保に関する基本方針」平19・3・30厚労告70（以下「基本方針」という））。
>
> この章では，患者中心（本位）の医療を提供する上での基本的な概念を詳述する。

● 患者中心の医療 ─ 患者の権利

> **4-1　1960（昭和35）年頃**
>
> 「その当時の日本では，医師が患者に説明するなどということは全然なかった。「あなたは子宮筋腫です。切らないと困りますよ」というだけで，ガンともいわないし，切るということの説明もしない。当時の大学病院では「入院に際していかなることがあっても異議は申し立てません」という一札を入れて入院したものである。ほんとうは，こういうものは裁判になればなんの効力もないし拘束力もないものだったが，患者はその一札を入れたことにより，不満があっても，訴えもしなかったし，文句も言わなかった時代である」（水野肇『インフォームド・コンセント』4頁（中公新書，1990））。

患者中心の医療へ

今から50年以上前の医師と患者の関係が描かれている。医師が治療方針を決定し，患者はよく分からないけれど医師に「お任せ」する。仮にその治療の結果が悪くてもお任せしたのだから「仕方がない」として結果を甘受するという時代

であった。

しかし，このような**パターナリズム**（paternalism：父親的温情主義。相手の利益のためには，相手の意思に反しても干渉すべきだとする考え方）は，現在では制限され，患者中心の医療，患者の権利が守られる医療へと変化を遂げた。

患者の権利の歴史

「患者の権利」という概念が議論され始めたのは，1970年代のアメリカであるとされる。1973年には，アメリカ病院協会により「患者の権利章典（宣言）」が公表され，「アメリカ病院協会は，患者の権利が遵守されることによって，患者のケアがより効果的となり，患者，担当医，そして病院側にとっても，より満足のいくものになることを期待して，患者の権利章典を提示する」（星野一正『インフォームド・コンセント』199頁（丸善ライブラリー，1997））と述べた。次いで1981年，世界医師会は「患者の権利に関するリスボン宣言」を採択した。2005年に修正された宣言では，良質の医療を受ける権利，選択の自由の権利，自己決定の権利等を定めている（樋口範雄監訳『WMA医の倫理マニュアル』108頁（日本医師会，2007））。

患者の権利の法的性格

我が国では，医療法等の実定法上，「患者の権利」という法的な権利は規定されていない[1]。ただし，第五次改正により，医療法が「医療を受ける者の利益の保護」を図り（1条），医療は「医療を受ける者の意向を十分に尊重し」提供されるべきこと（1条の2第2項）を明記したこと。さらに，基本方針でも**患者中心の医療**（医療を受ける主体である患者本人が求める医療サービスを提供する）という理念を表明したことを考え併せると，医療法は，患者の権利を尊重していると理解できる。

日本医師会も「医師は世界医師会リスボン宣言の精神に基づいて，現行法規遵守のもと，患者の権利を尊重し，人類愛をもった行動と言動に留意する必要がある」と定めている（医師の職業倫理2頁）。さらに，（公財）日本医療機能評価機構が行う病院機能評価においても，患者の権利の明文化と患者・家族・職員への周知を評価項目としている（Ver.6.0）。最近では，患者の権利を公表してい

---

1) 一般に，実定法は，「権利」を創造することに慎重である。権利は，相手方（他人）に対してある作為・不作為を要求する権能を認めることであり，義務を負う者はその限りで自由・権利を制限されるからである。なお，患者の権利は，幸福追求権（憲法13条）から導き出される新しい人権であるとする見解もあるが，最高裁判所は憲法上の権利として承認していない。

る医療機関も増えている。

　これらの状況を見ると、医療現場においては、「患者の権利」という考え方は、定着したと思われる[2]。

患者の権利の意義　「現在のアメリカにおける患者の権利は、患者が医師や病院に対抗するための手段ではもはやないのである。むしろ、そこでは医療のあり方を考え直すキー概念として位置づけられている」（樋口・続医療 229 頁）。樋口教授の指摘にあるように、患者の権利は、個人の尊厳が保持され、良質かつ適切な医療を平等に受けることを基本理念とする医療のあり方を深化させる概念なのである[3]。

■ インフォームド・コンセントの法理

1　インフォームド・コンセントの意義

意　義　インフォームド・コンセントは、一般に「説明と同意」と訳される。しかし、その本質が同意にあることを考慮すると、「情報を得た上での同意」（樋口・続医療 180 頁）と理解するのが最も的確な和訳である[4]。

　インフォームド・コンセントとは、医師（医療従事者を含む）が医療を提供するに当たり、患者に医療行為について適切な説明を行い、患者がその医療行為を理解し同意することをいう。インフォームド・コンセントは、患者が医師と信頼関係を築き、医療を受ける主体である患者本人が求める医療サービスを提

---

[2]　「患者の権利」という考え方の定着は、「患者様」という不自然な敬称の定着を意味するものではない。必要なのは、患者と医療従事者の間における人格において対等な人間関係を創りあげる努力であり、単に患者に対する呼称を変えれば済むという問題ではない。「要するに「さん」でも「さま」でも、相手を尊重する気持ちを伝える言葉づかい（態度）をすることが重要ではないでしょうか？」（佐藤美智子「接遇イノベーション」医療タイムス 2009 年 10 月 5 日 27 頁）と指摘されている。

[3]　「患者の権利をつくる会」では、患者の権利の内容について、①自己決定権、②説明及び報告を受ける権利、③インフォームド・コンセントの方式・手続、④医療機関を選択する権利と転医・退院を強制されない権利、⑤セカンドオピニオンを得る権利、⑥医療記録の閲覧謄写請求権、⑦証明書等の交付請求権、⑧個人情報を保護される権利等を挙げている。

[4]　中国では「知情同意」、台湾では「知後同意」と訳している（谷田憲俊『インフォームド・コンセント　その誤解・曲解・正解』14 頁（医薬ビジランスセンター，2006））。

供するという患者中心の医療を実現するうえで，不可欠の理念である（手嶋豊「インフォームド・コンセント法理の歴史と意義」講座2，3〜24頁）。したがって，①有効な同意のない限り，医師は医療行為を行うことはできない，②有効な同意なしに行われた医療行為は，自己決定権の侵害により損害賠償責任を問われることがある，とする法原理である。

自己決定権——憲法上の根拠[5]　インフォームド・コンセントの法的根拠は，憲法13条から導き出される自己決定権である（実務8頁［金川琢雄］）。

憲法は，表現の自由（21条），生存権（25条）等の具体的な人権規定を定めている。しかし，**人権**は人間であることにより当然に有する権利であるから，憲法に列挙されなくても，個人が人格的に生存するために不可欠な法的利益は，憲法13条の幸福追求権という包括的基本権を根拠に「新しい人権」として認められる。

この新しい人権として認められたプライバシーの権利は，①自己情報のコントロール権とそれ以外の，②**私生活上の自由**（家族のあり方を決める自由（子どもを持つかどうか等），ライフスタイルを決める自由，生命の処分を決める自由（医療拒否とくに尊厳死）等）とで構成される。②のような個人の人格的生存に関わる重要な私的事項を各自が自律的に決定できる自由が**自己決定権**である。インフォームド・コンセントは，医師から適切な説明を受け，その意味を理解して医療行為に同意を与え，同意をした人のライフスタイルを決めるものであるから，自己決定権に基づくものと理解される。

医療法上の根拠　インフォームド・コンセントの法的根拠として，さらに，第三次改正により追加された次の規定が挙げられる。

> **1条の4**
> 2　医師，歯科医師，薬剤師，看護師その他の医療の担い手は，医療を提供するに当たり，適切な説明を行い，医療を受ける者の理解を得るよう努めなければならない。

この条文は，医師等の医療従事者に，医療の提供に際して，適切な説明を行い，患者の理解を得るようにしなければならないという努力義務を課したもの

---
[5]　芦部・憲法118〜126頁

であるが、肝心な「同意」を規定していない。なぜコンセントがないのかという点は明確でない（平10・2・9健政発98。ただし、臨床研究の場合は、医薬品の治験と同様に文書による説明と同意の取得が義務付けられる旨を明記した）。当時の理解では、その定義に同意は入っていなかったようである（⇒22頁）。

しかし、医療現場及び判例では、インフォームド・コンセントは、既に義務として定着しており、法の規定が現場に追いついていないといえよう[6]。

2 インフォームド・コンセントの成立要件

対象　あらゆる医療行為がインフォームド・コンセントの対象になるのではない。非侵襲性の医療行為（診察時に聴診器を当てる医療行為等）は、医療契約において包括的に同意されていると考えられる。したがって、インフォームド・コンセントの対象となるのは、侵襲性・危険性のある医療行為[7]である。このようにインフォームド・コンセントは、医療契約の継続中に特定の医療行為との関係で要請される義務である（内田II 29頁）。

成立要件　インフォームド・コンセントが成立するための要件は、「適切な説明」と「理解に基づく同意」である。医師による「適切な説明」がなされ（患者には適切な説明を求める権利、医師には適切な説明をすべき義務がある）、これに基づいて患者が「同意」することになる（患者からみれば、同意する自由がある）。インフォームド・コンセントの本体は同意にあるが、同意に先行し、同意を有効に成立させるための要件である「適切な説明」が現実には最も重要である。

説明と同意の2つの要件は、密接不可分の関係にあるので、いずれの要件を欠いてもインフォームド・コンセントは成立しない。「適切な説明」が行われ

---

[6] インフォームド・コンセントの実務上の課題　まず、①適切な説明をするための時間を確保することが大切である。次に、②患者の思いを引き出し、自己決定に資する適切な説明を行う医師のコミュニケーション能力を向上させること、また③医師に遠慮して、率直に自分の意見を述べることのできない患者も少なくないから、患者が意思表示をしやすい医療環境づくりも不可欠である。

[7] 前田正一編集『インフォームド・コンセント』（医学書院、2005）（以下「前田IC」という）では、①手術（胃全摘術、乳がんに対する乳房温存療法、下顎骨インプラント手術、全身麻酔、輸血等）、②治療（悪性リンパ腫に対する化学療法、脳腫瘍に対する放射線療法、中心静脈カテーテルの挿入等）、③検査（上部消化管内視鏡検査、血管造影検査、造影剤を用いたCT検査等）等を挙げる。

ない場合は，医師の説明義務違反となり，同意が存在しても，その同意は不適切な説明に基づくものであるから，有効な同意とはならない。「適切な説明」が行われても，患者には同意する自由があるから，「理解に基づく同意」が得られなかったときは，医師はその医療行為を行うことはできない。

(1) 適切な説明の要件

適切な説明義務

適切な説明とは，できる限り多くの情報を提供するという意味ではなく，患者が同意するか否かの自己決定をする上で必要な情報を提供するという意味である。量の概念ではなく，質の概念である。

説明は，原則として文書で行うべきである。文書化することで，①医師の説明が効率化され漏れがなくなる。②患者は家族等とその文書を読み返すことにより，侵襲行為に対する理解を深めることができる。さらに，③説明の有無に関する不毛の争いを防止できるからである。

説明すべき事項

説明事項について，次表のように要約できる（前田ＩＣ６頁）。ここでは，乳がんに対する乳房温存療法の説明文書を例に挙げる（前田ＩＣ92頁）。

4－2　説明文書の項目と具体例

説明事項の項目	前田ＩＣによる具体例の内容を要約したもの
1　患者の病名，病態	・病名は，乳がんです。 ・病態は，現在Ｉ期です。
2　この医療の目的・必要性・有効性	・がんは，無秩序に増殖し，転移するので，早急に治療が必要です。あなたの乳がんは，乳房温存療法の適応となります。治療後の一般的な成績（予後）は，Ｉ期の場合，5年生存率は，85～95％です。しかし，早期の場合でも再発する可能性はゼロではなく，術後は長期にわたって経過を観察する必要があります。
3　この医療の内容，注意事項	・この手術では，腫瘍を含む乳房の部分的な切除と腋窩リンパ節の郭清（乳房温存手術）を行います。術後，残存乳房に対して放射線照射（5～6週間）を追加します。切除した検体（リンパ節，乳腺）を病理組織検査に出します。

4　この医療に伴う危険性とその発生率	・乳がんの手術は，比較的危険性の少ない手術ですが，麻酔事故，アレルギーなどが起こる可能性があります。術後合併症として，術後出血，肩関節の可動域の低下などが起こる可能性があります。
5　代替可能な医療及びそれに伴う危険性とその発生率	・外科療法のうち乳房全切除術との比較（利害得失）の説明，放射線療法による副作用のうち晩期障害の頻度は 1〜5％と報告されていること，化学療法の副作用等。
6　治療を行わなかった場合に予想される経過	・局所で乳がんが大きくなり，壊死，潰瘍形成等で出血や異臭を出すなどコントロールできなくなる可能性があります。また，遠隔転移（肺，骨，肝，脳等）を起こし，生命の危機に瀕する状況となることがあります。
7　患者の具体的な希望	（美容に関することなどの希望があれば記載する）
8　治療の同意の撤回について	・いったん同意書を提出しても，同意は，撤回することができます。

説明の基準

医師は，誰を基準として説明したらよいか。医師が説明するのだから，合理的（平均的）な医師が説明するであろう情報を基準とすべきようにも思える（**合理的医師基準説**）。しかし，説明する医師を基準とする考え方は，患者の自己決定権を尊重しているとはいえない。そこで，患者を基準とすべきであるが，抽象的な合理的（平均的）患者を基準とする（**合理的患者基準説**）のではなく[8]，自己決定をする具体的な患者が必要する情報を説明すべきであろう（**具体的患者基準説**）。

ただし，単なる具体的患者基準説に立つと，医師に過大な負担を強いる結果となる。医師の説明義務の内容は医師の知り得ない患者個人の主観に左右され，医師は予測できない事項についてまで説明義務を負わされることになるからである。そこで，具体的基準説に基づきながら，その説明の内容，範囲，程度等は医師が知り得た患者の個別具体的な情報に限られると修正されなければならない（**具体的患者基準修正説（二重基準説）**）（実務 18 頁〔金川琢雄〕，法律相談 227 頁〔早川眞一郎〕）。次図の a の領域は当然に説明が必要な情報で，これを欠くと説明義

---

8) 合理的患者基準説は，個々の患者の能力等にかかわらず最少限必要な情報を画する基準として機能すると思われる。

119

第3部 患者中心の医療——医療行為法

務違反となる。問題は，患者が重視する個別具体的な情報であるbとcの領域であるが，cの領域については医師の責任を問い得ないとする考え方である。

4−3 具体的患者基準修正説

医師が説明すべき情報は，a＋b

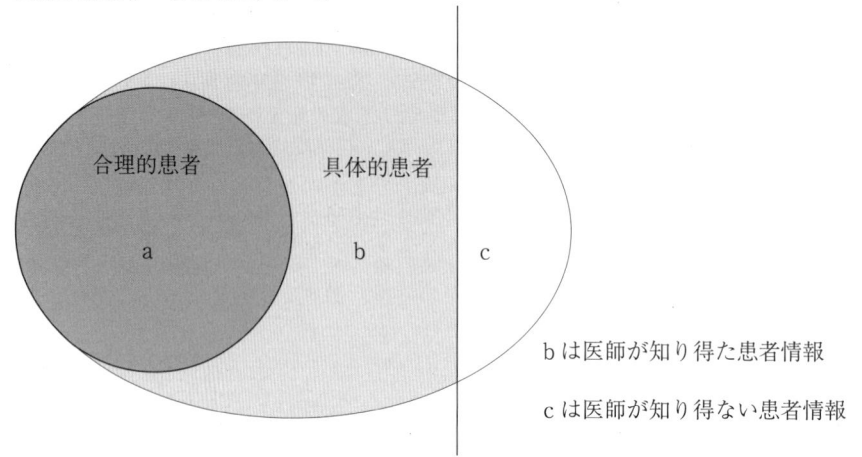

合理的患者　a
具体的患者　b
c

bは医師が知り得た患者情報
cは医師が知り得ない患者情報

危険性の説明

医療に伴う危険性は，的確に説明されなければならない。裁判例では，7千例ないし10万例に1例程度（0.014％ないし0.001％）では説明義務はないとしたが（横浜地裁昭和57年5月20日判決），約1.5％の確率で細菌感染が生ずる危険性のある場合は具体的に説明する必要があるとした（大阪地裁平成7年10月26日判決）。これらの下級審の数字が一人歩きすることは妥当でないが，次の考え方は参考になる（前田IC9頁）。

①発生頻度の高いもの（発生確率が0.1％以上）については必ず説明する。②発生頻度が低いものであっても，生命に危険を及ぼす可能性のあるもの，不可逆的なもので日常生活に支障をもたらす可能性のあるものについては説明する。③美容等に関係するものは可能な限り説明する。④新しい医療は現時点では不明のリスクが発生する可能性があることも説明する。

代替可能な医療についての説明

これに関しては，次の最高裁判決が重要である。

第4章 患者と医師の法律関係

4-4 乳房温存療法事件 —— 選択可能な未確立療法と医師の説明義務

X（昭和23年生まれ）は，平成3年2月14日までにY医師から乳がんと診断された。Y医師は，甲市で医院を経営している医師であり，乳癌研究会の正会員で乳がんの専門医であった。また，乳がんか否かの限界事例について乳房温存療法を1例実施していた。同月16日，Y医師はXに対し，胸筋温存乳房切除術で手術する必要があること，乳房を残す方法も行われているが，この方法については現在までに正確には分かっておらず，放射線で黒くなったり再手術を行わなければならないこともあると説明した。

Xは，乳がんの治療が乳房を可能な限り残す方向へ変わってきたとの新聞記事に接していたので，同月26日に入院した際に，Y医師に乳房を残すことに強い関心がある旨の手紙を渡したが，同月28日，Y医師は，Xの乳房を切除した。当時の我が国における乳房温存療法の実施報告例は少なく，乳房温存療法の術式も未確立であり，専門医の間でも医療水準として確立するには臨床的結果の蓄積を待たねばならない状況にあった。ただY医師は，Xの乳がんは乳房温存療法の適用基準を満たすこと及び乳房温存療法を実施していた医療機関を知っていた。

Xは，乳房温存療法に適しており，乳房を残す手術を希望していたのに，十分な説明もないまま意思に反した手術を行ったとして，Y医師に対し，診療契約上の債務不履行又は不法行為に基づく損害賠償を請求した。大阪地方裁判所は，説明義務の対象とされる術式には，専門医の間で一応の有効性，安全性が確認されているもので，医師が知り得た術式も包含されるとして説明義務違反を認めた。これに対し，大阪高等裁判所は，乳房温存療法は，その実施割合も低く，安全性が確立されているとはいえないことから，他に選択可能な治療方法の説明として不十分なところはなかったと述べ，Xの請求を棄却したので，Xが上告した。

（最高裁平成13年11月27日判決に基づく設例。百選［57］事件［山口斉昭］）

(1) 最高裁は次のように判示した。

① 実施予定の療法（胸筋温存乳房切除術）が医療水準として確立されたものである場合に，他の療法（乳房温存療法）が医療水準として未確立の療法（術式）であるときは，これについて常に説明義務を負うと解することはできない。

しかし，当該療法が少なからぬ医療機関で実施されており，相当数の実施例があり，これを実施した医師の間で積極的な評価もされているものについては，患者に対し当該療法の適用の可能性があり，かつ，患者が実施可能性について強い関心を有していることを医師が知った場合は，たとえ医師自身が当該療法について消極的な評価をしており，自らはそれを実施する意思を有していないときであっても，なお患者に対して，医師の知る範囲で，当該療法の内容，適用可能性，当該療法を受けたときの利害得失，当該療法を実施している医療機

121

関の名称・所在などを説明する義務がある。

② 乳がん手術は、女性を象徴する乳房に対する手術であり、患者自身の生き方や生活の質にもかかわるものであるから、選択可能な他の療法として乳房温存療法について説明すべき要請は、このような性質のない他の手術に比べ一層強まるものである。

③ Y医師は、Xから手紙を受けた時点で、乳房温存療法の適用可能性及び実施している医療機関の名称・所在を知る範囲で説明し、Xが胸筋温存乳房切除術を受けるか又は乳房温存療法を実施している他の医療機関において同療法を受ける可能性を探るかについて熟慮し判断を与えるべき義務があったと解されるから、診療契約上の説明義務を尽くしたとはいい難い。

④ もとより、Y医師は自らは胸筋温存乳房切除術が最適の術式であると考えている以上は、その考えを変えて自ら乳房温存療法を実施する義務もないし、他の医療機関において乳房温存療法を受けることを勧める義務もないことは明らかである。

(2) 最高裁は、本件を破棄差戻しとし、差し戻された控訴審は、説明義務違反による慰謝料として100万円を認めた（大阪高裁平成14年9月26日判決）。

患者の協力　インフォームド・コンセントは、医師に意識改革を求めるものであるが、同時に、説明を受けるに当たって自己決定をする患者にも協力を促すものにほかならない[9]。

(Ⅱ) 患者の同意（承諾）の要件

同意の法的意義　患者の同意とは、説明された医療行為の実施を肯定する意思を示すことである（同意も文書化することが必要である（前田IC22頁））。患者の同意は、医師の医療行為について、正当な業務行為として免責する効果をもつ。民事上は、不法行為

---

9) ここで参考になるのは、ささえあい医療人権センターコムル（COML）が「あなたがいのちの主人公・からだの責任者」であるとして提唱する「新・医者にかかる10箇条」である。①伝えたいことはメモして準備、②対話の始まりはあいさつから、③よりよい関係づくりはあなたにも責任が、④自覚症状と病歴はあなたの伝える大切な情報、⑤これからの見通しを聞きましょう、⑥その後の変化も伝える努力を、⑦大事なことはメモをとって確認、⑧納得できないときは何度でも質問を、⑨医療にも不確実なことや限界がある、⑩治療方法を決めるのはあなたです。

大変合理的な啓発活動である。医療機関も患者に対しこのような啓発を働きかけるとともに患者も自らの責任を自覚することが医療環境を質の高いものにするために必要である。

責任等を阻却し，刑事上は，傷害罪（刑法204条）は成立しないことになる[10]。

　同意して医療行為が行われたところ，不幸にして説明された危険が発生し有害事象を受けたとしても，医療行為に過失がない限り，生じた結果については患者自身が引き受けなければならない。もちろん，患者の同意は，医療行為に過失があったことまで免責するものではないから，医療過誤の場合に損害賠償を請求することは妨げない。最近の同意書にはないが，仮に同意書に「一切異議は申しません」との免責条項（約款）があった場合，免責条項が患者側であらかじめ損害賠償請求権を放棄する趣旨であれば，公序良俗（民法90条）に反し，その条項は無効である（医療紛争148頁〔石原寛〕）。

患者の同意能力──同意の有効要件　同意が有効に行われるためには，患者に同意能力が必要である。**同意能力**とは，①これから受ける医療の内容・危険性等を理解し（理解能力），②その医療を受けるかどうかを理性的に判断できる能力（判断能力）をいう。問題となるのは，次の場合である。

　(1)　**未成年者**　未成年者が有効に法律行為をするためには，法定代理人の同意が必要である（民法5条1項）。しかし，患者の同意は，苦痛又は危険を受忍することに対する同意であるから，「精神的に成熟しており，侵襲の意味が理解でき，侵襲によってどのような結果が生ずるかを判断できる能力」（大谷・医療行為86頁）があれば足りると考えられる。

　したがって，理解能力及び判断能力を欠く未成年者の場合（乳児，低学年の小学生等）は，親権者等の法定代理人からインフォームド・コンセントを得なければならない。しかし，未成年者でも医療行為に対する理解力及び判断力のある者であれば，その同意で足りると解される。具体的には，15歳以上の者の意思表示であれば，原則として，有効な同意能力となり得ると考えられる[11]

---

[10]　患者の意思に反する**専断的医療行為**　「たとえ死ぬ可能性があっても乳房を切除しないで欲しい」と明示していた乳がん患者に対し，がんの転移を防ぐためにあえて医学的に適切な手術を行った医師には，傷害罪が成立すると考えられる。現在では患者の自己決定が重視され，これから行われる医的侵襲内容を完全に認識した上での真摯な同意が必要である。「手術する側の説明の重要性が認識されており，それを意図的に無視した医療は，刑事責任を免れない」（前田・総論341頁）からである。

[11]　「臓器の移植に関する法律の運用に関する指針（ガイドライン）の制定について」（平9・10・8健医発1329）は，15歳以上の者の意思表示を有効なものとする。遺言能力も15歳以上であり，身分上の関係は15歳を基準とするものがある（民法961条，797条1項）。

(法律相談 374 頁［早川眞一郎］)。

(2) **同意権の濫用 ── 親権の濫用**　　問題は，患者に同意能力がない場合で，法定代理人が自己の信条等の理由で，明らかに医療行為が患者の利益になるにもかかわらず，その医療行為を拒否したときである。

> **4−5　川崎事件**
>
> 　昭和60(1985)年6月，A君(10歳)はダンプカーにひかれ両足骨折の重傷となり，B医大病院に運ばれた。輸血して手術をすれば，ほぼ確実に救命できた。しかし，エホバの証人の両親は輸血を拒否したので，医師は説得を続け，少年にも「Aちゃん，生きたいだろう。輸血してもらうようにお父さんに言いなさい」と呼びかけ，少年も「死にたくない。生きたい」と訴えたとされる。しかるに両親は，病院に決意書を提出し，「聖書にある復活を信じているので輸血には応じられない」と輸血を拒否し，同夜A君は出血性ショックにより死亡した。
>
> 　　　　　　　　　　　　　　　(実務 417 頁のコラム［平野哲郎］に基づく設例)

　親権者の同意は，自己決定権の問題ではなく，別人格である未成年者に対する保護義務の問題である。「子の治療に必要な輸血に対する同意を親が与えないことは，子の生命・健康に対する権利の侵害として親権の濫用となる（民法834条）」（実務 414 頁［平野哲郎］，同旨大谷・医療行為 87〜88 頁）と考えられる[12]。

　したがって，患者の生命健康を保護するために必要であり，かつ，傷病が生命への危険な状態にあるとき又は法定代理人の同意を取り付ける余裕がないときは，法定代理人の同意がなくても，その医療行為を行い得ると解すべきである。つまりこの場合は，輸血を行い救命措置を実施することが法的に許容されるのである。

(3) **代諾者**　　患者に同意能力がない場合で，法定代理人のような同意権者もいないときは，医師は，法的に有効なインフォームド・コンセントを得ることができない。そこで，実務においては，最も患者の利益を反映すると思われる家族その他の親族等を中心に同意を求め，患者の利益を保護している（前田ＩＣ 22 頁）。

(4) **緊急事態**　　救急救命現場等の患者の生命・身体に重大な危険をもたらす緊急事態においては，インフォームド・コンセントを得ることは省略されること

---

[12]　親権の濫用に関しては，「自らを守るすべを持たない子供の保護は，社会全体の責任であることを認識する必要があるだろう」（内田Ⅳ 241 頁）とする指摘に全く同感である。児童虐待を防ぐため，平成 23 年 6 月に親権に関する規定は大幅に改正された（平成 23 年法律 61 号。施行日は平成 24 年 4 月 1 日）。親権喪失に至らない事案でも最長 2 年間の親権停止の制度が創設されたこと（民法 834 条の 2）は，特に実際的である。

第**4**章 患者と医師の法律関係

がある。ただし，緊急事態かどうかの判断は，慎重に行わなければならない[13]。

3 自己決定権の法理

> エホバの証人輸血拒否事件
> ― 東大医科研病院事件

自己決定権の法理が問題となったものとして，次の判例が著名である。ただし，最高裁は自己決定権とは明言していない。

4−6

　A（昭和4年生まれ）は，昭和38年から「エホバの証人」の信者であり，宗教上の信念からいかなる場合にも輸血を受けることは拒否するという絶対的無輸血の固い意思を有していた。Aは，平成4年6月，甲病院に入院し悪性の肝臓血管腫と診断されたが，輸血をしないで手術をすることはできないといわれたので，同年8月18日，東京大学医科学研究所附属病院に入院した。同病院では，「エホバの証人」の患者が外科手術を受ける場合，輸血を受けるのを拒否することを尊重し，できる限り輸血をしないことにするが，輸血以外には救命手段がない事態に至ったときは，患者及びその家族の諾否にかかわらず輸血するとの方針が採られていた。

　同年9月14日，Aの長男（信者）は，B医師らに対し，Aは輸血を受けることができないこと及び輸血をしなかったために生じた損傷に関して医師及び病院職員等の責任を問わない旨が記載され，A及びその夫が連署した免責証書を手渡した。その2日後の16日，Aは肝臓の腫瘍を摘出する手術を受けたが，B医師らは輸血を必要とする事態が生ずる可能性があったことから輸血の準備をしていた。腫瘍摘出の段階で，出血量が2,245mlに達するなどの状態になったので，輸血をしない限りAを救うことはできないと判断し輸血をした。

　そこで，Aは，開設者である国を相手に，人格権侵害等を理由として慰藉料を請求した。東京地方裁判所は，次のように述べてAの請求を棄却した。説明義務に基づく説明にはいかなる事態になっても患者に輸血をしないかどうかは含まれない。医師は，手術中に輸血以外の救命方法がない事態になれば，患者に輸血をする義務があるから，そのような事態になれば輸血すると明言しなかったとしても直ちに違法性があるとは解されない。これに対し，東京高等裁判所は，自己決定権を基礎にB医師らの説明義務違反を認め，Aが自己決定権行使の機会を奪わ

---

13) 虫垂炎手術を受けた未婚女性（28歳）について，開腹したところ子宮筋腫であることが判明した。しかし，緊急事態でもないのに子宮全摘手術を行った際に，全身麻酔のため意識がなかった患者の同意に代えて姉の同意をもってしたことは，許されない（広島地裁平成元年5月29日判決）。緊急事態でもないのにインフォームド・コンセントを得ていないこと，しかも代諾が許される場合でないのに代諾を行っていることから，二重に誤りがある。

れたことを理由に慰謝料55万円の賠償を命じた。そこで，国が上告し，Aの遺族も賠償額を不当として附帯上告した。

(最高裁平成12年2月29日判決に基づく設例。百選[44]事件［潮見佳男］)

最高裁判決の要旨

(1) B医師らが医療水準に従った相当な手術をしようとすることは，人の生命及び健康を管理すべき業務に従事する者として当然のことである。しかし，「患者が，輸血を受けることは自己の宗教上の信念に反するとして，輸血を伴う医療行為を拒否するとの明確な意思を有している場合，このような意思決定をする権利は，人格権の一内容として尊重されなければならない」。そうすると，Aが輸血を伴わない手術を受けることができると期待して入院したことをB医師らが知っていたとの事実関係の下では，手術の際に輸血以外には救命手段がない事態に至ったときには輸血するとの方針を採っていることを説明して，手術を受けるか否かをA自身の意思決定に委ねるべきであった。

(2) ところが，B医師らは，手術までの一か月間に，病院の方針を説明することを怠ったことにより，輸血を伴う可能性のあった手術を受けるか否かについて意思決定をする権利を奪ったものであるから，Aの人格権を侵害し，その精神的苦痛を慰謝すべき責任を負うものである（上告棄却，附帯上告棄却）。

輸血拒否の帰結

たとえ手術に成功しても，患者が宗教上の信念から絶対的無輸血の意思を有している場合は，十分な説明をせずに輸血をしたときは，医師は，不法行為責任を問われることがあるとの判例が確定した。この「宗教上の理由に基づく輸血拒否」の法的帰結は，次のとおりとなると思われる（上記百選97頁）。

① 患者から宗教上の信念に基づく輸血拒否の意思が明確に示された場合は，医師は，その意思決定を患者の人格権として尊重しなければならない。すなわち，同意なく輸血を伴う手術を行うことは解釈上の正当な業務行為として許容されず違法と評価される（内田Ⅱ 409頁）。

② 輸血なしでは手術ができないことが想定される場合は，その旨を説明しなければならない。その結果，患者の手術に対する同意が得られなかった場合は，医師は手術をしなくても法的責任（応招義務違反を含む）を負わない。

③ 絶対的無輸血の合意が成立し，無輸血で手術をしたところ，やむを得ず輸血をして手術をした場合は，人格権侵害により慰謝料請求が認められる。さ

らに，患者が死傷したときはどうか。ここでは，通常の医療過誤の判断基準と同様に，行われた具体的な手術が医療水準を満たしていれば，医療過誤とはならないと考えるべきであろう。

④　絶対的無輸血の合意が成立し，無輸血で手術をしたところ，患者が死傷した場合は医師に責任が発生するか。免責証書のようなものがあったとしても，それは私的な合意にすぎず，常に医師の法的責任を免除するものではない。基本的には，そもそも無輸血での手術が医療水準を満たしているかどうかであろう。医療水準を満たした手術であれば，医師に責任を問うことは難しいと思われる。

三　医療契約

(I)　医療契約の意義

契約とは何か

医療機関では毎日多くの患者に対し医療が行われている。しかしこれは，単なる社会的な事実ではなく，法的な関係，つまり，「契約」関係に基づいて行われている。医師が患者に医療を提供するのは，契約上の義務であり，患者が医師に報酬を支払うのも，契約上の義務である。医師が医療提供に当たって過失があれば，損害賠償を請求され，患者が支払をしなければ裁判を経て国家によって強制的に支払わされることになる。このように，市民社会における人々の法的関係は，権利及びその裏返しとしての義務で表現される（内田Ⅱ2頁）。

「契約」というと，車を買うときの売買契約書，アパートを借りるときの賃貸借契約書のような書式を思い浮かべる人が多いと思われる。しかし，法律上の**契約**とは，書式のことではなく，当事者（医師と患者）の合意（約束）を意味している。自ら約束したことを根拠に，民法は，単なる合意に法律上の拘束力を認めたのである。

契約に関しては，当事者が自由にその内容，相手方等を決められるとする**契約自由の原則**が認められている。しかし，契約自由の原則は，歴史的な考え方にすぎず絶対的なものではないので，医師法等では制限されている。

医療契約の意義

医療契約（診療契約）とは，患者が医師に，医療の提供を委託し，その報酬を支払うことを約する有償の契約である。医療契約は，他人（医師）の有する特殊

な知識，経験及び能力を利用する契約であることから，他人の役務（サービス）を利用することを目的とする**役務型**の契約類型である（その種類には，委任契約の他に雇用契約，請負契約等がある）。ただし，医療契約は，民法の規定の中に定められた典型的な契約類型（**典型契約**）ではない（**非典型契約**）。

典型契約としての**委任**は，他人に法律行為（契約の締結等）を委託することを指すが，医師に医療の提供を委託することは，法律行為ではない事務[14]の処理を委託することになる。そこで，判例は，医療契約を委任に準ずるという意味で**準委任**とし（準委任契約説。民法656条），委任の規定を準用して医療契約を規律している（民法643条～655条）[15]。

(II) 医療契約の特徴

医療契約の特徴

(1) 現代の医学でもいまだ限界は多い。治癒できない疾患もあるし，予想外の合併症等を生じることもある。したがって，医療契約は，事務処理の完成（疾患の治癒）を目的（結果債務）とはせず，あくまで疾患の治療のために善良な管理者の注意をもって委任事務を処理する（医療行為を実施する）ことを目的（手段債務）とするにとどまる（⇒95頁）。

(2) 医療契約は，人体に対する侵襲的性格をもち，民法が典型例とする財産上の契約とは，相当異なった要素を持つ。したがって，委任の規定が全てそのまま適用されることにはならない。

(3) 医療契約においては，初診時には，医療契約の具体的な内容は特定できない。問診，触診，検査等の医療行為が積み重なって診断に至り，治療（手術，投薬等）が決定され，実施されるという特徴がある。また，極めて専門的な役務を提供する契約であり，医師の**裁量性**が認められる。

準委任契約でない場合

医療契約のなかには，準委任契約ではなく，請負契約の場合もある。**請負契約**とは，仕事の完成を約束するもの（建設工事，クリーニングの契約等）である。医

---

[14] 法律用語としての事務の意味は，事務員，事務所等の日常用語と異なっている。通行人が急病人を病院に運び込むこと，立替払いをすること，台風が来る前に不在にしている隣家の窓ガラスを修理すること等の「生活に必要な一切の仕事」を意味している。

[15] 樋口教授は，医師・患者の関係について，素人の患者が専門家たる医師を信頼することから生ずる医療倫理を基盤とする信認モデルとして捉え，契約説は採っていない（法律相談11頁［樋口範雄］）。

療契約においても，美容整形，矯正歯科，人間ドックのように，ある明確な仕事の完成が医療契約の目的である場合は，請負契約に近い（実務88頁[増田聖子]）。

(Ⅲ) 医療契約の成立

> **4－7**
> Aは，体調が良くないので，甲医療機関に行って，窓口で「問診票」に記載し，受付の職員に提出したところ，呼ぶまで待つように言われた。その時，Aは保険証（被保険者証）を忘れたことに気づいた。医療契約は成立するか。

成立要件　契約は，一方が契約を申し込み，他方がこれを承諾したときに成立する。医療契約も，患者が医師（開設者等を含み，ここでは単に医師という）に診療を申し込み，医師がこれを承諾することによって成立する（民法643条）。医療契約は，**諾成契約**であるので，当事者の合意のみで成立するが，実際の診療の**申込み**は，問診票，診療申込書等の提出によって行われることが多い。公益上の理由で医師には応招義務（医師法19条1項）が課されているので，医師は申込みがあれば，これを承諾しなければならない。承諾は，一般には問診票等の受理の時点と考えられる。

被保険者証の提出がないと保険診療の適用が問題になるが，契約の成立とは無関係である（療担規則3条）。したがって，設問では，医療契約は成立する。

(Ⅳ) 医療契約の当事者

> **4－8　医療機関の契約当事者は誰か**
> 甲は，A医療法人が設置したB病院でC医師の診療を受けた。B病院には，医療法上の開設者（経営の主体という意味。7条1項）である医療法人を代表する理事長のDがいる。また，医療法上の管理者（10条）として病院長のEがいる。この場合，甲は誰と医療契約を結んだことになるか。

医療機関で診療を受ける場合は，患者が契約を締結した相手方当事者は，医療契約上の権利義務が帰属する開設者である（設問ではA医療法人となる）。理事長のDは，医療法人を代表しているが，権利義務はD個人には帰属せず，A医療法人に帰属する。管理者である病院長のEは，法人に雇用されている医師であり，当然には法人を代表する法的な地位は有していない（ただし，小規模医療法人では，開設者が管理者となることが多い（12条1項））。甲の担当医師Cは，開設者の履行補助者となるが，医療契約における履行補助者（担当医）には相応の裁量性が与えられているという特徴がある。

これに対し，法人ではない個人の開業医での受診の場合は，医師が相手方当事者となる。

> 患者が通常の能力を持たない場合

問題となるのは，患者が通常の能力を持たない場合である。ただし，診療報酬の支払に関しては，保険診療によって問題は生じないことが多い。未成年者は被保険者の家族（被扶養者）として保険診療を受けるし，意識不明の成人もその人の被保険者証により保険診療を受けることになるからである。

> **4－9　患者が6～7歳未満の未成年の場合**
> 患者に意思能力（法の基礎知識9）がなく，かつ，行為能力（法の基礎知識9）が制限されているとき
> 　幼稚園児が病気になったので，母親が連れて来て受診した場合

幼稚園児，保育園児の場合は，法定代理人である親権者が園児を法定代理して医療契約を締結する（医療契約の効力が生ずるのは，本人である園児と医師である）。ただし，一般には，医療契約は親権者が医師と締結すると認識されているであろう。成年被後見人の場合も，幼児の場合と同様に考えてよいと思われる。

> **4－10　患者が6～7歳以上で未成年の場合**
> 患者に意思能力はあるが，行為能力が制限されているとき
> 　事例A　中学生が病気になったので，父親が連れて来て受診した場合
> 　事例B　高校生が一人で受診した場合

意思能力のある未成年といっても，小学校低学年から大学生まで含み，精神的能力の成熟度には大きな差がある。しかし，受診の形態に応じて，親権者が同伴した場合（事例A）は，親権者は未成年者を法定代理して医療契約を締結する。未成年者が一人で受診した場合（事例B）は，未成年者が親権者の同意を得て（民法5条1項），医療契約を締結すると解すれば足りるであろう。

> **4－11　病院運搬事例**
> 意思能力が欠けている患者を法定代理人以外の者が病院に運んだ場合
> 　通行人Aは，路上に倒れて血を流している意識不明の中年男性を発見した。Aは男性の服を破いて止血の措置を行い，タクシーでC病院の救急外来へと運んだ。男性が所持していた免許証から名前（B）が判明したので，AはBの名前で医療契約を締結した。その後，適切な治療によりBは全快した。

第4章　患者と医師の法律関係

　　この事例において，Aはタクシー代をBに請求できるか。逆に，Aは破いたBの衣服の賠償義務を負うか。また，C病院の開設者（D）は誰と医療契約を締結したことになるか。

(内田Ⅱ 553頁以下に基づく設例)

(1)　人は自らの意思に基づいてのみ義務を負うとするのが法思想である。しかし，頼まれたわけではないが（義務がないのに），他人の合理的な利益を図る行為は，社会的に価値のある行為として，これを尊重し適法な行為として是認されるべきである。設例のように，「義務なく他人のために事務の管理」をすること（無関係の者が止血して，タクシーで運び，治療を受けさせること）は，**事務管理**と呼ばれる（民法697条）。いったん他人の事務を管理し始めた以上は，責任を持って事務に当たらなければならないが，その費用は償還されるとするのが民法の考え方である。

(2)　したがって，事務管理者であるAは，支出したタクシー代は，有益な費用として請求できる（民法702条1項）。また，設例は，本人の身体に対する急

●● 法の基礎知識9 ●●

意思能力，行為能力　　(1)　民法は，市民社会での取引が有効に行われるようにするため，人の能力に制限を加え，能力の劣る人を保護した。例えば，幼稚園児には本を買うことの法的な意味（本の所有権を取得するが，本代を支払うという法律上の義務を負うこと）を理解するだけの精神的能力はない。有効に意思を表示する能力のことを**意思能力**といい，6〜7歳から備わるとされている。しかし，成人であっても，重体の患者，泥酔者，強度の精神的疾患の患者等は意思能力を欠いている。意思能力を欠く人の意思表示は，**無効**（当初から全く効力がないこと）となる。

(2)　複雑な取引を行うためには意思能力だけでは足りず，更に精神的な成熟が必要である。例えば，土地を売却するという売買契約を締結するときは，その有利不利を判断できないと重大な被害を被る可能性がある。そこで民法は，意思能力のように個々に判断するのではなく，20歳未満か否かのような形式的基準で行為能力を制限し，能力の劣る人を保護した。**行為能力**とは，法律行為（医療契約等）を単独で有効にすることができる法律上の能力をいう。**制限行為能力者**には，未成年者（民法4条），成人であっても認知症等により精神的能力の低下した成年被後見人（民法7条）等がある。制限行為能力者が行った法律行為は，取り消してもよいし，取り消さなくてもよい（民法120条）。**取消し**は，無効と異なり，取り消されるまでは，有効な行為である（民法121条。ただし，取り消すことができなくなることがある）。

第3部　患者中心の医療——医療行為法

迫の危害を免れさせるためにした**緊急事務管理**であるから，義務の軽減が図られ，悪意又は重過失のない限り，生じた損害を賠償する責任を負わない（民法698条）。止血のため衣服を破いたことには重過失はないので，賠償義務は負わない。

> **（緊急事務管理）**
> **民法698条**　管理者［通行人］は，本人［患者］の身体，名誉又は財産に対する急迫の危害を免れさせるために事務管理［止血のため衣服を破ったこと］をしたときは，悪意［患者を害する意図があること］又は重大な過失があるのでなければ，これによって生じた損害を賠償する責任を負わない。
> 　　　　　　　　　　　　　　　　　　　　　　　　　　［　］内は筆者

(3)　事務管理の規定は，本人(B)と事務管理者(A)との関係を定めたものであるから，事務管理者が本人のために，第三者（C病院の開設者D）と本人の名で医療契約を結んだとしても，その効果は当然には本人に及ばない（これを無権限者による代理という意味で，**無権代理**（民法113条1項）という）。しかし，緊急事務管理の場合は特殊な法定代理を認めるべきであり（なお，内田Ⅱ559頁），Aは代理人として，BD間の医療契約を有効に締結できることになる。よって，開設者Dの契約の相手方は，Bである。

医療保険制度は影響するか　医療保険制度は，医療契約に影響を及ぼさない。医療保険はあくまで医療費の支払方法に関する公法上の関係にすぎないから，私法上の医療契約は，被保険者（患者）と保険医療機関の開設者との間に成立するからである（判例・通説）。したがって，医療保険制度の保険者（健康保険組合，共済組合等）と被保険者（患者）が，医療契約の当事者となるのではない。

(V)　医療契約の終了

> **4-12　受診の中止**
> Aは，風邪にかかったようなので，職場を早退し，開業医Bを受診し治療を受けた。B医師からは翌日の受診を指示されていたが，大事な会議があったので，Aは翌日無理をして出勤した。そのうち，熱も下がり体調も戻ってきたので，その後，Bへ受診しなかった。

有効に成立した医療契約も合意，患者の死亡等により終了する。この設例では，必ずしも完治したわけではないが，契約の目的は達成した（善管注意義務

を履行した治療を受けた）ので，契約は終了したものである[16]。

> 無理由解除権による終了

医療契約等の委任契約は，当事者相互の信頼関係を基礎としているから，信頼関係を維持できないときは当事者はいつでも**解除**できるのが原則である（**無理由（任意）解除権**。民法651条1項）。つまり，患者は，理由を示すことなく自由に医療契約を解除[17]できる。しかし，「やむを得ない事由」がないのに，患者が医師に不利な時期（例えば，医師がその患者のためだけの特別な手術の準備を完了した時期）に契約の解除をしたときは，医師の損害を賠償しなければならない（同条2項）。現実には，単に手術が怖くなって解除したとしても，同項による賠償請求は難しいであろう。

他方，医師には応招義務（医師法19条）があるため，医師法上の「正当な事由がなければ」解除はできない。その限りで，民法の無理由解除は適用されない。

> その他の終了

民法が定めるその他の終了事由としては，①患者又は個人開業医の死亡（民法653条1号），②個人開業医が後見開始の審判を受けたとき（同条3号。ただし，この事由は医師免許の取消事由である（医師法7条1項））がある。これに対して，③患者又は個人開業医・開設者が破産手続開始決定を受けた場合（同条2号）であっても，当然には終了事由とはならないと解される。ただし，受任者が医療法人の場合は，破産手続開始決定は医療法人の解散事由となるので（55条1項6号，3項2号），契約は終了することになる。

---

[16] Aが相当期間B医師に連絡もなく受診しないときは，Bは，Aから契約終了の申出があったものとみなし，契約を終了することができる（名古屋（現在は愛知県）弁護士会「医療契約書モデル案（平成14年3月）」8条1項（手嶋・医事法279頁）。ただし，同モデル案では相当期間を半年以上とする）。

[17] **解除**とは，契約当事者の一方的な意思表示によって契約関係を遡及的に消滅させることをいう。ただし，委任の場合の解除は，将来に向かってのみ契約関係を消滅させる（民法652, 620条）ので，**告知**ともいう。

第3部　患者中心の医療——医療行為法

四　医療従事者の業務——医業の意義と医業独占

1　医療資格者法——医業の意義と医業（業務）独占・名称独占

4-13　医療従事者の範囲

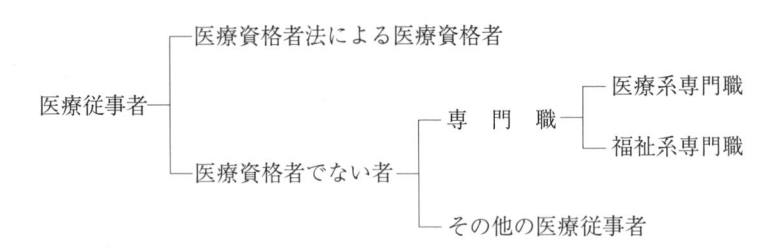

```
                ┌─医療資格者法による医療資格者
                │                              ┌─医療系専門職
医療従事者 ──┤                   ┌─専門職─┤
                │                   │          └─福祉系専門職
                └─医療資格者でない者─┤
                                    └─その他の医療従事者
```

| 医療従事者 の　意　義 | 医師，歯科医師，薬剤師，看護師その他の医療に従事する者を**医療従事者**という[18]（30条の13等）。その範囲について本書では4-13により分類する。また，医 |

療従事者に対し資格（免許）の付与と業務に関する規律を定めた法を**医療資格法**という[19]。

(1)　**医療資格者法に基づく資格（免許）を持つ医療資格者**　次の3種類である。
1)**医師・歯科医師**　医師は医療を独占的に行い得る資格を有する。
2)**医療補助従事者（コ・メディカル）**　医師の医療行為を特定の分野において補助する者をいう。その特徴は，①業務を行う場合に原則として医師の指示が必要であること，②あくまで補助行為であって手術等の危険度の高い行為は行うことができないことにある（解409頁）。

次の職種がある。①薬剤師，②保健師・助産師・看護師・准看護師，③診療放

---

18)　医療法は，**医療の担い手**（1条の2第1項等）という表現もしているが，医療を受ける者との対比で医療を提供する主体という意味で使っていると思われる。**従業者**（15条1項，75条）というときは，医療従事者より広義の概念であり，医療機関との雇用関係の有無を問わず，医療機関の指揮監督を受けて業務に従事する者をいう。なお，本書で**医療関係者**というときは，医療従事者を中心とし，医療に関わる公務員，医療法人役員等を含んだ最も広義の概念として用いる。

19)　医療資格者には高度な専門知識と技能及び適正な業務の運用が確保されなければならないので，医療資格者法は，資格法及び業務法の部分により規律を行っている。資格法は，免許の取得要件，医籍等への登録，試験，臨床研修等の資格に関する規律であり，業務法は，業務独占，名称独占，応招義務，守秘義務等の業務に関する規律である。

射線技師（診療エックス線技師の資格は，昭和58（1983）年の法改正で廃止），④臨床検査技師（衛生検査技師の資格は，平成17（2005）年の法改正で廃止），⑤理学療法士・作業療法士，⑥視能訓練士，⑦言語聴覚士，⑧臨床工学技士，⑨義肢装具士，⑩救急救命士，⑪歯科衛生士，⑫歯科技工士。なお，医療機関では，医事法上の資格ではないが，管理栄養士・栄養士も医療補助従事者に含めるのが一般である。

3) **医業類似行為業者** 本来の医業類似行為（⇒140頁）を行う者で，あん摩マッサージ指圧師・はり師・きゅう師及び柔道整復師をいう。

(2) **医療資格者法による免許を持たない医療系の専門職** 医療機関において重要な役割を有する医療従事者として，臨床心理士，医療ソーシャルワーカー（MSW），診療情報管理士等がある。今後も医療の進歩とともに医療系の専門職は増加するであろう。

(3) **福祉系の専門職** 現在の医療機関では，保健医療サービスと福祉サービスの融合が図られており（1条の4第4項），福祉系の資格である社会福祉士，精神保健福祉士，ケアマネージャー（介護支援専門員），介護福祉士等も医療従事者として活躍している。

(4) **その他の医療従事者** 医療事務職及び看護助手，歯科助手，調理師等の技術系職員等，多彩な職員が医療機関を支えている。

〔医師でない者の医業の禁止〕
医師法17条 医師でなければ，医業をなしてはならない。
罰則 17条の規定に違反した者（無免許医業をした者）は，3年以下の懲役若しくは100万円以下の罰金に処し，又はこれを併科する（31条1項1号）。無免許医業をした者が，医師又は医師類似の名称（A病院副院長等）を用いたときは，更に悪質であり，罰金刑を加重する（同条2項－3年以下の懲役・200万円以下の罰金又はこれを併科）。
特例 外国医師等には医師法17条の特例がある（外国医師等が行う臨床修練に係る医師法第17条等の特例等に関する法律）。

| 医業，医行為の意義 |

医業とは，医行為を業として行うことであり，医師の業務独占の範囲を示す概念である（解408頁）。病院及び診療所は，医業を行う場所として定義されている（1条の5）。**医行為**とは，医師の医学的判断・技術をもってするのでなければ人体に危害を及ぼすおそれのある行為である[20]。**業として行う**とは，医行為を反復

---

20) 医師法第17条，歯科医師法第17条及び保健師助産師看護師法第31条の解釈について（平17・7・26医政発0726005）

継続する意思をもって行うことで足りる。反復継続意思があれば，一人に対し一回の医行為をしても業となる。営利目的又は報酬を受ける目的も必要でない（大谷・医療行為8頁）。

業務独占の意義と違反の効果（罰則） 医師法17条は，医業を医師に独占させ，免許を有しない者に対して医業を禁止した（無免許医業の禁止）。医業は，人の生命・健康に深く関係した業務であることから，一定の教育を受け，国家試験に合格した医師のみに行わせることにより，国民の安全を確保するためである。

業務独占の資格では，有資格者でなければ当該業務に従事することが禁じられ，無資格者が業務独占を侵害すると罰則という制裁が科される。医事法は，医師を中心職種として最も重い刑罰を定めたが，薬剤師も薬事における中心職種として医師と同等に位置付けている。また，医療補助従事者については，その業務の内容に応じて刑罰の軽重を定め（4種類），又は刑罰を科さないこととした[21]。

4－14 柔道整復師のエックス線照射事件

柔道整復師Aは，昭和57年から翌年にかけて，エックス線技師の免許もなく，医師の指示もないのに，延べ336名の人体に対し624回にわたりエックス線を照射した。柔道整復師が，①放射線を人体に照射することを業としたことは，医師法（17条）に違反するか，又は診療放射線技師法［当時は診療放射線技師及び診療エックス線技師法］（24条）に違反するか。さらに，②読影し骨折の有無等の疾患を診断することを業とした場合は，医師法違反となるか。

（最高裁平成3年2月15日判決に基づく設例。百選[7]事件［斎藤信治］）

診療放射線技師法24条 医師，歯科医師又は診療放射線技師でなければ，第2条第2項に規定する業［医師の指示の下に，放射線を人体に対して照射する業］をしてはならない。

罰則 24条の規定に違反した者は，1年以下の懲役若しくは50万円以下の罰金に処し，又はこれを併科する（同法31条1号）。　　　　　　［　］内は筆者

---

21)　①3年以下の懲役又は100万円以下の罰金　医師・歯科医師，薬剤師。②2年以下の懲役又は50万円以下の罰金　保健師（ただし，業務に関する名称独占違反）・助産師・看護師・准看護師。③1年以下の懲役又は50万円以下の罰金（併科もあり得る）　診療放射線技師，歯科衛生士，歯科技工士。④50万円以下の罰金　あん摩マッサージ指圧師・はり師・きゅう師，柔道整復師。⑤無資格者への罰則のない資格　臨床検査技師，理学療法士・作業療法士，視能訓練士，言語聴覚士，臨床工学技士，義肢装具士，救急救命士。

(1) **最高裁の判断**　①について　放射線を人体に照射することは医業でもあるが，診技法は，医師法の特別法として，放射線の照射を業とすることを資格者（医師，歯科医師及び診療放射線技師）以外の者に禁止し，違反した者を処罰する規定である。したがって，無資格者が放射線を人体に照射することを業とした場合は，診技法違反の罪が成立し，医師法違反の罪は成立しない（「特別法［診療放射線技師法］は一般法［医師法］を破る」という法原則）。

②について　しかし，エックス線写真の読影により骨折の有無など疾患の状態を診断することを業としたことに関しては，医業違反だけが問題となるので，医師法違反の罪が成立するとした。

(2) **問題点**　この事案の本質的な問題点は，「柔道整復師がやってはいけないことをしているのであれば，本来は，まず厚生労働大臣が，免許の取消しか停止処分を行う［柔整法8条。筆者注］というのが筋ではないでしょうか」（法律相談40頁［樋口範雄］）という正当な指摘にある[22]。

〔医師の名称独占 ― 非医師による医師の名称使用禁止〕
医師法18条　医師でなければ，医師又はこれに紛らわしい名称を用いてはならない。
罰則　18条に違反した者は，50万円以下の罰金に処する（33条の2第1号）。

名称独占の意義

医療従事者には，**名称独占**が認められている[23]。有資格者以外に当該名称の使用を禁止し，有資格者にその誇りと責任を自覚させ，無資格者がこれらの名称を使用することから生ずる弊害を防止するためである（野田・上107頁）。「名称を用い」るとは，「単に広告用に使用することだけではなく，対談や執筆の時に用い，名刺に印刷するごときもすべて名称の使用」となる（磯崎・医事法199頁）。業務独占の資格は，一般に名称独占である。

---

22) 刑事制裁に服させるのではなく，医療資格者法の問題として処理すべき事案であった。医療資格者法全般にいえるが，厚生労働大臣の行政処分の前に，資格者団体による自主的な規律が問われてもよい問題である。
23) (1)名称独占違反への罰則　業務違反に比べると実害は少ないので，罰則は軽い。①50万円以下の罰金　医師・歯科医師，薬剤師。②30万円以下の罰金　保健師・助産師・看護師・准看護師，診療放射線技師，臨床検査技師，理学療法士・作業療法士，視能訓練士，言語聴覚士，臨床工学技士，義肢装具士，救急救命士，歯科衛生士。
(2)医療系の免許者で名称独占の定めのないもの　歯科技工士，あん摩マッサージ指圧師・はり師・きゅう師，柔道整復師

第3部　患者中心の医療——医療行為法

4－15　医療従事者の業務と業務・名称の独占（22資格）

名　　称	業　務　内　容	業務独占	名称独占
医師	医療，保健指導	○	○
歯科医師	歯科医療，保健指導	○	○
薬剤師	調剤，医薬品の供給，薬事衛生	○	○
保健師	保健指導		○注1
助産師	助産，妊婦・じょく婦・新生児の保健指導	○	○注2
看護師	傷病者・じょく婦に対する療養上の世話，診療の補助	○	○注2
准看護師 注3	看護師等の指示を受けて行う，傷病者・じょく婦に対する療養上の世話，診療の補助	○	○注2
診療放射線技師	放射線の人体への照射	○	○
臨床検査技師	血液学的検査，病理学的検査，生理学的検査等	△注4	○
理学療法士	身体に障害のある者に対する基本的動作能力の回復	△注5	○
作業療法士	身体又は精神に障害のある者に対する応用的動作能力又は社会的適応能力の回復	△注5	○
視能訓練士	両眼視機能に障害のある者に対する機能回復のための矯正訓練	△注6	○
言語聴覚士	音声機能・言語機能・聴覚に障害のある者に対する機能回復のための言語訓練	△注7	○
臨床工学技士	生命維持管理装置の操作・保守点検	△注8	○
義肢装具士	義肢・装具の製作・身体への適合等	△注9	○
救急救命士	救急救命処置	△注10	○
歯科衛生士	歯牙・口腔の疾患の予防処置，歯科診療の補助	○	○
歯科技工士	歯科医療用の補てつ物等の作成・修理・加工	○	
あん摩マッサージ指圧師	あん摩・マッサージ・指圧	○	
はり師	はり	○	
きゅう師	きゅう	○	
柔道整復師	柔道整復	○	

　業務独占の欄中の△は，一部についての業務独占を意味する。
注1）　保健師又は類似する名称（保健婦，パブリックヘルスナース等）を用いなければ，保健師でなくても保健指導を業とすることができる（保助看法29条。罰則（43条1項1号））。

138

第4章　患者と医師の法律関係

　　これは，業務に関する名称独占であるが，第五次改正で一般的な名称独占が定められた。
注2）　第五次改正で名称独占が定められた。
注3）　准看護師は都道府県知事の免許を受けるが，他は厚生労働大臣の免許。
注4）　診療の補助として採血，生理学的検査を行うことは業務独占（臨技法20条の2第1項，ただし罰則なし（以下注10まで同じ））。
注5）　診療の補助として理学療法・作業療法等を行うことは業務独占（理作法15条1項）。
注6）　診療の補助として矯正訓練，眼科検査等を行うことは業務独占（視能法17条2項）。
注7）　診療の補助として嚥下訓練等を行うことは業務独占（言聴法42条1項）。
注8）　診療の補助として生命維持管理装置の操作を行うことは業務独占（臨工法37条1項）。
注9）　診療の補助として義肢の採型・適合等を行うことは業務独占（義肢法37条1項）。
注10）　診療の補助として救急救命処置を行うことは業務独占（救急法43条1項）。

2　医業類似行為の規制

[免許]
あはき法1条　医師以外の者で，あん摩，マッサージ若しくは指圧，はり又はきゅうを業としようとする者は，それぞれ，あん摩マッサージ指圧師免許，はり師免許又はきゅう師免許を受けなければならない。
[医業類似行為の制限]
12条　何人も，第1条に掲げるものを除く外，医業類似行為を業としてはならない。ただし，柔道整復を業とする場合については，柔道整復師法の定めるところによる。
罰則　1条の規定に違反してあはきを業とした者，12条の規定に違反した者は，50万円以下の罰金に処する（13条の7第1項1号，4号）。
特例（届出医業類似行為業者）　昭和22（1947）年12月20日の時点で，引き続き3箇月以上，1条に掲げるもの以外の医業類似行為を業としていた者で届出をしていたものは，12条の規定にかかわらず，当該医業類似行為を業とすることができる（12条の2第1項）。

医業類似行為の意義　医業（医行為）に比べると，より人体への危険度の低い行為として，医業に類似する行為という概念がある（あはき法12条）。広義の**医業類似行為**とは，手技，温熱，電気，光線，刺戟等の療術行為である（昭35・3・30医発247の1。以下「昭和35年通知」という）[24]。

---

24)　本書において，「あはき」とは，あん摩マッサージ指圧，はり及びきゅうをいい，「柔整」とは，柔道整復をいう。これらの有資格者である4師を単に「施術者」という。また，「あん摩等」というときは，法律で認められた医業類似行為である，あはき及び柔整の総称

第3部　患者中心の医療——医療行為法

広義の医業類似行為の分類

本書では，広義の医業類似行為を，次図のように2種類に分類する（平3・6・28医事58, 解408頁）。

4－16　広義の医業類似行為

広義の医業類似行為
├ A　本来の（狭義の）医業類似行為
│　①施術者によるあん摩マッサージ指圧・はり・きゅう及び柔道整復
└ B　その他の医業類似行為
　　②本来の医業類似行為以外の医業類似行為で，医学的観点から人体に危害を及ぼすおそれのないもの。人体に危害を及ぼすおそれがあれば，あはき法又は柔整法で禁止され処罰の対象となる（届出医業類似行為業者による医業類似行為を含む）。

あはき法と柔整法の経緯[25]

我が国では，古くから「医業類似行為」又は「療術行為」と呼ばれる様々な民間療法が行われてきた。明治時代に入ると，あん摩術，はり術，きゅう術，柔道整復術に関し内務省令によって規制が行われた。昭和22 (1947) 年，「あん摩, はり, きゅう, 柔道整復等営業法」（昭和22年法律217号）（以下「営業法」という）が制定された。営業法は，あん摩（マッサージを含む），はり，きゅう及び柔道整復を業とする施術者の資質を確保するため免許制度を設けたが，その反面，免許を有する施術者によらない医業類似行為をすべて禁止した（営業法12条）。

しかしこれまで平穏に，あん摩等以外の医業類似行為を業として生計を立ててきた者に対して，即時禁止の措置を採ることは酷であった。そこで，経過措置が設けられ，営業法の公布（昭和22年12月20日）の際，引き続き3箇月以上，あん摩等以外の医業類似行為を業としていた者は，知事に届け出ることで昭和30 (1955) 年12月31日までは当該医業類似行為を継続できるとする特例措置が認められた（**届出医業類似行為**）。しかし，この特例期限は延長され，最終的に届出医業類似行為業は，無期限の業務継続が認められた（あはき法12条の2第1項。ただし，届け出た者の一代限りの営業権であり（解408頁），現在では該当する届出医業類似行為業者は少ないと思われる）。

昭和26 (1951) 年，身分法であることを明確にするため，営業法は題名を「あ

として用いる。

25)　野田・上95～106頁, 医療六法1887頁, 1938頁, 旧百選Ⅰ [69] 事件 [糸井克己]

ん摩師，はり師，きゅう師及び柔道整復師法」に改めたが，昭和39（1964）年には，題名を「あん摩マッサージ指圧師，はり師，きゅう師，柔道整復師等に関する法律」に改めた。昭和45（1970）年，柔道整復に関する部分が分離され「柔道整復師法」が成立し，あはき法は現在の題名となった。

あん摩等以外の医業類似行為の禁止　あはき法12条は，あはき以外の医業類似行為を業とすることを罰則をもって禁止している。そうすると，届出医業類似行為業者でない多くの民間療術者は営業できなくなる。そこで，憲法22条1項の職業選択の自由[26]を侵害するのではないかが争われた。

4－17　HS式高周波療法事件

医師でも施術者でもないAは，昭和26（1951）年9月1日から4日までの間に，4回にわたり反復累行の意思をもって3名に対し，HS式高周波器を用いて，HS式無熱高周波法を1回100円の料金を徴して行った。Aの行為は，あはき法12条の医業類似行為の禁止に反するか。

第一審は，あはき法の趣旨は，医業類似行為が人体に及ぼす影響に照らし，一定の学識経験を有する者にのみ業とすることを認め，それ以外の者についてこれを制限することは，公共の福祉を維持するため必要であると解して，この治療は医業類似行為に当たるとした（罰金1,000円。執行猶予3年）。**控訴審**も，医業類似行為の禁止は，たとえ積極的に人体に対し「危害を生ぜしめないまでも，人をして正当な医療を受ける機会を失わせ」る虞（おそれ）があるとして，この療法は医業類似行為に当たるとした。そこでAは，この療法は，有効無害の療法であり公共の福祉に反しない。このような行為を禁ずることは，憲法22条に反するとして上告した。

最高裁は，次のように判示した。①職業選択の自由は，公共の福祉に反しない限りで保障される。あはき法の医業類似行為の禁止の趣旨は，医業類似行為を業とすることが公共の福祉に反するからである。公共の福祉に反するというのは，かかる業務行為が人の健康に害を及ぼす虞があるからである。よって，あはき法12条が医業類似行為を業とすることを禁止処罰するのは，人の健康に害を及ぼす虞のある業務行為に限局する趣旨である。②しかるに，控訴審判決は，HS式無熱高周波療法を業として行った事実だけであはき法12条に違反すると即断し，

---

[26]　憲法22条1項　何人も，公共の福祉に反しない限り，居住，移転及び職業選択の自由を有する。

> HS式無熱高周波療法が人の健康に害を及ぼす虞があるか否かの点は判示していないとして、審理をやり直させるため事件を控訴審に差し戻した。
> **差戻審**では、鑑定結果によれば「HS式高周波器による電気療法は、人の健康に害を及ぼす危険があることが明らかである」としAの控訴を棄却し、有罪が確定した。(最高裁昭和35年1月27日判決に基づく設例。百選［8］事件［木村光江］、旧百選Ⅰ［68］事件［保木本一郎］、憲百Ⅰ［99］事件［工藤達朗］。なお差戻審である仙台高裁昭和38年7月22日判決については、旧百選Ⅰ［69］事件［糸井克己］)

最高裁判決後の問題点

(1) 確かにあはき法12条を形式的に適用すると、免許のある施術者以外が行う民間療法は、すべて禁止されることになりかねない。そこで、最高裁は、「人の健康に害を及ぼすおそれが全くない行為は、形式的に構成要件に該当するかに見えても処罰しない」こととして、法規そのものを違憲無効とするのではなく、現行法規の解釈により、不当な処罰範囲を取り除く努力をした（合憲的限定解釈）と評価することができる（前田・総論68〜69頁）。

しかし問題は、健康に害を及ぼすおそれが全くないかどうかは簡単には判明しないことにある。しかも今日では、免許のある施術者以外が行う民間療法には、カイロプラクティック[27]、整体、足裏健康法、リラクゼーション等多岐にわたっている。最高裁判決のいうように、①健康に害を及ぼすという積極的被害の観点からのみ規制するのではなく、同判決反対意見にあるように②適切な受療機会を失わせる消極的被害、すなわち正当な治療を受けずにその場しのぎの対症療法で済ませ、重大な疾病を発生させる危険性の有無も医業類似行為の規制の判断基準に含めるべきであろう（百選［8］事件［木村光江］）。

(2) 最高裁判決により、あん摩等以外の民間療法は、人体に危害を及ぼすおそれのない医業類似行為であれば、業として行い得ることとなった。その結果、民間療法業者も、施術者と同様に職業選択の自由（営業の自由）を享受できるので、両者の調整は容易ではない。特にあはきに関しては、従来から視覚障害者の職業確保という要請があったことも忘れてはならない。民間療法は、あん摩マッサージ指圧と近接しており、あん摩マッサージ指圧の明確な定義ができない現状では、施術者と民間療法者との職域をめぐる緊張関係は続くように思われる。

---

27) 医学的効果についての科学的評価はいまだ定まっていないとされた（平3・6・28医事58）。

第5章 医師の義務と患者の義務

> **要点**
>
> 「君は医者である自分に対して，もっと厳しくあるべきだ，医療は人間の祈りだとさえ云われている，神を畏れ，神に祈るような敬虔な心で，患者の生命を尊重する心がなくては，医療に携わることは許されないはずだ」
>
> 里見は，静かな揺るがぬ声で云った。一瞬，しんとした静けさが部屋を埋め，鵜飼と財前は，応えなかった（山崎豊子『白い巨塔 3』374 頁（新潮文庫））。
>
> この章では，医師の義務と患者の義務について，具体的に説明する。特に医療現場の問題意識を反映した検討を行いたい。

● 医師法に基づく医師の義務

1 応招義務

> **医師法 19 条** 診療に従事する医師は，診察治療の求（もとめ）があつた場合には，正当な事由がなければ，これを拒んではならない。　　　　　　　　　　　　　［ふりがなは筆者］

問題点

正当な事由がなければ，医師は患者の診察治療の求めに応じなければならないとする**応招義務**[1]は，正に医療倫理そのものであり，我が国の医療界の良識の高さを物語る規定である[2]。しかし，時代が変われば解釈も変わるべきである。医師

---

1) **応招義務，応召義務，診療義務** 医師法・歯科医師法 19 条 1 項に規定する義務は，応求義務，応需義務といわれることもあるが，一般的には応招義務という。「応召」とされることもある。召すとは，「呼び寄せる」の尊敬語で，法律用語としては天皇の国事行為として使用される（「国会を召集すること」（憲法 7 条 2 号））。また，「応招」というと初めて診察治療の求めがあった場合が想定されるが，実際には既に医療契約が成立している患者からの求めに応じる場合もあるので，両者を包括する概念として診療義務という論者も多い。しかし本書では，求めに応じる義務を定める他法（薬剤師法 21 条，保助看法 39 条 1 項）と用語を統一し，従来からの表現を踏襲して，応招義務という。

2) 筆者が群馬県医務課で勤務していたとき，医師から応招義務の違反にならないかとの質問を受けたことがある。しかしその相談は，いずれも患者からの暴力行為の恐れがあ

法制定当時とは医療環境が大幅に変化したことを踏まえ，現在の実情に即した解釈論が展開されなければならない[3]。

沿革

応招，すなわち「招きに応じる」とは現在ではいささか奇異に感じる言葉である。現行条文の文言に近いのは明治41（1908）年に制定された内務省令の警察犯処罰令（現在廃止）である。同令3条7号には，「開業の医師，産婆（で）故なく病院又は妊婦，産婦の招きに応ぜざる者」は「20円未満の科料に処す」と規定されていた（現代表記に改め，傍点，ふりがな等を付した）。この規定が現行条文の応招義務として受け継がれたようである。

しかし，重大な変更点がある。「従来置かれていたこの違反に対する罰則は削除され，この義務を果たすと否とは一応医師の良心に任された」（解430頁）からである。義務違反は品位を損する行為（7条2項）となり得るが，これは罰則ではない。

立法趣旨

アメリカ医師会倫理コードでは，「医師には患者を選ぶ権利がある」と定められている（医師の職業倫理14頁）。では，我が国の医師法はなぜ「医師には患者を選ぶ権利がない」としたのであろうか。

第一は，**医師の職務の公共性**にある。健康で文化的な生活を営む権利（憲法25条1項）が全ての国民に実現されるためには，医師による職務（医療の提供）は広く平等に保障されなければならないからである。第二は，**医業独占の負担**である。医師には医業の独占が認められたこと（医師法17条）の負担として，診察治療に応ずることが義務付けられたと考えられる。

「診療に従事する医師」の範囲

まず，応招義務の主体の範囲が問題となる。しばしば論議される航空機内の急患診療（ドクターコール）の事例ではどうか。

(1) 医師法は，応招義務の主体を「診療に従事する」医師と限定し，無限定

るため診療を拒否せざるを得ないという事情に基づくものであった。筆者は正当事由に該当すると回答するとともに必ず警察に通報するよう助言した。その時から，応招義務はその適用範囲が不明確ゆえに，医師への過大な負担になっているのではないかと感じてきた。

3) 応招義務は，裁判例により「病院も医師と同様の応招義務を負う」（神戸地裁平成4年6月30日判決。百選[96]事件[村山淳子]）とされ，医療機関に拡大されている。

第5章　医師の義務と患者の義務

> **5-1　航空機内のドクターコールの事例**
> 保健所の所長である医師Aは，公務出張のため我が国の航空機に乗っていたところ，「急病人が出ました。お医者様はいらっしゃいますか」とのアナウンスに接した。医療の現場を離れて久しいので，正直なところ，意識不明の急病人を診る自信がない。手をこまねいていると，Aは応招義務に反するか。

な医師の義務とはしていない。しかし従来の解釈では，「自宅開業の医師，病院勤務の医師等公衆又は特定多数人に対して診療に従事することを明示している医師をいう」（解430頁）とされていた。しかし，救急医療体制の整備と医療の専門分化により，現代ではこの定義は広すぎる。診療に従事する場所に配慮し，「自らが診療に従事する病院・診療所などの施設内にいて，診療要請に応需できる医師が対象」（法律相談44頁［畔柳達夫］）であると解すべきである。したがって，公務出張中であってもAに応招義務が課されることはない。

（2）Aが急病人を診たが，不幸にして有害な結果が生じた場合，Aは責任を問われるか。これは緊急事務管理の問題である。

医師は患者との関係で，「義務なく他人のために事務の管理を始めた者」であることが必要である。A医師には応招義務は課されていないので公法上の義務はなく，意識不明の患者との間で医療契約も結ばれていないから私法上の義務も負っていない。ドクターコールに応じて自発的に診療を行ったと構成するのが通常であろう[4]。したがって，緊急事務管理が成立し，医師の責任は軽減される。十分な医療機材もなく，看護師の補助も受けられず，患者の病歴すらも分からない状況であろうから，診察治療につき重大な過失がなければ，損害が生じたとしてもその損害を賠償する責任は負わない（民法698条）。

なお，日本医師会も緊急事態における自発的援助（診療）について，「医師は自ら進んで可能な範囲で診療にあたるべきである」とする（医師の職業倫理14頁）。法の解釈も医師の自発的な人道的行為を支援するものでなければならない。

---

4) 航空機にたまたま同乗していた医師が，乗務員の依頼により，急患者を診察した場合は，その運送機関の主体と患者の間の事務管理になるとする見解もある（谷口知平・甲斐道太郎編集『新版注釈民法（18）』212頁［金山正信］（有斐閣，1991））。なお，山本善明・安藤秀樹「航空機内の急患診療をめぐる法的問題」（医事新報No.3674（1994年9月24日）136頁），清水喜由「航空機内におけるドクターコールと医師の責任」（医事新報No.4094（2002年10月12日）101頁）がある。

第3部　患者中心の医療——医療行為法

> **診察治療の求めを拒否できる正当な事由**

「正当な事由」がある場合とは，個々の事例において，A：医師側の事情，B：患者側の事情，C：当該地域の医療事情を総合的に判断して，診療を拒否することが「社会通念上妥当と認められる場合に限られる」(解430頁) と解釈すべきである (樋口・医療80頁，野田・上111頁，実務457頁 [山下登])。

A，B，Cについては，更に細かい判断要素として，次のaからkまでが挙げられる。これらに基づいて，行政解釈を要約すると次表のとおりとなる。

A：**医師側の事情**：a医師の不在，病気　b専門外　c診療中　d時間外　e入院設備の有無　f満床　g救急病院

B：**患者側の事情**：h緊急性

C：**当該地域の医療事情**：i救急医療体制の整備状況　j近辺の専門医の有無　kへき地，離島等で他に医師がいないか

正当事由と認められる事由	①医師の不在又は病気等により事実上診療が不可能な場合《Aaの事情》は正当事由になる (昭30・8・12医収755。以下「昭和30年回答」という)。この事案は，昭和30年7月14日午後10時半頃，長野県の北東にある下高井郡木島平村において，村役場から山道で2km離れたところに住んでいた36歳の女性が就寝直後意識不明となったので，家族が自転車で村内の全医師4名，飯山市の医師3名へ往診を依頼したが，病気・重い疲労・老齢・自動車の故障等で往診を拒否されたというもの (女性は1時間後急性心臓麻痺により死亡)。
正当事由と認められない事由	①患者の再三の求めにもかかわらず，単に軽度の疲労の程度をもって拒絶すること (昭和30年回答)。《Bhの事情が認められるが，Aaの事情は不存在》
原則的に正当事由と認められる事由	①専門外の診療《Abの事情》 　標榜する診療科名以外の診療科に属する疾病については，患者が了承すれば正当事由となる。ただし，了承しないでなお診療を求めるときは，応急の処置その他できるだけの範囲のことをすべきである《Bhの事情が優先する》(昭24・9・10医発752。以下「昭和24年通知」という。この事案は，東京都内の病院で，緊急収容治療を要する患者に対し，勤務医が空床のないこと《Afの事情》を理由に収容を拒まざるを得ず，治療が遅れ患者が死亡するに至ったもの)。 ②時間外の診療《Adの事情》 　原則として正当事由になる。ただし，急施を要する患者の診療は拒めない《Bhの事情が優先する》(昭和24年通知)。

第 5 章　医師の義務と患者の義務

| | ③休日夜間診療体制の整備下での診療《Ｃⅰの事情》
　休日夜間において《Ａｄの事情》，休日夜間診療体制が整備されている場合，休日夜間診療所等で受診するよう指示すれば，診察治療をしなくても，原則として正当事由になる。ただし，症状が重篤である等直ちに必要な応急の措置を施さないと患者の生命，身体に重大な影響が及ぶおそれのあるときは，診療に応ずる義務がある《Ｂｈの事情が優先する》（昭 49・4・16 医発 412）。なお，②と③のただし書は，同じ趣旨を述べていると思われる。 |

　上記の表に示した行政解釈は，いずれも古い時代のものであるが，合理的である。これらの行政解釈を踏まえ，具体的な事例ごとに，Ａ，Ｂ，Ｃの事情を総合的に考慮して，正当事由となるかどうかを判断することになる。

| 現在の問題 | 現在において，正当事由になるか否かについて慎重な検討を要するのは，①診療代金の悪質な不払と②患者の暴力等である。 |

5−2　診療代金の悪質な不払

　患者Ａは，支払能力はあるが，Ｂ病院職員による度重なる請求にもかかわらず診療代金の一部しか支払わない。Ａには特殊な病気があり，その対応ができるのは近辺ではＢ病院だけであるので，必ず支払をするというＡの言葉を信じて診察治療に応じてきたが，他の患者との公平を考えると，診療を拒否することもやむを得ないのではないかと判断された。Ａに対して，診療代金の不払を理由に診療を拒否することは，応招義務に違反するか。

(1)　解釈論の検討 ── 正当事由になる要素　　昭和 24 年通知は，「仮にも患者が貧困等の故をもって，十分な治療を与えることを拒む等のことがあってはならない」から「医業報酬が不払であっても直ちにこれを理由として診療を拒むことはできない」（傍点は筆者）とする。この通知は，医業報酬が不払ということだけでは拒むことはできないという趣旨である。

　したがって，不払に加え，別異の要素があれば，正当事由となり得ると思われる。まず，①患者の不払の悪質性が必要である（支払能力があるにもかかわらず，請求額のうち半額以上の未払があること等）。次に，②医療機関の真摯な対応が必要である（支払の相談に親身に応じたか，明確に支払を求めたか，拒否する前に保健所等の行政機関又は弁護士に相談したか等）。さらに，③次の受入医療機関を紹介することも必要になろう。

第3部　患者中心の医療 ── 医療行為法

(2) 立法論の検討　仮に正当事由になったとしても、それは個々の医療機関の犠牲において悪質未払者を他の医療機関にたらい回すだけで、何ら本質的な解決にはならない。「医療機関の未収金問題に関する検討会」（平成20年7月10日厚生労働省）は、「関係者は本検討会の議論を真摯に受け止め、それぞれの立場で、未収金問題の解決に向け一層の努力を行うことが強く求められる」とまとめた。

しかし、自助努力の尽きたところに更に努力せよと結論付けられても、医療機関は途方に暮れるだけである。基本的には、保険医療機関の請求に基づく保険者の強制徴収制度（健康保険法74条2項、国民健康保険法42条2項）の活用、基金制度を設けて一部の医療機関の負担としないような施策等により政府（国・自治体）が最終的なリスクを引き受ける体制を制度設計する必要がある。

> **5－3　暴力をふるう患者に対する診療拒否**
> 患者Cは、D病院の医師、看護師等に対する暴力的言動が甚だしく、その対応で多大な労力を費やし、他の患者の診療にも悪影響を及ぼし始めた。この場合、診療を拒否すると、応招義務に反するか。

患者の暴力は、犯罪である。もはや「患者」ではなく単なる「犯罪者」であるから、医療機関は、医療従事者と他の患者の生命、身体等を守ることを最優先しなければならない。医療従事者及び医療機関には、犯罪を受忍する義務はなく、暴力は、原則として正当事由となり、診療を拒否することができる[5]。

ただし、注意しなければならないのは、ほんの小さな暴力行為があったからといって、常に診療拒否ができるのではないということである。診療拒否は、患者の生命・健康に重大な影響を及ぼしかねないので、診療拒否に値するだけの質と量の暴力行為が必要である（**比例原則**⇒33頁）。

暴力行為があった場合は、110番通報をする等により毅然かつ断固とした対応を取り、暴力は絶対に許さない医療機関であるとの意思を明確に示さなければならない[6]。

---

[5] 筆者が病院に勤務していたときの経験である。境遇的に同情する余地はあったが、暴力的で、支払能力があるにもかかわらず不払の患者A（40代、男性）がいて困っていた。Aが受診の時に暴力的行為（大声を出し、女性医師と看護師を威嚇した）に出たので、警察に通報したところ、7人の警官が来て、厳しく説教をしてくれた。結局Aは、その日は受診することなく警官に諭されて帰宅した。その責任者は筆者に「病院に見放されるともう行くところはないよと言っておきました」と述べて署に戻った。その後、Aは、普通の患者となり、入院して死亡した。未払もなかった。

[6] **モンスター・ペイシェント**　極端な事例では、埼玉県の市立病院で患者に対する医療

5−4　秩序を守らない患者に対する強制退院

(1)　E病院に入院中の患者Fは、粗暴な振る舞いが目立ち、職員はもとより他の患者からも苦情が寄せられている。E病院は、Fを強制退院させられるか。
(2)　患者の動言が病院の秩序を害すると認めた場合、管理者は患者の意に反しても退院を命ずることができると院内規則に定めることはできるか（昭26・9・6医収484に基づく設例）。

小問(1)　この事例の問題点は、病院から医療契約を解除できるかにある（⇒133頁）。解除できれば、患者は在院する法的根拠がなくなるから、退院を求めることができる。医師には応招義務があるため、民法の無理由解除（民法651条1項）は適用されない。しかし、正当事由があれば、応招義務は課されないから、民法の原則に戻って解除できる。医療契約を解除できるか否かの判断基準は、**信頼関係が破壊されたか**どうかである（医療紛争176頁〔赤松岳〕）。継続的な契約である医療契約においては信頼関係が重要だからである（1条の2第1項）。

病院の入院規則の違反が重なり、病院の医療行為の妨げとなって他の患者への療養に悪影響が及ぶ場合は、正当事由が認められ、かつ、信頼関係が破壊され、社会通念上受忍の限度を超えたと判断できるから、病院は医療契約の解除を行うことができる[7]。ただし、これは患者の命に関わる人権問題であるので、退院後の受入れ医療機関を紹介する等により退院後の患者の医療に配慮しない限り、契約解除は違法性を帯びる可能性があり得る。

小問(2)　昔から問題患者は存在し、設例のような照会が行われている。次のような回答があった（現代表記に改めた）。「患者の入院は、患者と病院当局との間における契約に基づくものであり、且つ、照会に係る院内規則の内容は何ら法令及び公序良俗に違反するものでな」いから「入院に際しこれらを遵守することを条件として入院せしめることは差し支えないと解する。しかしながらその運用に当たっては医業の本質に反することのないようしかるべく御指導願いたい」。

妨害禁止の仮処分が認められている（さいたま地裁越谷支部平成20年3月25日決定。病院法務部233頁）。
7)　肺結核患者の強制退院事件（旧百選Ⅲ〔54〕事件〔河野正輝〕）。なお、病院の退院に応じない患者に対して病室明渡しの断行の仮処分（民事保全法23条2項）が認められた事案がある（高田Q&A 119頁）。

法的性質　応招義務は、医師が国家に対して負担する公法上の義務であり、患者に対して私法上直接に負担する義務ではない。したがって、応招義務を根拠に、患者が医師に対し医療を受ける権利を取得するわけではない。また、応招義務違反があったとしても、直ちに民事責任を生じさせるものではない。しかし、公法（医師法）だから私法（民法）には影響しないと解すべきではなく、一定限度で私法上にも影響すると考えざるを得ない。

応招義務違反の効果　応招義務違反は、刑事責任、民事責任、行政責任にどのような効果を導くであろうか。医療倫理を法定化した規定である点を重視する立場に立てば、法的責任は次の場合に限られる（樋口・医療84頁注42）。したがって、次に掲げる場合に該当しないときは、医療倫理の問題として法的責任を生じないと解すべきである。

(1) **刑事責任**　刑事罰を削除したことを重視し、応招義務違反があっても、原則として刑事罰の適用はない。

(2) **民事責任**　民事的な損害賠償の対象となる応招義務違反は、次の3つの場合に限られる。①当該医師の専門分野から見て、当該医師が一定地域で唯一の医師である場合。②患者が死亡又は重大な障害を帰結する危険を示す病状を呈している場合、そのような緊急状態で何らかの応急措置を行い専門医へつなぐことが必要とされる場合。③診療拒否が、人種・性・宗教等の差別に基づく場合。

(3) **行政責任**　応招義務違反に対する行政責任について、行政解釈は、「医師が第19条の義務違反を行った場合には罰則の適用はないが、医師法第7条にいう「医師としての品位を損するような行為のあったとき」にあたるから、義務違反を反覆するが如き場合において同条の規定により医師免許の取消又は停止を命ずる場合もありうる」とする（昭和30年回答。傍点は筆者）。つまり、応招義務違反を繰り返すことは、行政処分を行うか否かを検討すべき「品位を損する行為」となるとした。したがって、一回の応招義務違反あっても行政処分の対象とならないし、そのように実際も運用されているようである。

医師法7条2項にいう「医師としての品位を損するような行為」とは、「不当に高額の報酬を要求し、あるいは患者の貧富によって極端に診療内容を異にすることなど」（解421頁）と解されているが、今日においてはその解釈は適用しにくい。行政責任は、応招義務違反の回数（量）ではなく、内容（質）を問題にすべきである。そうすると、上記(2)の場合は、まさに「医師の品位を損する

ような行為」として行政責任を生ずる場合として整理してよいと思われる。特に(2)③は，医療倫理上も重大な問題があり，民事責任が成立しない場合であっても行政処分を行うべきであろう。

2 証明文書に関する規律

> 証明文書に
> 関する規律

医師が作成し交付する証明文書は，官公庁に対する添付文書，保険金請求時の証明等多方面に活用され，公法上も私法上も極めて重要である。そこで，証明文書の作成・交付に関し，医師法と刑法は，3つの規律を定めた。

まず医師法は，(1)医師が各種の証明文書を交付することを法的義務とした（診断書等交付義務。医師法19条2項）。次に，(2)自ら診察しないで治療をすることを禁じた。診察しないで診断書を交付すること等も禁じた（無診察治療等の禁止。医師法20条）。さらに刑法は，(3)医師が虚偽の文書を作成することを禁じた（虚偽診断書等作成罪。刑法160条（⇒ 162頁））。

証明文書に関する規律(1)── 診断書等交付義務

医師法19条 （1項は応招義務）
2　診察若しくは検案をし，又は出産に立ち会った医師は，診断書若しくは検案書又は出生証明書若しくは死産証書の交付の求があった場合には，正当の事由がなければ，これを拒んではならない。

(1) 各種証明文書の意義は，次のとおりである（野田・上125頁，解430〜432頁）。

5-5　各種証明文書の意義

診断書
　├─ 通常の診断書：人の健康状態に対する医師の医学的判断を表示，証明する文書
　└─ 死亡診断書：診療中の患者が死亡した場合に，その死因等に対する医学的判断を証明する文書（医師法施行規則20条）

検案書
　├─ 死体検案書：診療中の患者以外の者が死亡した場合に，死後その死体を検案して死因等に対する医学的判断を証明する文書（同条）
　└─ 死胎検案書：医師・助産師が出産に立ち会わなかった胎児の死産に対する医学的判断を証明する文書（死産の届出に関する規程[8] 6条）

第3部　患者中心の医療──医療行為法

出生証明書──医師・助産師が出産に立ち会った子の出生に対する医学的判断を証明する文書（出生証明書の様式等を定める省令）

死産証書──医師・助産師が出産に立ち会った胎児の死産に対する医学的判断を証明する文書（死産の届出に関する規程6条）

(2)　19条は「正当な（の）事由」[9]がなければ拒めないものとして，1項で応招義務を，2項で各種証明文書の交付義務を定めた。診断書等の交付義務は，医師が国に対して負う公法上の義務であり，医療契約による私法上の義務（民法645条（報告義務））でもある。

交付請求権者の範囲に限定はないが，請求を拒みうる正当事由があれば，医師は請求を拒むことができる（証明書が不正目的（詐欺，恐喝等）のために悪用されるおそれがある場合，患者のプライバシーが侵害されるおそれがある場合等）。義務違反に対し罰則はないが，「品位を損するような行為」（医師法7条2項）として，反復性，交付拒否の悪質性等を判断して行政処分が行われることもあり得る（医師及び歯科医師に対する行政処分の考え方について（平14・12・13医道審議会医道分科会））。

---

8)　死産の届出に関する規程（昭和21年厚生省令42号）は，省令であるが法律としての効力をもつ特異な法規である。昭和20年8月14日に我が国はポツダム宣言を受諾し，連合国の占領下に置かれ，連合国最高司令官の指示を迅速に実施するため，法律事項も命令で定めることのできる措置を執った。これらは，ポツダム命令と呼ばれ（公職追放令等），この規程もその一つである。ポツダム命令の多くは，サンフランシスコ平和条約の発効（昭和27年）に伴い廃止されたが，この規程は省令のまま法律としての効力を有するものとして残っている（ワークブック58頁以下）。

9)　正当な(の)事由　医師法19条の条文を注意深く読まれた方は，気付かれたであろうが，1項では「正当な事由」，2項では「正当の事由」と表現を異にしている。現在の表記は，「正当な事由（理由）」である（「法令用語改正要領の一部改正」昭56・10・1内閣法制局総発142）。従前の表現はいずれも「正当ノ事由」であるから，1項は現代表記に改めたが，2項は従前の表現を残したことになる。医療法等でも「正当の事由」とする例（29条1項1・2号，同条2項，借地借家法28条）はある。しかし，証明文書の交付義務を定めた歯科医師法19条2項，保助看法39条2項は「正当な事由」であり，統一されていない印象は否めない。

証明文書に関する規律(2) ── 無診察治療等の禁止

> **医師法20条** 医師は，自ら診察しないで治療をし，若しくは診断書若しくは処方せんを交付し，自ら出産に立ち会わないで出生証明書若しくは死産証書を交付し，又は自ら検案をしないで検案書を交付してはならない。但し，診療中の患者が受診後24時間以内に死亡した場合に交付する死亡診断書については，この限りでない。
>
> **罰則** 50万円以下の罰金（医師法33条の2第1号）

規律内容

医師法20条等における**診察**とは，「問診，視診，触診，聴診その他手段のいかんを問わないが，現代医学からみて，疾病に対して一応の診断を下し得る程度のもの」をいう[10]。医師法20条は，(1)医師が自ら診察を行って疾病を確認することなく，①治療をすること（**無診察治療**），②診断書・処方箋を交付すること（**無診察交付**），(2)医師が自ら出産に立ち会わないで，出生証明書・死産証書を交付すること，(3)医師が自ら検案をしないで，死体検案書・死胎検案書を交付することを罰則をもって禁止した。無診察治療をすること及び無診察等にもかかわらず漫然と証明文書を交付することは，患者の安全と医師の交付する文書への信頼を損なうからである[11]。

診療中の患者が受診後（最後の受診時から起算して）24時間以内に死亡した場合に限っては，死後に診察しなくても死亡診断書を交付できる（同条ただし書）。しかし，受診後24時間を超えてから死亡した場合は，本文の原則に戻って，改めて診察をしなければ死亡診断書は交付できない。ただし，診療中の患者であっても，「他の全然別個の原因」（交通事故等）で死亡した場合は，診療中の死亡ではないから，死体検案書を交付しなければならない（昭24・4・14医発385）。

---

[10] 「情報通信機器を用いた診療（いわゆる「遠隔診療」）について」（平9・12・24健政発1075）（以下「遠隔診療通知」という）

[11] 薬だけを取りに来ていた糖尿病の患者が眼底出血を起こして失明した例を挙げ，「無診察治療は患者さんとの信頼関係を希薄にし，見逃し・誤診につながりかねません。"薬だけ処方"を断っても，その理由をよく説明し，丁寧に診察することを常に心がければ信頼関係も高まり，大多数の患者さんはついてきてくれます」との助言がある（東理「開業医決断物語」医事新報 No.4525（2011年1月15日）35頁）。

| 対面診療の原則と遠隔診療 | 無診察治療等の禁止の根底にあるのは，「診療は，医師又は歯科医師と患者が直接対面して行われることが基本」（遠隔診療通知）であるとする**対面診療の原則**で

ある。そこで，電話で容態等を聞いたのみで診断を行ったり，治療方法を指示することは，医師法20条違反の可能性があるとされてきた。

しかし，情報通信技術の進歩は，**遠隔診療**（情報通信機器を応用して診療の支援に用いる診療）を可能とし，直接の対面診療を受けることが困難な離島，へき地等では，遠隔診療の必要性は高い。そこで，対面診療に「代替しうる程度の患者の心身の状況に関する有用な情報が得られる場合には，遠隔診療は直ちに医師法第20条等に抵触するものではない」と柔軟に解釈されるに至った（遠隔診療通知）。

現段階では，遠隔診療は，対面診療を補完するものとして位置付けられているが，高度情報通信技術の普及により，遠隔診療の比重が高まることは必定である。明治時代に誕生した20条は，遠からず解釈的にも立法的にも修正を余儀なくされるであろう（樋口・医療86頁以下に詳細な検討がある）。

3 異状死体（死産児）の届出義務

> **医師法21条** 医師は，死体又は妊娠4月以上の死産児を検案して異状があると認めたときは，24時間以内に所轄警察署に届け出なければならない。
> **罰則** 50万円以下の罰金（33条の2第1号）

| 立法趣旨 | 異状な死体（死産児）の届出義務は，明治39（1906）年に施行された旧医師法施行規則9条に由来し，医師法制定時から現在の文言で規定されている。立法趣旨

は，「死体又は死産児には，時とすると殺人，傷害致死，死体損壊，堕胎の犯罪の痕跡を止めている場合があるので，司法警察上の便宜のためにそれらの異状を発見した場合の届出義務を規定したものである」（解（昭46年）342頁。行政解釈は業務上過失致死を例示していない点に注意）。したがって，**異状**とは，病理学的な異状ではなく，法医学的な異状とされた。

殺人等の例示が物語るように，故意犯罪の犯人に対する緊急の捜索が念頭に置かれ（傷害致死（刑法205条）は傷害の部分は故意犯），届出は，司法警察が24時間以内に犯罪の端緒を把握するための手段にすぎなかった（死体解剖保存法11条の犯罪に関係する異状の届出と同趣旨）。

第5章 医師の義務と患者の義務

診療関連死は「異状な死体」か

しかし問題は，診療中に患者が死亡した**診療関連死**の場合に，患者の死因に異状を認めれば，医師は異状死体として警察署に届け出なければならないかにある。本来，「死体の異状」という構成要件が，**異状死**という「死因の異状又は異常」に変容してきたかのように思われる[12]。

都立広尾病院事件

このような中で，**都立広尾病院事件**[13]の最高裁判決がこの議論に終止符を打った（平成16（2004）年4月13日。百選[3]事件[髙山佳奈子]）。最高裁は，①医師法21条にいう死体の**検案**とは，「医師が死因等を判定するために死体の外表を検査することをいい，当該死体が自己の診療していた患者のものであるか否かを問わない」，②「死体を検索して異状を認めた医師は，自己がその死因等につき診療行為における業務上過失致死等の罪責を問われるおそれがある場合にも，本件届出義務を負う」とした。したがって，診療関連死であっても医師は所轄署長に届け出なければならない。

● 法の基礎知識 10 ●

自白の強要からの自由（自己負罪拒否特権） 最高裁判決の②には，憲法上の論点が含まれている。憲法は，「何人も，自己に不利益な供述を強要されない」（38条1項）として**自己負罪拒否特権**を定めた。自己の刑事責任に結びつくような事実を供述することを強要されないという規定であり，一般には**黙秘権**という（刑訴198条2項，291条3項）。最高裁は，医師法21条は死因等に異状があると認めたときの届出であり，犯罪行為を構成する事項の供述までは強制されるものではないとする。しかし，「医師法21条の届出義務制度は，一般的には合憲だとしても，業務上の過失によって患者を死亡させた医師に適用される場合には，適用違憲となる疑いが強い」と批判されている（佐伯仁志「異状死体の届出義務と黙秘権」生命倫理と法71頁）。

---

12) 公正な死因究明を目的とする日本法医学会は，異状死とは，一般に外因死，死因不詳の死を指すが，診療関連死の疑いのある死も含むとする（吉田・事例1頁，平成6年5月「異状死」ガイドライン）。これに対し，日本内科学会は，医師が届けるべき診療行為に関連した患者死亡事例とは，「「何らかの医療過誤の存在が強く疑われ，または医療過誤の存在が明らかであり，それらが患者の死亡の原因となったと考えられる場合」に該当する事例」であるとした（平成14年7月「診療行為に関連した患者死亡の所轄警察署への届出について」）。その他，日本外科学会等も同旨である。

13) この事件は，平成11（1999）年2月11日，都立広尾病院の看護師が誤って消毒薬を投与したため患者が死亡し，院長と主治医が医師法21条違反等で起訴された刑事事件である。

第3部　患者中心の医療 ── 医療行為法

> 立法による解決

制定法も，社会の人々の規範意識に支えられた「生ける法」（エールリッヒ：オーストリアの法社会学者）であるから，その趣旨を拡充させるため規範内容に変化が生じることは当然の現象である。しかし，その結果，規範を改正したのと同様になるのは問題である。

医師法 21 条の異状死体の届出義務に関しては，解釈論の枠を超えつつあるような気がしてならない。関係者の人権を守るため，異状死体の死因を公正に究明しようとする法医学の立場（吉田・事例 1 頁）に反対する者はいない。しかし，その手段として医師法 21 条を転用することは，「本来，犯罪の摘発のために定められた医師法 21 条が医療過誤を摘発するための法律に変質したということ」（法律相談 62 頁［木戸浩一郎］）となろう[14]。

異状死体の原因究明を徹底すると同時に，医療事故への過剰な刑事司法の介入を抑制するためには，医療安全調査委員会を設置することによる立法的な解決しかないと思われる[15]。

4　処方箋の交付義務

医師法 22 条　医師は，患者に対し治療上薬剤を調剤して投与する必要があると認めた場合には，患者又は現にその看護に当つている者に対して処方せんを交付しなければならない。ただし，患者又は現にその看護に当つている者が処方せんの交付を必要としない旨を申し出た場合及び次の各号の一に該当する場合においては，この限りでない。
　一　暗示的効果を期待する場合において，処方せんを交付することがその目的の達成を妨げるおそれがある場合
　二　処方せんを交付することが診療又は疾病の予後について患者に不安を与え，その疾病の治療を困難にするおそれがある場合
　三　病状の短時間ごとの変化に即応して薬剤を投与する場合
　四　診断又は治療方法の決定していない場合
　五　治療上必要な応急の措置として薬剤を投与する場合
　六　安静を要する患者以外に薬剤の交付を受けることができる者がいない場合
　七　覚せい剤を投与する場合

---

[14]　樋口教授は，この一連の過程を「善意の連鎖」と表現した（樋口・医療 135 頁）。

[15]　大綱案が示される前において，診療関連死を第三者機関に届け出るべきであるとする提言には，「診療行為に関連した患者死亡の届出について～中立的専門機関の創設に向けて～」（平成 16 年 2 月 6 日，日本内科学会等），「異状死等について－日本学術会議の見解と提言－」（平成 17 年 6 月 23 日，日本学術会議第 2 部・第 7 部）がある。

八　薬剤師が乗り組んでいない船舶内において薬剤を投与する場合
罰則　50万円以下の罰金（33条の2第1号）。

処方箋とは，特定人の特定の疾病に対する薬剤による治療方法に関する意見を記載した医師の作成すべき指示書をいう（野田・上141頁）。医師が処方箋の交付義務を負うのは，「治療上薬剤を調剤して投与する必要がある」と認める場合である。したがって，診断のみの目的で投薬する場合（バリウムを飲ませる等）及び処置として薬剤を施用する場合（患部に外用薬を塗布する等）には交付義務はない。また，患者等が処方箋不要と申し出た場合（同条ただし書）及び暗示療法等の各号列記の場合（同条1～8号）にも，交付義務は負わない。

5　保健指導を行う義務（療養指導義務）

医師法23条　医師は，診療をしたときは，本人又はその保護者に対し，療養の方法その他保健の向上に必要な事項の指導をしなければならない。

「医師は，医療及び保健指導を掌る」（医師法1条）から，患者の診療に当たっても，単に疾病に対する手当をするだけでなく，日常の療養の方法その他の保健指導を行う義務がある（解437頁）。本条は，罰則のない訓示規定である。

6　診療録の記載・保存義務

医師法24条　医師は，診療をしたときは，遅滞なく診療に関する事項を診療録に記載しなければならない。
2　前項の診療録であつて，病院又は診療所に勤務する医師のした診療に関するものは，その病院又は診療所の管理者において，その他の診療に関するものは，その医師において，5年間これを保存しなければならない。
罰則　50万円以下の罰金（33条の2第1号）。

意義　診療録の意義は大きい。①医療行政上からは，行政上の証明（出生，死亡日時の確定等），診療報酬請求等の基礎資料となる。②裁判においては，証拠資料となる。③医師にとっては，自らの医療行為の検討資料となり，④患者にとっても，医療契約の履行の判断資料となる。そこで，診療録の適切な記載と保存について，医療倫理に任せるのではなく，法的義務とした。

医師が「診療に関する事項」（医師法施行規則23条の記載事項（患者の住所・

氏名・性別・年齢，病名・主要症状，治療の方法（処方・処置），診療の年月日））を記載したものを**診療録**という（⇒法の基礎知識11）。健康保険の診療に従事している保険医にあっては，診療録の様式が定められている（療担規則22条，様式1号）。現在では，電子カルテの普及に伴い，診療録は電子媒体で保存されることが多い[16]。

> **● 法の基礎知識11 ●**
>
> **診療記録，診療諸記録，診療録，カルテ**　これらの用語は，診療に関する記録を意味する。狭義の概念は，診療に関する事項を記録した**診療録**である（医師法24条）。
>
> これに対し，広義の概念は，病院における診療に関する諸記録（**診療諸記録**）であり，過去2年間の病院日誌，看護記録，エックス線写真等をいう（21条1項9号，22条2号，22条の2第3号）。
>
> 診療情報の積極的な提供という観点からは，**診療記録**という最広義の概念がある（「診療情報の提供等に関する指針の策定について」平15・9・12医政発0912001）。診療記録とは，病院に限定せず，診療諸記録にあった過去2年間という枠も外し，「診療の過程で患者の身体状況，病状，治療等について作成，記録又は保存された書類，画像等の記録」をいう。実質的に患者について作成された全ての記録を意味している。
>
> これらに対し，**カルテ**とは，語源も明確でない慣用語のようであり，「医療界でカルテという場合には，通常，特定患者に関する診療録を中心とした診療上の諸記録を示すことが多い」（法律相談56頁［畔柳達雄］）。

診療録の記載義務　全ての医師は，遅滞なく（⇒法の基礎知識12），診療録に記載すべき法的義務を負う。実務的には1週間以内が目途となろう。ただし，診療後間もなく海外出張する等の合理的な理由がある場合は，記載が遅れてもよいが，帰国する等により記載できる状態になった時から1週間以内には記載すべきである。

---

16) 保存義務のある情報について，真正性・見読性・保存性が確保されることを条件に診療録等の電子媒体による保存が認められた（「診療録等の電子媒体による保存について」平11・4・22健政発517等）。さらに，外部保存（作成した病院・診療所以外の場所における保存）も認められている（「診療録等の保存を行う場所について」平14・3・29医政発0329003等）。

第5章 医師の義務と患者の義務

> **法の基礎知識 12**
>
> **直ちに，速やかに，遅滞なく**　　法律用語は，厳密に意味が定められている。上記の3つの副詞は，いずれも日常用語で「すぐに」という意味であるが，時間的即時性の強弱がある。医事法から例を挙げる（下線は，筆者）。
>
> (1) **直ちに**　①医療法人が債務超過になった場合には理事は<u>直ちに</u>破産手続開始の申立てをしなければならない（55条5項。罰則あり），②医師は，一類感染症患者等については<u>直ちに</u>その者の氏名，年齢等を，五類感染症患者については<u>7日以内に</u>その者の年齢等を知事に届け出なければならない（感染症予防法12条1項。罰則あり）。最も時間的即時性が強く，一切の遅れを許さないのが「直ちに」である。
>
> (2) **速やかに**　①病院等の管理者は，報告した事項について変更が生じたときは，<u>速やかに</u>知事に報告しなければならない（6条の3第2項。罰則なし）。「直ちに」に比べ，急迫の程度が低いのが「速やかに」である。「速やかに」の場合は訓示的な意味にすぎないことが多く，その違反に罰則はないのが通例である。
>
> (3) **遅滞なく**　①医師は，診療をしたときは，<u>遅滞なく</u>診療に関する事項を診療録に記載しなければならない（医師法24条1項。罰則あり）。②厚生労働大臣は，基本方針を定めたときは，<u>遅滞なく</u>，これを公表するものとする（医師法30条の3第3項。罰則なし）。「遅滞なく」は，最も時間的即時性が弱く，「合理的な理由による遅滞」は許される。ただし，罰則が科されるものもある。
>
> （ワークブック715頁）

診療録の保存期間　①　病院・診療所の勤務医の診療録は，その病院・診療所の管理者が保存義務者となり，5年間保存しなければならない。②　その他の診療録（医師が勤務先とは無関係にたまたま自宅で行った診療に関するもの等（解437頁））は，その医師が保存義務者となり，5年間保存しなければならない。

5年の保存期間は，患者に対する診療が完了した日から起算される（療担規則9条の「完結の日から」と同旨）。しかし，5年間では短い。訴訟の可能性（責任がないことの証明に必要），診療録開示への対応（⇒52頁以下），薬害被害の証明の便宜等を考慮すれば，最低20年（不法行為による損害賠償請求権が消滅するまでの期間（**除斥期間**といい，中断がない等の点で消滅時効と異なる。民法724条））以上の保存が望ましい[17]。

---

17) 日本医師会医事法関係検討委員会「「医師・患者関係の法的再検討」について」（平成20年2月）付表中医師法24条2項の論点。

第3部　患者中心の医療 — 医療行為法

5−6　個人診療所の廃止

A医師が個人で開設した甲診療所（管理者もA医師）は，身近な家庭医として多くの住民の健康を守ってきたが，高齢となったA医師は死亡した。甲診療所を継ぐ者がいないことから，妻のB（非医師）は廃院を決意した。診療録の保存は，誰が行うのか。

個人で開設した診療所を廃止した場合，診療録は廃止の時点における管理者が保存しなければならない（医師法24条2項）。しかし，管理者が死亡していたときは，保存を行うべき主体が存在しない。死亡届出義務者（戸籍法87条）が医師法上の義務（診療録保存義務）を承継することにはならないから（昭31・2・11医発105），適切に個人情報の管理を行うためには，状況によっては，県・市等の行政機関が保存することもあり得る（昭47・8・1医発1113）。

カルテの改ざん　医療機関で作成される診療録，看護記録等の診療に関する記録は，医師，看護師等の医療従事者の私的なメモではなく，全て**公的な文書**である。勝手に改変することは許されないし，刑事事件の証拠との関係では，証拠隠滅罪に該当することがある。

5−7　カルテの改ざんと証拠隠滅罪（東京女子医大事件）

平成13年3月2日に行われた心房中隔欠損症等の根治手術に際し，A医師は，手術チームの責任者を務め，B医師は人工心肺装置を操作した。しかし，B医師の操作の結果，患者に脳循環不全による重度の脳障害を負わせ，同月5日に患者が死亡するに至った。A医師は，B医師が業務上過失致死の罪責に問われる可能性のあることを認識して，ＩＣＵ記録のうち，瞳孔の大きさを示す数値の記載を13か所改ざんした（証拠の変造）。

裁判所は，A医師に証拠隠滅罪の成立を認め，懲役1年（執行猶予3年）を言い渡した（B医師の業務上過失致死罪は否定されたが，有罪とならなくても証拠隠滅罪の成立を妨げない）。

（東京地裁平成16年3月22日判決に基づく設例。百選[17]事件［前田雅英］）

証拠隠滅罪（刑法104条）は，犯人の利益を図り刑事司法作用を害する犯罪類型である。他人の（行為者以外の）刑事事件（設例ではB医師の業務上過失致死罪）に関する証拠を**隠滅**（証拠を物理的に滅失させる，隠すこと等），**偽造**（不真正な証拠を作成すること）又は**変造**（真正な証拠を加工して証拠としての効果に変更を

与えること)した者(A医師)に成立する。自己の犯罪に関する証拠の隠滅等は,**期待可能性**がない(適法行為をすること,つまり隠滅等をしないことは期待できないという法律用語)ので,処罰されない。

7　厚生労働大臣の医療等に関する指示

> **医師法24条の2**　厚生労働大臣は,公衆衛生上重大な危害を生ずる虞がある場合において,その危害を防止するため特に必要があると認めるときは,医師に対して,医療又は保健指導に関し必要な指示をすることができる。
> 2　厚生労働大臣は,前項の規定による指示をするに当つては,あらかじめ,医道審議会の意見を聴かなければならない。

昭和23年7月に公布された医師法は,医師の行う診療・保健指導については,医師の高度な専門的判断に委ねることとし,その業務内容を直接監督する規定を置いていなかった。しかし,同年2月に起きた東大梅毒輸血事件を契機に,翌年5月,初めての医師法改正において追加されたのが本条である(野田・上163頁)。大臣の指示として「輸血に関し医師又は歯科医師の準拠すべき基準」(昭27・6・23厚告138)が定められたが,平成元年9月に廃止された(解439頁)[18]。

二　刑法に基づく医師の義務

1　守秘義務 ─ 秘密漏示罪　(⇒58頁)

2　虚偽文書の作成(無形偽造)禁止

> (虚偽公文書作成等)
> **刑法156条**　公務員〔である医師,看護師等の医療従事者〕が,その職務に関し,行使の目的で,虚偽の文書若しくは図画を作成し,又は文書若しくは図画を変造したときは,印章又は署名の有無により区別して,前2条の例による〔印章・署

---

[18]　本条は,忘れ去られたような規定であるが,今日では,原子力発電所の事故,強毒性の感染症,生物テロ等の国家的な公衆衛生上の非常時において,発動される可能性がある。その場合に発せられる大臣の指示は,医師に対し法的な拘束力を持つと解すべきである(髙田・小海348頁)。大臣指示は,発動の要件が厳しいが(①重大な危害,②特に必要,③医道審議会の意見),非常時の有効な法的根拠となり得る。

名を使用していれば，1年以上10年以下の懲役に処する〕。
（虚偽診断書等作成）
刑法160条 医師が公務所［官公庁等］に提出すべき診断書，検案書又は死亡証書に虚偽の記載をしたときは，3年以下の禁錮又は30万円以下の罰金に処する。

（ふりがな，［ ］内は筆者）

| 診断書等の文書 偽 造 の 構 造 |

診断書等の文書は，現代社会で重要な意義を持つので，刑法は，文書の公共的信用を保護するため文書偽造の罪を定めた（刑法154〜161条の2）。

公文書（公務員又は公務所（官公庁その他公務員が職務を行う所（刑法7条2項）が，その名義で職務権限に基づいて作成する文書。公立医療機関の診断書等）については，**有形偽造**（いわゆる偽造のことで，他人名義の文書を勝手に作成すること）及び**無形偽造**（いわゆる虚偽作成のことで，自己名義で内容虚偽の文書を作成すること）は，いずれも処罰される。しかし，**私文書**（私人名義で作成する文書）については，公文書に比べると一般に信用度は低いので，処罰範囲は限定され，有形偽造を処罰することが原則となっている。したがって，私文書の無形偽造は不可罰であるが，例外として，医師が公務所に提出する診断書等（私立医療機関の診断書等）は特に重要な私文書であるので，その無形偽造を処罰している。

診断書の偽造は，次表のとおりであるが，一般に問題となるのは無形偽造を処罰する虚偽公文書作成罪と虚偽診断書作成罪の2罪である。

5−8 診断書の偽造

公文書
- 有形偽造（偽造文書）：Aが，行使の目的で，勝手に公立病院のB医師の名義で診断書を作成した場合は，Aに有印公文書偽造罪が成立する（刑法155条1項（1年以上10年以下の懲役））。
- 無形偽造（虚偽文書）：公立病院のC医師が，行使の目的で，裁判所に提出する診断書に虚偽の記載をした場合は，Cに虚偽有印公文書作成罪が成立する（刑法156条（1年以上10年以下の懲役））。

私文書
- 有形偽造（偽造文書）：私立病院のD医師が，行使の目的で，勝手に病院長のE医師の名義で診断書を作成した場合は，Dに有印私文書偽造罪が成立する（刑法159条1項（3月以上5年以下の懲役））。

> ─ 無形偽造　私立病院のF医師が，行使の目的で，県庁に提出する診断
> （虚偽文書）書に虚偽の記載をした場合は，Fに虚偽診断書作成罪が成
> 　　　　　　立する（刑法160条（3年以下の禁錮又は30万円以下の罰金））。

注1) 有印とは，公務所・公務員の印章，記名，署名を使用することで，通常，有印となる。
　2) 作成の後に使用すると行使罪も成立する。

虚偽公文書作成罪 ── 公務員が虚偽文書を作成

公文書の無形偽造を処罰する規定である。作成権限のある公務員（医師，看護師等の医療従事者）（身分犯）が，その職務に関し，**行使の目的**（真正な文書と誤信させる目的）をもって虚偽の文書・図画を作成又は変造する行為を**虚偽公文書作成罪**とした（刑法156条）。

公務員である医師が，医療過誤により事故死した患者の死亡診断書及び死亡証明書の作成に際し，死因を偽って病死と記載した場合，虚偽有印公文書作成罪が成立する（都立広尾病院事件。東京地裁平成13年8月30日判決）。

虚偽診断書等作成罪 ── 公務員でない医師が虚偽診断書を作成

(1) 私文書の無形偽造が罰せられるのは，公務員でない医師（身分犯）が診断書等に虚偽記載をした場合だけである。

診断書とは通常の診断書，検案書とは死体検案書（死胎検案書も対象になる），死亡証書とは死亡診断書である。診断書等は，単に虚偽の文書を作成するという認識だけでは足りず，公務所に提出するという行使の目的をもって作成した場合に限り処罰される。したがって，保険会社に提出する診断書に虚偽の記載をしても虚偽診断書作成罪は成立しない。行使の目的をもって診断書等が作成されれば既遂となり，公務所に提出されなくても本罪は成立する。

(2) 行為　**虚偽の記載**とは，真実に合致しないことを知りながら記載することをいう[19]。

5−9−i

医師Aは，患者Bを診察したところ，甲病と判断したが，診断書にはことさらに乙病と記載した。真実は甲病であった。

---

19) 虚偽記載とされたものには，①柿木から墜落して脳障害を起こして死亡したことを知りながら，脳溢血による病死と死亡診断書に記載した場合（大審院大正12年2月24日判決），②9月4日午後3時30分に死亡したことを知りながら，前日同時刻に死亡した旨を死亡診断書に記載した場合（大審院昭和13年6月18日判決）がある。

第3部　患者中心の医療——医療行為法

これが典型例であり，Aは，自らの医学的判断に反した事項を記載したので，本罪が成立する。では，結果的に虚偽の記載となる誤診は，犯罪となるか。

> **5−9−ii**
> 医師Aは，患者Bを診察したところ，甲病と判断したので，診断書に甲病と記載した。ところが，真実は乙病であった。

診断書の記載は，真実と合致しない。しかし，真実と合致しない記載をすることの認識は欠いているので，本罪は成立しない。さらに難しいのは，虚偽だと思って記載したら，実は真実だったという事例である。

> **5−9−iii**
> 医師Aは，患者Bを診察したところ，甲病と判断したが，患者Bに懇請されたので，真実に違背すること認識しつつ乙病と診断書に記載した。しかし，真実も乙病であった。

真実に違背すること認識しつつ記載したことは規範に反するので，可罰的である。しかし，本罪は，虚偽の証明を禁止しようとする趣旨であるから，虚偽の記載が客観的に真実に反するものでなければならない。したがって，記載が真実であるのに，作成した医師が単に虚偽であると誤信しているだけの文書は有害ではないので，本罪は成立しない（大審院大正5年6月26日判決[20]）。「結局，自己の認識・判断に反する証明文書を作成し，それが真実に反しているときだけ処罰されることになる」（大谷・医療行為38頁）。

❸ 医療契約に基づく医師の義務

1　善管注意義務 — 医療水準

（受任者の注意義務）
民法644条　受任者〔委任を受けた者〕は，委任の本旨に従い，善良な管理者の注意をもって，委任事務を処理する義務を負う。　　　　　　　（〔　〕内は筆者）

---

20) この設例は，理論的なものであるが，大正5年の事件は，水戸市役所兵事係に提出する診断書の虚偽記載が問題となった。患者は「急性腸加答兒(かたる)」に罹患していたが，旅行演習には支障のない程度の症状であると認識しながら，医師が「引籠安静加療」を要するとの虚偽の記載をしたことに対し，大審院は「引籠安静加療」は療法として通常不相当ではないとした事案であった。

第5章　医師の義務と患者の義務

善管注意義務の内容

受任者（病院・診療所の開設者，個人開業医等）の義務の中核は，診察，治療，検査等の医療行為を行う義務である。この義務の履行に当たっては，まず，**委任の本旨**に従い，つまり医療契約の目的・性質に応じて最も合理的に医療行為を行わなければならない。次に，善良な管理者の注意をもって処理しなければならない。善管注意義務とは，過失の前提として要求される注意義務の程度をいう。医療契約における**善管注意義務**とは，医師として通常期待される抽象的・一般的な注意義務であり，医師個人の具体的な注意能力の高低とは無関係の概念である。善管注意義務を欠くと，過失があるものとして医療過誤となり，不法行為責任又は債務不履行責任を生じる。

過失の認定は，まず，その患者の病状に照らし，医師として一般にどのような治療をすべきであったのかを措定し（注意義務の問題），次に，その患者になされた具体的な治療が注意義務を満たしていたかを判断する。仮に満たしていなければ，注意義務違反が認定される。この注意義務の基準は，**医療水準**として判例上具体化されている。

医療契約から生ずる主要な義務は，善管注意義務であり，その内容として，以下の説明義務，問診義務，転医義務及び安全配慮義務がある。

5−10−i　東大梅毒輸血事件

X女は，洋裁，華道，茶道の教師をしていたが，昭和23（1948）年2月，子宮筋腫の治療のため，東大病院に入院し，主治医のA医師から輸血を受けた。当時は，職業的給血者からの血液を輸血していたため，梅毒に罹患したBからの給血を輸血されたX女は，梅毒に罹患した。Bからの採血は，梅毒の罹患が発見できない潜伏期における採血であった。その結果，X女には，歩行障害等の後遺症が残り，各種教師による収入も減少し，夫とも離婚するに至った。そこで，X女は，A医師を使用するY（国）に対し，使用者責任に基づき治療費，慰謝料等の損害賠償を請求した。

第一審・第二審ともX女が勝訴した。そこでYは，「要するに原判決は医師に対し難きを強い，医師として通常払うべき注意義務以上の過度の義務を課しているものというべきである・・・このような奇禍に遭遇された被告〔X女—筆者注〕に対しては誠に同情に堪えないところであるけれども，全く稀有の例であることを考慮するならば，本件担当医師としての通常の注意義務を尽くしたものと解すべきであって，これに過失の責を課すことは苛酷に過ぎるものと考える」と述べて上告した。

（最高裁昭和36年2月26日判決に基づく設例。百選[80]事件[浦川道太郎]，旧百選Ⅲ[41]事件[錦織成史]，旧百選Ⅰ[7]事件[奥田昌道]　田中・実定法学125〜133頁）

東大梅毒輸血事件は，医療事故における過失の認定の重要な先例となった。最高裁は，危険を伴う業務に従事する医師等に相当高度な注意義務を課し，「いやしくも人の生命及び健康を管理すべき業務（医業）に従事する者は，その業務の性質に照し，危険防止のために実験上必要とされる最善の注意義務を要求される」と判断し，医師の過失を認めた。

この判旨については，次の点に注意する必要がある（内田Ⅱ346頁）。最高裁は，医師がその時点で一般に行っていた注意義務の基準ではないとしても，規範的判断としてあるべき適正な注意義務の基準を定めたのである。また，患者と病院との個別の医療事故を解決したというよりも，政策的観点からの解決を図ったと考えるべきである。なぜなら，被害者救済の観点からみると，医師（病院）が責任保険に入る方が被害者救済に効率的であり，事故防止の観点から見ると，事故を防止しうるのは医師側だけであるから，医師（病院）側に注意を喚起することが事故防止につながるからである。

未熟児網膜症 姫路日赤事件 左の事件では，未熟児の処置に当たって，網膜症を意識して眼底検査と光凝固法を実施するか，それらを実施できない場合は転医措置を採ることが医療水準として医師の義務となっているかが争点となった。

最高裁は，次のように述べた[21]。①東大梅毒輸血事件で示された最善の注意義務の基準は，「診療当時のいわゆる臨床医学の実践における医療水準である」。ただし，②「ある新規の治療法の存在を前提にして検査・診断・治療等に当たることが診療契約に基づき医療機関に要求される医療水準であるかどうか」は，診療に当たった医師の専門分野，当該医療機関の性格，地域の医療環境の特性等の諸般の事情を考慮すべきであるとし，医療水準を全国一律に解するのは相当でない。そして，③「新規の治療法に関する知見が当該医療機関と類似の特性を備えた医療機関に相当程度普及しており，当該医療機関において右知見を有することを期待することが相当と認められる場合には，特段の事情が存しない限り，右知見は右医療機関にとっての医療水準である」。したがって，④新規の治療法実施のための技術・設備等を有しないときは，転医措置を採らなければならない。

「最善の注意義務」とは，高い水準であるが，無過失責任ではなく，医師の注意義務の上限を画したものと評価されている（内田Ⅱ346頁）。

21) 最高裁平成7年6月9日判決，百選〔65〕事件〔手嶋豊〕，旧百選Ⅲ〔72〕事件〔丸山英二〕

2 説明義務

説明義務　医療契約においては、医師は患者に、病状、治療方法、治療に伴う危険等を適切に説明しなければならない[22]（1条の4第2項参照）。本書では、説明義務の内容を①治療行為のための説明義務、②患者の自己決定権を尊重するためになされる説明義務（インフォームド・コンセント）、③事後の顚末の説明義務の三つに区分する。

①治療行為のための説明義務　(1) 契約上の義務として、医師は、患者に対し病状等の説明を行い、治療・療養上の注意事項を指導しなければならない（医師法23条参照）。この説明に対しては、患者に選択の余地はなく、同意を前提としないとされる（実務9頁［金川琢雄］）。

(2) **病名の告知**　説明の範囲に病名の告知が含まれるが、問題は、病名の告知をしないことも医師の裁量の範囲に入るかどうかである。ここでは、二つの最高裁判決が重要である。**本人に対するがんの告知事件**では、医師の説明義務違反（判旨の表現では、「診療契約上の債務不履行」）を認めなかった。これに対し、**家族に対するがんの告知事件**では、逆に医師の説明義務の違反を認めた。

一見矛盾するような結論であるが、事実関係の差異に着目すれば、最高裁が異なる結論に導いた理由も納得できる。本人に対するがんの告知事件では、医師は告知しようと努力したのに、患者が医師に協力しなかったため告知の機会を喪失せしめたもので、医師側（開設者）には責任はない。しかし、家族に対するがんの告知事件では、医師にがん告知に対する真摯な姿勢がみられないから、医師側（開設者）は責任を負わなければならないとした（患者の相続人からの慰藉料請求を認めた）。バランスのとれた適切な結論であった。

その結果、がんの病名の告知に関しては、次のようになる。①医師は、医療契約上の義務として、患者本人に対し診断結果、治療方針等の説明義務を負う。しかし、②患者本人に対するがんの告知については、医師の裁量に基づいて告

---

[22]　医療契約のように医師側と患者側で専門的知識に大きな不均衡がある場合（情報の非対称性）、契約の締結過程で信義則上、医師側に**情報提供義務**があるといわれる。医療契約の説明義務は、契約締結段階だけでなく、契約継続中にも認められる情報提供義務である。さらに、医療契約のように医師側が専門的知識を持ち、患者側が医師側を信頼して行動するタイプの契約においては、情報の提供を超えて、助言する義務が認められる。特にインフォームド・コンセントの場面で、患者の自己決定権を真に実質化するためには、医師側による適切な**助言義務**が果たされることが不可欠である（内田Ⅱ29頁）。

知しないこともできる。③仮に告知しない場合は，家族等への告知を検討し，告知が適当であると判断できたときは，告知すべき義務（医療契約に付随する義務）がある。

5-11　本人に対するがんの告知事件

1　事実の概要

（1）昭和58（1983）年1月31日，看護師A（50歳）は，上腹部痛のため名古屋第二赤十字病院を受診した。放射線科医師は，胆のう腫瘍の疑いがあることから，2月28日にコンピューター断層撮影を行い，その結果，胆のうがんと診断した。

（2）3月2日，Aは，診断結果を聞くため，消化器内科のB医師を受診した。B医師は，初めてAを診察し検査結果も勘案して胆のうの進行がんを強く疑い，入院及び精密検査が必要と判断した。しかし，Aの性格，家族関係，治療方針に対する家族の協力の見込み等が不明であり，がんの疑いを直接告げた場合には精神的打撃を与えて治療に悪影響を及ぼすおそれがあることから，精密検査を行った後に，家族に診断結果と治療方針を説明することにした。そこで，Bに対し「胆石がひどく，胆のうも変形していて早急に手術する必要がある」からと入院を指示した。

これに対し，Aは同月22日から28日まで海外旅行をすることなどを理由に，強い口調で入院を拒んだ。しかし，B医師が，胆のうも変形し手術の必要な重度の状態にあるからと，なお粘り強く入院を説得した結果，Aは，海外旅行後の入院の予約手続を行った（同月16日）。

ところが，Aは，入院を予約してから2日後の18日に，B医師に相談することなく，電話で看護助手に対し家庭の事情で入院を延期する旨伝えた。海外旅行後も，Aは，B医師に連絡を取らずにいたところ，同年6月，病状が悪化し愛知県がんセンターに入院し，胆のうがんと診断され治療を受けたが，同年12月死亡した。

（3）Aの遺族は，病院開設者を相手に，胆のうがんの疑いを本人又は夫に説明しなかったのは診療契約上の債務不履行に当たると主張し損害賠償を請求した。しかし，第一審・第二審とも請求を棄却したので，最高裁に上告した。

2　判決の要旨：上告棄却

（1）昭和58年当時，医師の間ではがんについて真実と異なる病名を告げるのが一般的であったから，がんの疑いを告げず，手術の必要な重度の胆石症と説明して入院させ，精密検査を行おうとしたことは，医師としてやむを得ない措置であり，不合理とはいえない。もっとも，AがB医師の指示に応じなかったのは胆石症という病名を聞かされて安心したためであるともみられる。一般に医師には，真実と異なる病名を告げた結果，患者が自己の病状を重大視せず治療に協力しなくなることのないよう相応の配慮をする必要がある。しかし，B医師は，手術の必要な重度の胆石症と説明し，2回目の診察時にAから入院の同意を得ていたのであるから，入院を中止し来院もしなくなったとしても，B医師にその配慮が欠けていたとはいえない。

（2）およそ患者として医師の診断を受ける以上，十分な治療を受けるためには専門家である医師の意見を尊重し治療に協力する必要があるのは当然である。そのことを

も考慮すると，B医師がA及びその夫に対して胆のうがんの疑いのある旨を説明しなかったことを**診療契約上の債務不履行に当たる**ということはできない。
（最高裁平成7年4月25日判決に基づく設例。百選[56]事件［丸山英二］，旧百選Ⅲ[9]事件［樋口範雄］）

5－12　家族に対するがんの告知事件
1　事実の概要
(1)　A（77歳）は，財団法人が開設した甲病院に心疾患で定期的に通院していたところ，平成2年10月26日，胸部レントゲン撮影で肺にコイン様陰影が認められた。検査等により，Aは，病期Ⅳの進行性末期がん（余命1年程度）に罹患しており，疼痛治療しかない状況にあった。

平成3年1月，Aは，B医師に肺の病気について質問したが，B医師は，本人に末期がんであると告知することは適当でないと考え回答を避けた。家族には説明する必要がある考えていたが，自ら転勤の見込みがあるためカルテにその旨を記載するにとどめた。なお，B医師は以前にも一度だけ家族を同伴するよう勧めたが実現しなかった。その後担当を代わった医師は，Aにも家族にも説明しなかった。同年3月12日，胸部の痛みが治まらないAは，乙大学附属病院を受診し，末期がんと診断され，同月19日，家族へ説明がなされた。Aには最後まで末期がんとの説明がないまま，同年10月4日死亡した。

(2)　Aの遺族は，甲病院開設者を相手に，勤務医が末期がんであると診断しながらその旨を家族（妻，3人の子）に説明しなかったことにより，A及び妻・子が精神的苦痛を被ったと主張し，慰藉料を請求した。秋田地方裁判所は，進行性末期がんについての説明の判断は医師に委ねられているとして請求を認めなかった。仙台高等裁判所は，本人への不告知は医師の合理的裁量によって正当化されるとしても，本人に説明しない以上速やかに家族に対する告知の適否を検討すべき義務があったのに，これを怠ったとしてAに対する債務不履行又は不法行為に基づき120万円の慰藉料を認めた。そこで，病院開設者が上告した。

2　判決の要旨：上告棄却
医師は，**診療契約上の義務**として，患者に対し診断結果，治療方針等の説明義務を有する。ただし，医師が，患者は末期的疾患に罹患し余命が限られていると診断し，本人にはその旨の告知をすべきではないと判断した場合には，診療契約に**付随する義務**として，家族等に対する告知の適否を検討し，告知が適当であると判断できたときは，その診断結果等を説明すべき義務を負う。なぜなら，告知を受けた家族等は，医師側の治療方針を理解した上で，物心両面において患者の治療を支え，また，患者の余命がより安らかで充実したものとなるよう家族等としてできる限りの手厚い配慮をすることができる。この家族等の協力と配慮は，患者本人にとって**法的保護に値する利益**だからである。よって，本件については，付随義務違反が認められる。

（最高裁平成14年9月24日判決に基づく設例。百選[55]事件［樋口範雄］）

> ②患者の自己決定権を尊重するためになされる説明義務（インフォームド・コンセント）

（⇒115頁）

> ③事後の顛末の説明義務

不幸な結果が発生した場合に，遺族等に死因・死亡の経過を説明する義務である（実務9頁［金川琢雄］）。本人に対する説明ではないから，医師の裁量の問題は生じないので，遺族には誠実な説明を行わなければならない[23]。

この説明義務の根拠は，医療契約の余後効に求めるのが適切である。**余後効**とは，契約関係が契約の形式的な終了によって消滅するのではなく，契約の終了後も義務（債務）が発生するとする思想である（内田Ⅱ110頁）（委任終了時の善処義務として実定化されている（民法654条）。契約は，一連のプロセスであり，契約の各段階で紛争解決のための規範を定めていると理解すれば（内田Ⅱ21頁），医師と患者の信頼関係（1条の2第1項）を中核とする医療契約に適合すると思われる。

3　問診義務

> 問診義務の内容

問診とは，医師が患者から病気の症状，患者の体質，既往症等の必要な情報を聞き出し，患者の病状を診断し，検査，治療行為等を決定するために行われる。適切な問診は，正しい診断の不可欠の前提であり，問診は診療の第一段階であるとされる。したがって，不適切な問診が原因となって，死亡等の結果が生じた場合は，問診義務の違反が問題となる（実務119頁［鹿野元］）[24]。

5－10－ⅱ　東大梅毒輸血事件

職業的給血者Bからの採血は，梅毒の罹患が発見できない潜伏期における採血であった。そのため，梅毒感染を知りうる方法は，主治医のA医師の問診だけであった。職業的給血者に対し単に「身体は丈夫か」と問いを発しただけでは不

---

[23]　「医療従事者等は，患者が死亡した際には遅滞なく，遺族に対して，死亡に至るまでの診療経過，死亡原因等についての診療情報を提供しなければならない」（診療情報の提供等に関する指針（平15・9・12医政発0912001）9項）

[24]　医療現場では，問診は次のように多岐にわたる。基本情報（年齢，身長，体重，職業），症状，既往歴，アレルギーの有無，日常生活（食欲，睡眠，喫煙，飲酒），家族の病気，付添い者の有無，悪い内容の説明（例えば，がんの告知）はどうするか，女性の場合は妊娠・出産歴等。

十分であり，それ相当の問診をしていたならば結果の発生を予見できた可能性があったとして，東京高等裁判所は，A医師の過失を認め，Y（国）の使用者責任（民法715条）を肯定した。

そこでYは，①慣行に従い，Bの持参した血液検査証明書等を信頼して問診を省略したAに過失はない。②仮に問診義務があったとしても，Bに「女と遊んだことはないか」という質問をしたところで肯定的な答えは期待できず，本件事故を回避できなかったと述べて上告した。

最高裁は，①注意義務の存否は法的判断であるから，問診を省略する医療上の**慣行**が行われていたとしても，それは過失の軽重・度合いを判断する要素にすぎない。②「真実の答述をなさしめるように誘導し，具体的かつ詳細な問診をなせば，同人の血液に梅毒感染の危険あることを推知し得べき結果を得られなかったとは断言し得ない」と述べ，医師が当時一般的には行っていなかった高度の問診義務を認めた。

5-13 集団予防接種における問診義務[25]──インフルエンザ予防接種事件

昭和42(1967)年11月4日，幼児A（1歳1月の男児）は，Y（東京都）の勧奨接種として，保健所で公務員である医師Bからインフルエンザの予防接種を受けたところ，翌日死亡した。死亡の原因は，Aが1週間前から間質性肺炎及び濾胞性大小腸炎に罹患していたため，予防接種の副反応が出たためであった。X（Aの父母）は，Bには問診義務違反があるとして，Yに損害賠償を請求した。

第一審，第二審ともXの請求を棄却した。その理由として，間質性肺炎及び濾胞性大小腸炎は専門医でも外部的所見から発見することは困難であるから，Bが身体の異常の有無を質問した以上問診義務は尽くされた。Xは，Aが軟便であったものの異常なしと考えていたから，仮に問診があったとしても異状がある旨答える余地はなかったから，問診しなかったこと（問診義務違反）と死亡の結果との間に因果関係はないと述べた。

（最高裁昭和51年9月30日判決に基づく設例。旧百選Ⅱ[1]事件［山本隆司］）

医師の立場からは，第一審・第二審判決を支持せざるを得ないとの見解が示されている（旧百選Ⅱ20頁［西三郎］）。しかし問題は，誰もが感じているように「不幸にして「悪魔の籤」を引いた者に対して，公務員の過失が認められないとして救済を否定するのは不合理である」（宇賀克也「予防接種被害に対する救済」行政法の争点94頁）という点にある。こうして，予防接種の被害の問題は，問診義務違反という民法の問題から別の領域に発展していった。

---

25) 樋口・続医療第3章は必読である。

> **過失の証明の緩和　— 最高裁の解決**

最高裁は、「医師の口頭による問診の適否は、質問内容、表現、用語及び併用された補助方法［問診票、看護師に事前に質問を代行させる方法等。筆者注］の手段の種類、内容、表現、用語を総合考慮して判断すべきである」と判示し、医師に高度の問診義務を課した。

しかし続けて、「このような方法による適切な問診を尽くさなかったため、接種対象者の症状、疾病その他異常な身体的条件及び体質的素因を認識することができず、禁忌すべき者の識別判断を誤って予防接種を実施した場合において、予防接種の異常な副反応により接種対象者が死亡又は罹病したときには、担当医師は接種に対し右結果を予見しえたものであるのに過誤により予見しなかったものと推定するのが相当である」とし、医師の過失について**一応の推定**[26]をしたのである（内田・民法Ⅱ 350頁）。

つまり、医師に過失があったとは断定せずに、一応医師に過失があったものと推定し、その推定を破るためには、Yが「接種対象者の死亡等の副反応が現在の医学水準からして予知することのできないものであったこと」等を立証できない限り不法行為責任は免れないとした。これは、実質的に証明責任を転換するという訴訟法上のテクニックを用いて、被害者が負担する困難な過失の証明を緩和するものであり、巧妙な解決であった。その結果、「従来の過失責任のしくみと比べて、医療者側に著しく重い責任を課すものであり、無過失責任の方向に近づくもの」（法律相談 295頁［樋口範雄］）と評価されている。

> **国家補償の谷間　— 行政法・憲法による解決**

しかし、この問題は、予防接種それ自体は適法でありながら、結果的に意図せざる損失を国民にもたらしたものの、その実施に当たった公務員である医師に過失はないという事案である。無過失の行為に基づく救済は、過失がないので国家賠償法によることができず、特別な損失補償制度がないと損失補償も受けられないので、国家補償の谷間と呼ばれ、その救済が困難な場

---

26) 一応の推定（事実上の推定）とは、裁判官が心証を形成する過程で、経験則を利用してある事実から他の事実の推認を事実上行う場合（事実上の推定）に利用される経験則がかなり高度の蓋然性を持つときは、証明に近い状態になることをいう（表見証明ともいう。例えば、注射後にその部位が化膿した事実から、注射の際における医師の過失を推定することをいう）。これに対し、医師は、注射部位・注射器・施術者の手指等の消毒が完全であったことを全て証明するか、疾病の性質上注射部位が化膿する蓋然性の高いことを証明しないと推定は破れない（新堂・民訴 617頁）。

第5章　医師の義務と患者の義務

合が多い[27]。

　行政法に基づく解決の一つの方向は，国家賠償責任の無過失責任化である。**東京予防接種禍集団訴訟事件**(東京高裁平成4年12月18日判決,旧百選Ⅲ[50]事件[西埜章])では「組織的過失」の概念を採用し，国家賠償法によって救済を図った。しかし，国家賠償法が過失責任主義に基づく以上，「いかに過失概念を拡大解釈しても，過失を認定できない場合が生じうる」(原田・要論313頁)。そもそも解釈論として，過失を希釈化しすぎているのではないかとの疑問がある。したがって，財産以上の保護法益である生命・身体に対する「偶然の適法な侵害」に対する損失補償的な構成を採り，憲法29条3項を類推適用して補償を行うべきであろう(東京地裁昭和59年5月18日判決，憲百Ⅰ[114]事件[中山茂樹])。

　さらに，憲法学者からは「全体の利益のために特別の犠牲を強制されない権利，特別の犠牲に対する補償を請求する権利というものを，13条を根拠に「新しい人権」として構成するのが現代の要請となっていよう」(髙橋・立憲主義248頁)とする新たな展開が示されている。

4　転医義務

転医義務の意義

　医師は，任意に，政令で定める診療科名を標榜・広告し，診療に従事することができる(6条の5第1項2号，令3条の2)。しかし，現代医学は専門分化が進んでおり，医療水準に基づく医療を提供するためには，他の専門的，高度な医療機関に患者を転医させる必要が生ずることがある。**転医義務**とは，患者の診療に当たった医師が患者を適時に適切な医療機関へ転送する義務をいう(開業医の転医義務違反事件判決)。転医義務は，医療契約に基づき医師等が負う善管注意義務の内容をなすものとしても位置付けられる[28]。

---

27)　予防接種健康被害救済制度　昭和51(1976)年に予防接種法は改正され，定期の予防接種により重篤な健康被害が生じた場合は，救済が行われることになり，立法的な解決をみた。ただ，給付額の上限を超える損害の補填を求めるときは，不法行為に基づく訴訟を提起せざるを得ないので，救済問題は完結したわけではない。

28)　①診療に従事する医師は，必要に応じ患者を他の医療提供施設に紹介し，その診療に必要な限度で患者の診療情報を紹介先の医師に提供する等必要な措置を講ずる努力義務がある(1条の4第3項)。②保険医は，患者の疾病又は負傷が自己の専門外にわたるものであるとき，又はその診療について疑義があるときは，他の保険医療機関へ転医させ，又は他の保険医の対診を求める等診療について適切な措置を講じなければならない(療担規則16条)。

173

5-14 開業医の転医義務違反事件

1　事実の概要　小学6年生のAは，昭和63（1988）年9月29日，かかりつけ医であるB医師（内科・小児科を標榜する個人診療所の開設者）を一人で受診した（Aは，同日までの2年半の間に，発熱，頭痛，腹痛等で25回以上診療を受けていた）。頭痛・発熱・前頸部痛を訴えたところ，上気道炎・右頸部リンパ腺炎と診断され，抗生物質等を処方された。翌日もB医師の診察を受けたが，10月2日（日曜日）午後2時頃，再び発熱し，むかつきを訴えたので，甲総合病院で救急の診察を受け鎮痛剤を処方された。しかし，夜になって大量の嘔吐をしたので，翌3日午前4時30分頃，再び甲病院で救急の診察を受け，腸炎と診断され，虫垂炎の疑いもあるとしてB医師の受診を指示された。

そこで，同日午前8時30分頃，B医師の診察を受けた。B医師は甲病院の経過を聴いた上で，急性胃腸炎，脱水症等と診断し，4時間にわたって点滴を行った。午後も点滴を受け，いったん帰宅したものの嘔吐が続いたため，同日午後4時から三度目の点滴を受けたが，Aには軽度の意識障害等を疑わせる言動が見られた。B医師は，このまま嘔吐が続くようであれば予断を許さないと考え，入院先病院宛の紹介状を作成した。Aは，帰宅後も嘔吐が続き，翌4日早朝から母親の呼びかけにも応答しなくなった。B医師は，Aの状態が気になっていたので，同日午前8時30分頃，A宅に電話してAの容態を知ってすぐ来院するよう指示した。同日午前9時頃，B医師は，Aの意識が混濁し，呼びかけても反応がなかったので，緊急入院が必要と考え，精密検査・入院治療が可能な乙総合病院に入院させるため紹介状を母親に渡した。

Aは，乙総合病院に運ばれ，医師は，頭部のCTスキャン検査等を実施し，脳浮腫を認め，ライ症候群を含む急性脳症の可能性を強く疑った。Aは，その後も意識が回復せず，平成元年2月20日，原因不明の急性脳症と診断され，日常生活全般にわたり常時介護を要する状態となった。

2　原審（大阪高裁）は，昭和63年10月3日午後9時頃までに急性脳症の発症を疑ってAを総合医療機関に転送すべき義務がB医師にあったとは認められないとし，B医師の「医療行為には，結果的にみて疑問の余地がないではないが，全体としては，一般開業医に求められる注意義務に違反した過失があるとまでいうことはできない」と判示した。

（最高裁平成15年11月11日判決に基づく設例。百選［68］事件［小池泰］）

これに対し，最高裁は，Aに軽度の意識障害等を疑わせる言動があった時点で，「直ちにAを診断した上で，Aの上記一連の症状からうかがわれる急性脳症等を含む重大で緊急性のある病気に対しても適切に対処し得る，高度な医療機器による精密検査及び入院加療等が可能な医療機関へAを転送し，適切な治療を受けさせるべき義務があった」が，B医師にはこれを怠った過失があると判断した。

第5章 医師の義務と患者の義務

> 不作為不法行為における
> 因果関係の立証負担の軽減

(1) この判決には、立証命題の変更によって不作為による不法行為における因果関係の立証負担を軽減するという論点が含まれている（新堂619頁，内田Ⅱ397頁以下）。不法行為が成立するためには，行為（過失と評価される行為）と損害との間に因果関係が必要である。しかし，転医義務違反の場合，実際には転医をしなかったのであるから，しなかったこと（不作為）と損害（患者の死亡）との因果関係を論ずることはできない。そこで，すべきであった転医義務を措定し，その行為義務違反が結果（損害）を生じさせた高度の蓋然性を証明するのであるが，この証明は容易ではない。

しかしこの場合，損害の立証命題を変更し，適切に転医していたら患者が現実に死亡した時点ではなお生存していたことを高度の蓋然性をもって証明すれば因果関係は認められるという論理に変更すれば患者側の立証負担は軽減される（最高裁平成11年2月25日判決。百選［75］事件［新美育文］）。さらに，不作為と患者の死亡との間の因果関係は証明できない場合であっても，患者が現実に死亡した時点でなお生存していた相当程度の可能性の存在が証明されるときは，延命利益について法益性を認めて，少なくとも**慰謝料**（民法710条による精神的損害（苦痛）に対する賠償）を請求することができるとすれば，被害者の救済は進む（最高裁平成12年9月22日判決。百選［74］事件［前田順司］）。

(2) 前記平成12年判決は，開業医の転医義務違反事件に適用されている[29]。

5 安全配慮義務

> 安全配慮義務の意義

安全配慮義務とは、一定の法律関係にある者が，お互いに相手方の身体，生命等を害さないように配慮すべき義務をいう。一般には信義則に基づく義務であるが，現在では医療契約から生ずる医師側の義務でもあると解されている（大津

---

[29] 「患者の診療に当たった医師が，過失により患者を適時に適切な医療機関へ転送すべき義務を怠った場合において，その転送義務に違反した行為と患者の上記重大な後遺症の残存との間の因果関係の存在は証明されなくとも，適時に適切な医療機関への転送が行われ，同医療機関において適切な検査，治療等の医療行為を受けていたならば，患者に上記重大な後遺症が残らなかった相当程度の可能性の存在が証明されるときは」，医師は上記可能性を侵害されたことによって被った損害（慰謝料）を賠償すべき不法行為責任を負う（設例の平成15年判決）。**相当程度の可能性**の証明度は、50％を下回るかなり低い証明度をも許容するとされる（百選［74］事件［前田順司］）。

地裁平成12年10月16日判決。百選［35］事件［辻伸行］）。さらに，医療法も「病院，診療所……の構造設備は，衛生上，防火上及び保安上安全と認められるようなものでなければならない」と安全配慮義務を規定している（20条）。したがって，ベッド，診察台等からの転落事故，転倒・接触事故，他の患者への加害行為，院内感染，衛生事故等についても安全配慮義務の違反が問題となる[30]。

6　付随的義務

|医療の提供に付随する義務の内容|

医療契約には，民法の委任の規定が準用されているが，その中で次の2つの規定を挙げる。**①報告義務**（民法645条）　医師は，患者の請求があるときは，いつでも医療の提供に関する状況を報告しなければならない。また，医療の提供が終了した後は，遅滞なくその顛末（経過及び結果）を報告しなければならない。**②受取物の引渡し義務**（民法646条）　医師は，医療の提供に当たって受け取った金銭その他の物について，必要でなくなったときは，患者に引き渡さなければならない。

四　医療契約に基づく患者の義務

1　報酬支払義務

|報酬支払義務|

民法の規定では，特約がなければ，医師は患者に対し報酬を請求できないことになっている（民法648条1項）。この委任の無償性は，高級労務は対価と結びつくのに適さないとする**ローマ法**（紀元前から6世紀前半に至るローマ社会で形成された法）以来の沿革を反映したものであり，今日では，医療契約は**有償契約**である（有償性と「医は仁術なり」という古諺は矛盾しない）。

ここにいう「報酬」は，通常は保険診療報酬を意味しているが，自由診療の場合の診療報酬にも適用される。報酬は，原則として後払いである（同条2項）。

30）　最近では，銀座眼科（閉鎖）で近視矯正のためレーシック手術を受けた患者に角膜炎等の感染症が集団発生した**銀座眼科事件**があった。東京地裁は「経済的利益を優先させて医療器具の滅菌など基本的な注意義務を怠った過失は大きい」として業務上過失傷害罪（刑法211条1項）により元院長に禁錮2年の実刑判決を言い渡した（東京地裁平成23（2011）年9月28日判決）。

第5章 医師の義務と患者の義務

したがって，医師は，報酬に関しては**同時履行の抗弁権**（報酬を支払わないときは診療を拒むこと）を主張できない。医師の責めに帰することができない事由（患者の一方的な都合による診療中止等）によって，医療契約が中途で終了したときは，医師は，既にした履行の割合に応じて報酬を請求することができる（同条3項）。

通常の債権の消滅時効は，10年である（民法167条1項）。しかし，診療報酬債権（医師・助産師・薬剤師の診療・助産・調剤に関する債権）は，3年の短期消滅時効[31]にかかる（民法170条1号⇒31頁）。

2　その他の義務

費用前払義務　（準）委任契約は信頼関係に基づくことから，受任者に特別の経済的負担を負わせるべきではないとして，費用前払義務が定められている[32]。医療サービスに必要な費用について，医師が請求したときは，患者は前払をしなければならない（民法649条）。歯科医療においては，義歯制作の材料費の前払が請求されることがある（野田・中415頁）。

問題は，医療費の未払のある患者に対して，費用の前払を請求したが支払のない場合に診療を拒否できるかである。一般論としては，前払のない以上事務の処理をしなくても履行遅滞にはならないと解されている（我妻栄『債権各論中巻2』681頁（岩波書店,1962））。しかし，応招義務及び医療の特質から，原則として，

31）　どうして短期なのか違和感を感じるかもしれないが，日常の取引から生ずる債権については，金額も少ないものが多く，早期に法律関係を安定させるためである。同様の趣旨で，弁護士報酬は2年（民法172条1項），飲食店の飲食料は1年（民法174条4号）で短期消滅時効にかかる。

32）　その他の義務　①**立替費用償還義務**　医師が医療を提供するの必要と認められる費用を立て替えて支出したときは，患者に対してその費用及び支出の日以後におけるその利息の償還を請求できるか（民法650条1項）。ある患者のために特別な医療機器・材料を購入する必要があったとしても，その購入は医師が負担すべきものであるから，その患者に請求することはできない。そもそも医療提供に要する費用の問題は，診療報酬の問題であり，原則として，立替費用に関する民法650条1項・2項は，医療契約には適用されないと解すべきであろう（野田・中416頁）。②**損害賠償義務**　医師が医療を提供するため自己に過失なく（無過失で）損害を受けたときは，患者に対してその賠償を請求できるか（民法650条3項）。受任者に何らの経済的負担をかけない趣旨で規定されたのが，この委任者（患者）の無過失賠償義務である。しかし，無過失の患者に無過失の医師の損害を転嫁するのは妥当ではなく，同項は，医療契約には適用されないと解すべきである。

費用の前払のないことを理由に診療を拒否することはできないと考えざるを得ない（野田・中145頁）。

3 診療協力（受診）義務はあるか

診療協力の責務　医療は医師と患者との協力関係に立つものであるから，患者にも医療に協力する義務があるとする見方もある。しかし，「およそ患者として医師の診断を受ける以上，十分な治療を受けるためには専門家である医師の意見を尊重し治療に協力する必要がある」（本人に対するがん告知事件⇒168頁）ことを考慮し，患者には診療に協力する責務があるとする程度が適切であろう。

次に，医療現場で問題になる患者による犯罪について代表例をまとめた。

● 法の基礎知識 13 ●

患者の暴力等が犯罪になる事例

（1）**暴行罪**（刑法208条，2年以下の懲役等）　**暴行**とは，殴打，着衣をつかみ引っ張る行為，他人の頭・顔に塩を振りかける行為，拡声器を使って耳元で大声を発する行為，人の数歩手前を狙って投石する行為，狭い室内で日本刀の抜き身を振り回す行為等，人の身体に向けられた有形力の行使をいう。このような身体に対する不法な攻撃方法の一切で，人を傷害するに至らなかったときに暴行罪は成立する。

（2）**傷害罪**（刑法204条，15年以下の懲役等）　**傷害罪**は，他人の身体に対する暴行により生理機能を侵害することによって成立する。傷害は，物理的な有形力の行使により生ずるのが通常だが，精神病に追い込むという傷害の故意をもって嫌がらせの電話をかけ続け神経症に陥らせる行為のような無形的な方法も含む。

（3）**名誉毀損罪**（刑法230条，3年以下の懲役等，親告罪）　**名誉毀損罪**は，公然と（不特定多数人が知りうる状態で），人の能力・性格・身体的特徴等に関する人の社会的評価を害するに足る事実を摘示すれば，摘示した事実が真実かどうかにかかわらず成立する。その事実が真実でも，公然と人の欠点を指摘すれば名誉毀損となる。

（4）**侮辱罪**（刑法231条，拘留又は科料，親告罪）　**侮辱罪**は，事実を摘示せずに，公然と，「ヤブ医者」，「馬鹿野郎」等の抽象的な軽蔑の価値判断を表示することにより，人の社会的評価を害し名誉感情を害することによって成立する。

（5）**脅迫罪**（刑法222条，2年以下の懲役等）　**脅迫罪**は，生命・身体・自由・名誉・財産に対し害を加える旨を告知することによって成立する。これらの法益が侵害されるのではないかとの恐怖心を生ぜしめるので，個人の安心感・安

全感(私生活の平穏)に対する罪である。「月夜の晩ばかりではない」という言葉も,人を畏怖させる程度の害悪となる状況においては,脅迫となり得る。

(6) **強要罪**(刑法223条,3年以下の懲役)　強要罪は,生命・身体・自由・名誉・財産に対し害を加えることを告知して脅迫し,又は暴行を用いて,人に義務のないことを行わせるか,権利の行使を妨害したときに成立する。人の意思決定の自由の侵害に対する罪である。日常生活においては,法的な謝罪義務がなくても謝ることは多い。しかし,これを全て強要としてしまうと処罰範囲が広すぎる。そこで,「社会生活上相当でないこと」を強制する場合に限って処罰すべきである。例えば,誤って患者の足を踏んだ看護師を殴打し,看護師に恐怖心を起こさせ,床に土下座して謝らせた患者には,強要罪が成立する。

(7) **器物損壊罪**(刑法261条,3年以下の懲役等,親告罪)　器物損壊とは,他人の財物を物理的に害し,又は物本来の効用を失わしめる行為をいう。例えば,薬剤師の持っていた医薬品にゴミを入れれば,医薬品の効用が失われるから,損壊に当たる。

(8) **業務妨害罪**(刑法233条後段,234条,3年以下の懲役等)　虚偽の風説(事実と異なった噂)を流布し,偽計を用いて(人を欺罔・誘惑し,又は他人の不知・錯誤を利用すること),又は威力を用いて(人の意思を制圧するに足りる勢力を使用すること)業務を妨害するに足りる行為をすれば,現に業務妨害の結果が生じなくとも**業務妨害罪**が成立する。例えば,昼夜を問わず無言電話をかけ,医療機関の業務を妨害したときは,偽計業務妨害罪,病院のロビーで「火事だ」と大声でわめき立て,多数の患者を混乱に陥れたときは,威力業務妨害罪が成立する。

第 4 部

医療提供体制

第 4 部　医療提供体制

　「実際，一人の患者が病院にかかって帰っていくまでには相当の目に見えないお金がかかっているはずである……患者の金銭的負担は軽いままで，さらに国からの医療費も削減され，そのくせ「医療はサービスだ」という風潮だけはエスカレートし，患者の利便性や病院でのサービス，医療の質の向上などばかりを求められても，それでは病院経営が成り立たないのは当然ではないか……日本の医療体制がこのままの状態ならば，少し先の未来にはきっと，病院はご臨終となるであろう」（仁科桜子『病院はもうご臨終です』171頁（ソフトバンク新書，2009））。

　病院をご臨終にせず，我が国の医療提供体制もご臨終にさせないため，知恵を絞らなければならない。

　第4部では，医療提供体制を構成する最も重要な物的手段である病院と診療所について詳述する（第6章）。病院と診療所に対する規律には，医療計画が深く関与しているので，併せて考えたい。第五次改正後の新医療計画の目指す医療連携体制の確保こそ医療提供体制の再構築につながる契機だからである（第7章）。

第6章 病院と診療所に対する規律

> **要点**
>
> 「行政目的を実現するにあたっては，物的手段の存在が不可欠である。行政の目的自体が，物的施設の提供ないし管理であることがある……公の用に供される物は，何らかの人的管理が必要であって，そのための行政組織がなければならない。その意味で，公物という物をとらえるよりは，物を一つの要素としながら，全体を組織体としての施設としてとらえるべきである」（塩野Ⅲ 306頁）。
>
> 医療が現実の姿として現れるためには，人的手段と物的手段を必要とする。人的手段とは，医師，看護師等の医療従事者である。物的手段とは，病院，診療所という医業・歯科医業を行う場所（1条の5）である。しかしそれは，医療従事者を含んだ，有機的な組織体としての施設である。この章では，医療が行われる現場である病院と診療所に対し医療法はどのように規律しているかを検討する。

● 病院と診療所

1 病院と診療所の意義

病院と診療所

公衆又は特定多数人のために，医師・歯科医師が医業・歯科医業を行う場所で，患者20人以上の入院施設（20床以上）を有するものが**病院**，入院施設を有しないもの（無床）又は患者19人以下の入院施設（1〜19床）を有するものが**診療所**である（1条の5）。入院施設（入院させるための施設）という表現は，第四次改正前は収容施設であった。

医療法は，医業・歯科医業を行う場所を病院と診療所に限定した上で，**病床の規模**により，20床以上を病院，19床以下（無床を含む）を診療所として区分した。さらに，病院と診療所の**医療機能の分担**に応じ，病院には，診療所よりも充実した人員基準及び施設基準を要求した（21条1項，22条，22条の2）。

第4部　医療提供体制

　医療法制定時から，病院は，**科学的でかつ適正な診療**を主たる目的に組織され運営されるべきことが規定されている[1]（1条の5第1項後段）。しかし，診療所においても診療所にふさわしい「科学的でかつ適正な診療」が行われなければならない（野田・中244頁）。

　公衆とは，**不特定多数人**，つまり相互に特別の関係を持たない人々をいい，**特定多数人**とは，特定の集団（企業内診療所における従業員，学校内診療室における学生）をいう。ただし，公衆のためか又は特定多数人のためかを厳密に区別する必要はない[2]。なお，病院・診療所を開設せず，往診のみで診療を行う医師に関しては，業務監督の観点から，その住所を診療所とみなした（5条）。

> 病院・診療所の
> 名称の使用制限

　疾病の治療には，医業・歯科医業だけでなく，あん摩マッサージ指圧・はり・きゅう等の医業類似行為も含まれるので（解21頁），「疾病の治療（助産を含む）をなす場所」（3条1項）には，施術所，助産所等の病院・診療所以外も該当する。しかし，病院又は診療所でないものが，病院，病院分院，産院，療養所，診療所，診察所，医院及びこれら以外で病院・診療所に紛らわしい名称を付けてはならない（同項。罰則（74条1号））。診療所にあっては，病院，病院分院，産院及びこれら以外で病院に紛らわしい名称を付けてはならない（同条2項。罰則（同号））。病院と診療所に対する国民の信頼を確保するための**名称使用に関する規制**である。

---◆◉ 法の基礎知識14 ◉◆---

「その他の」と「その他」は違う！　　「の」があるか否かで法文の意味は異なる。
・医師，歯科医師，薬剤師，看護師その他の医療の担い手（1条の2第1項）
・病院，病院分院，産院その他病院に紛らわしい名称（3条2項）
　その他のは，後のより広い内容を持つ字句（医療の担い手）の一部として，前の字句（医師〜看護師）を**例示**する関係にある。これに対し，その他は，前

---

1)　その理由として，病院と診療所との間には本質的な相違があるので，病院の使命を明らかにしたと説明されている（解（昭46年）23頁）。確かに昭和20年代の病院は，現在の病院とは別物といってもよい。「当時わが国の病院では，完全看護・完全給食ではなかった。入院患者と共に家族や付添婦が病院に住み込むスタイルで，寝具や鍋釜，食材を病室に持ち込んで七輪で魚を焼くなどの光景がみられていた」（酒井シヅ編著『医療経営史』30頁［小林健一］（日本医療企画，2010））。当時の状況では，「科学的でかつ適正な診療」と規定する意味はあったといえる。
2)　特定多数人を対象に開設された病院（共済組合が開設した病院等）であっても，一般人が利用できる形態のものは，「公衆又は特定多数人のため」という要件に該当する（解18頁）。

の字句（病院～産院）と後の字句（病院に紛らわしい名称）とを並列する関係にある。
(ワークブック709頁)

一次医療，二次医療，三次医療

一次医療（プライマリー・ケア）とは，かかりつけ医による**初期医療**をいう。一次医療では，日常的な病気，けが等の軽度の症状の患者に対する診療，健康相談が行われ，主に診療所（開業医）が一次医療に対応する医療機関となる（**一次（初期）医療機関**）。一次医療機関は，入院治療が必要な患者を二次，三次医療機関に紹介する役割を担い，入院治療を終えて戻った患者に対し在宅医療を行う役割を担う。

二次医療とは，一般的な入院医療，リハビリテーション及び比較的専門性の高い外来医療を提供する医療をいう。主に病院が二次医療に対応する医療機関となる（**二次医療機関**）。

三次医療とは，高度・特殊・専門的な医療をいう。脳卒中，心筋梗塞等の生命の危険な状態にある患者，集中治療室での治療が必要な小児・未熟児，発生頻度が低い疾病等に関する医療需要に対応した医療である。主に大学病院，救命救急センター等が三次医療に対応する医療機関となる（**三次医療機関**）。

一次医療圏，二次医療圏，三次医療圏

一次・二次・三次医療（機関）が医療機能に着目した概念であるのに対し，一次・二次・三次医療圏とは，医療計画上の概念であって，医療資源の適正な配分を図るため一定の地域を単位とする区域をいう。

一次医療圏とは，市町村を単位とし，日常生活に密着した初期医療を行うための基礎的な圏域をいう。ただし，医療法上の概念ではない。

二次医療圏とは，二次医療を行うための圏域であり，病院の病床（一般病床及び療養病床のうち，三次医療圏に係る特殊な医療を提供する病床を除いたもの）及び診療所の病床（一般病床及び療養病床）の整備を図るべき地域的単位をいう（30条の4第2項9号）。主に病院及び診療所における入院医療を提供するという観点から，地理的条件，受療状況，医療提供施設の分布，広域市町村圏，行政機関の管轄区域等を考慮して，線引きされた区域である（規則30条の29第1号。平均的なイメージとしては，20万から30万人程度の住民を対象とし，その区域は半径15kmから20km程度）。単に**医療圏**というときは，一般病床の病床規制が行われる二次医療圏を意味することが多い（全国で349医療圏，平成23年3月31日現在）。

三次医療圏とは，三次医療を行うための圏域であり，特殊な医療[3]を提供する，病院の一般病床又は療養病床の整備を図るべき地域的単位をいう（30条の4第2項10号）。原則的に都道府県の区域を単位とする（規則30条の29第2号）（全国で52医療圏，北海道のみ6医療圏。平成22年4月1日現在）。

6-1　医療の種類，医療圏，医療機関

医療の種類	医療圏	医療機関
三次医療	三次医療圏 （都道府県単位）	特定機能病院，専門病院
二次医療	二次医療圏 （行政区画，人口等により形成される）	地域医療支援病院，病院
一次医療	一次医療圏 （市町村単位）	かかりつけ医（診療所），病院

● 法の基礎知識15 ●

中途半端な番号の秘密――枝番号　第1条の2，第6条の4のような整数でない条文番号を枝番号（えだばんごう）という。なぜこのような中途半端な番号が生ずるのだろうか。

　例えば，1条から100条までの法律があるとする。体系的な位置付けから，5条の次に二つの条文を追加する場合，追加条文を新6条，新7条として挿入すると，旧6条は新8条に旧7条は新9条になり，以下すべての条文が2か条ずれる。しかし，各条文は，政令，省令，各種通知等に引用され膨大な法体系を形成しており，条文番号がずれただけで政令等を改正するのは，煩瑣なだけで意味がない。そこで，追加する2か条を5条と6条の間に，5条の2，5条の3として挿入し，**条ずれを生じさせないための工夫が枝番号**なのである。枝番号は更に枝を生ずることがある（〇条の〇の2等）。体裁としては余り良くないので，大改正の際には，枝番号を整数とすることがある。

2　医療機能の体系化

医療機能の体系化

医療提供施設（1条の2第2項）の医療機能をどのように**体系化**（医療機能の分化と連携）するかは，各地域の事情に合わせて独自に形成されなければならない。医療法は，医療機能の体系化を行う上で中核となる病院として，特定機能病院と地域医療支援病院を定めた。

---

3) **特殊な医療**とは，特殊な診断又は治療を必要とする医療をいう（規則30条の28の2）。腎移植等の先進技術を要する医療，高圧酸素療法等特殊な医療機器を使用する医療，発生頻度が低い疾病に関する医療，広範囲熱傷・指肢切断・急性中毒等の救急医療で特に専門性が高いものである。

第 6 章　病院と診療所に対する規律

<u>特定機能病院</u>とは，高度の医療を提供する病院として，厚生労働大臣が承認したものである（4条の2）。第二次改正で創設され，高度の医療を提供する先進性と医療機能の総合性を兼ね備え，我が国の医療をリードする病院として位置付けられたものである[4]（解23頁）。そのため，特定機能病院という名称[5]（紛らわしい名称を含む）は，他の病院は使用できない（同条3項。罰則（74条1号））。

承認の要件は厳しい。①高度の医療を提供する能力，②高度の医療技術の開発・評価能力，③高度の医療に関する研修能力を有するほか，④10以上の診療科を有し（規則6条の4），⑤病床数400以上（規則6条の5）で，⑥他の病院よりも充実した人員及び施設が必要である（22条の2）。

承認されているのは，全国の大学病院，国立がん研究センター中央病院，国立循環器病センター及び大阪府立成人病センターの84施設である（平成23年11月1日現在）。特定機能病院は，高度の医療の提供実績等に関する業務報告書を毎年厚生労働大臣に提出し，大臣は，インターネット等でこれを公表する（12条の3，規則9条の2の2）。

<u>地域医療支援病院</u>とは，二次医療圏単位で地域における医療の確保のために必要な支援を行う病院として，知事が承認したものである（4条）。医療機能の体系化の一環として，総合病院[6]に代わって第三次改正により創設された病院である。

---

[4] 特定機能病院については，その役割を強化する観点から承認要件の見直し，本来の機能に集中できるよう原則紹介外来制にしてはどうか等議論されている（平成23年11月17日社会保障審議会医療部会）。

[5] 特定機能病院は，当初は「特定総合病院」とされていたが（平2・5・10健政60），分かりにくい名称である。ある特定の機能に秀でた専門病院と誤解される余地もある。大学病院を中心に高度の医療を提供する病院であるから，端的に高度機能病院という名称でもよかったと思われる。

[6] **総合病院**は，医療法制定時に創設され第三次改正時に廃止された病院の種類である。旧総合病院とは，病床数100以上で，内科，外科，産婦人科，眼科及び耳鼻咽喉科を含む診療科を有し，一般の病院が有する施設の他に，検査施設，病理解剖室等を有する病院（旧22条）として知事が承認したものである（旧4条）。旧総合病院の制度は，一定以上の規模・機能を有する病院に，「総合病院」という名称を独占させ，「地域のリーディングホスピタル」（解22頁）としての役割を果たさせることを目的とした。現在，総合病院は医療法上の病院ではなくなり，名称独占も廃止されたが，慣れ親しんだ総合病院の名称を今も残している病院は見られる。逆に，旧総合病院の要件を充たさなかった病院も総合病院と称することができる（平10・5・19健政発639）。

第4部　医療提供体制

地域医療支援病院という名称（紛らわしい名称を含む）を他の病院は使用できない（同条3項。罰則（74条1号））。

(1) 旧総合病院との相違点　①旧総合病院は病院の物的規模に着目した概念であるのに対し，地域医療支援病院は医療機能の分担・連携に着目した概念である。つまり，地域の診療所，中小病院等，一次医療を担っている医療機関と適切な役割分担と連携を図っていくことにより，患者が身近な地域で医療が受けられることを目指している。②旧総合病院では開設者に制限はなかったが，地域医療支援病院では開設者は制限され，公的な医療機関としての性格が強くなった。地域医療支援病院を開設できるのは，国，自治体（都道府県，市町村），社会医療法人及び「厚生労働大臣の定める者」[7]に限られる（4条1項）。

(2) 特定機能病院との相違点　特定機能病院は，高度の医療を提供することから三次医療圏単位で考えられた概念である。これに対し，地域医療支援病院は，地域の第一線の医療機関を支援する機能を有することを要件とし，二次医療圏単位で1病院以上あることが望ましい（複数も認められる）として考えられた概念である。

承認の要件　地域医療支援病院は，地域医療の充実を図る機能を有する病院であり，地域の病院・診療所から紹介された患者に対し医療を提供することを原則とする。この

---

[7]　「**厚生労働大臣の定める者**」とは，「厚生労働大臣の定める地域医療支援病院の開設者」（平10・3・27厚告105）であるが，若干複雑である。

(1)同告示1号　7条の2第1項各号に掲げる者であり，これに含まれるのは，①公的医療機関（31条）の開設者（7条の2第1項1号），②国家公務員共済組合法等により設立された共済組合及びその連合会（同項2～4号），③私立学校教職員共済法による日本私立学校振興・共済事業団（同項5号），④健康保険法により設立された健康保険組合及びその連合会（同項6号），⑤国民健康保険法により設立された国民健康保険組合及び国民健康保険団体連合会（同項7号），⑥（独法）地域医療機能推進機構（同項8号）（ただし，平成26年6月23日までに政令で定める日まで未施行。その日までは，国の委託を受けて健康保険法等の施設として病院を開設する者）。

(2)同告示2号から7号まで　⑦医療法人（同告示2号。ただし，社会医療法人は4条1項に明記されているので除く。旧特別医療法人も除く），⑧一般社団法人又は一般財団法人（同告示3号），⑨学校法人（同告示4号），⑩社会福祉法人（同告示5号），⑪（独法）労働者健康福祉機構（同告示6号），⑫地域がん診療拠点病院等の要件を充たし，地域医療の支援に相当の実績を有する病院の開設者（同告示7号）。

なお，上記①の公的医療機関に準ずるものとして，**公的性格を有する医療機関**の概念がある。7条の2第1項2号から8号までに規定する者が開設する病院・診療所であり，上記②から⑥までの者が開設する病院・診療所である。この関係は6-2のとおり。

188

第6章 病院と診療所に対する規律

6-2 地域医療支援病院の開設者

地域医療支援病院の開設者
- 国
- 都道府県・市町村
- 社会医療法人
- 大臣の定める者
  - 公的医療機関の開設者
  - 公的性格を有する医療機関の開設者
  - その他の医療機関の開設者

紹介外来制の原則に基づき(1)**紹介率の要件**を充たす必要がある。①紹介率（初診患者数に占める紹介患者数と救急患者数の合計の比率）が80％を超えること（ただし，紹介率が60％以上であれば，承認後2年で80％を達成する見込みのある場合を含む）。

ところが，80％超の要件は厳しかったので，現在では緩和され次のいずれかを充たせばよい。②紹介率が80％以下であっても，紹介率が60％を超え，かつ，**逆紹介率**（初診患者数に占める他の病院・診療所に逆に紹介した患者数の比率）が30％を超えるか，又は③紹介率が40％を超えただけのときは，逆紹介率が60％を超えること。

また，(2)病院の施設・設備が共同利用のために開放されていること，(3)24時間体制で重症救急患者を受け入れる救急医療体制が確保されていること，(4)地域の医療従事者に対する症例検討会等の研修を実施すること，(5)病床は種別を問わないが，原則として200床以上であること，(6)集中治療室等一般病院よりも充実した施設・設備・人員を有すること，が必要である。

承認を受けている病院数は，340病院である（平成23年3月31日現在）。ただし，地域医療支援病院の性格が曖昧であり，施設類型としての必要性を疑問視する指摘もある（平成19年7月18日医療施設体系のあり方に関する検討会）。地域医療支援病院の開設者は，業務報告書を知事に提出し，知事は，これを公表する（12条の2）。

3　病院の分類

(1)　公的医療機関・と医療機関の種類

<u>公的医療機関の意義</u>　**公的医療機関**とは，都道府県，市町村その他「厚生労働大臣の定める者」[8]が開設する病院・診療所をいう（31条）。制定時の医療法が，公的医療機関を中核として医療機関の計画的な整備を進める意図で創設した制度であった。

<u>沿革と医療機関の種類</u>　医療法は，時代に応じて変遷を繰り返したが，公的医療機関の位置付けは，大きく変化したものの一つである。初期の医療制度は，開業医制度を根幹とし，公的医療機関の役割は，開業自由の結果として生ずる医療機関分布の不均衡に対応し，へき地医療，がん医療，救急医療等の採算を取ることが困難な医療（**政策医療**）を担当することにあった。医療法は，公的医療機関と開業医の二本建てで制度設計をしていたのである（解（昭46）15頁）。

制定時の医療法は，旧第3章に公的医療機関の章を設けた（31〜38条）。医療機関の整備を図るため，厚生大臣又は知事の諮問に応じる医療機関整備審議会を置き（旧32条。第一次改正で削除），公的医療機関の整備に当たって国庫補助の制度を設け（旧33条。第五次改正で削除），公的医療機関を中心に病院の整備を考えていた。しかし，昭和36（1961）年の国民皆保険制度の確立による医療機関の収入の安定と高度成長の影響もあって，**私的医療機関**[9]の急速な発展がみ

---

8)　「**厚生労働大臣の定める者**」には，地域医療支援病院の開設者（4条1項）と公的医療機関の開設者の二種類の意味がある。後者に該当するのは，①自治体としての組合（一部事務組合等。地方自治法284条1項），②国民健康保険団体連合会（以下「国保連」という。国民健康保険法83条）及び普通国民健康保険組合（国民健康保険法施行法2条），③日本赤十字社，④社会福祉法人恩賜財団済生会，⑤全国厚生農業協同組合連合会の会員である厚生（医療）農業協同組合連合会（以下「厚生連」という），⑥社会福祉法人北海道社会事業協会（以下「北社協」という）の6者である（「医療法第31条の規定による公的医療機関の開設者」（昭26・8・22厚告167））。

9)　**私的（私立，民間）医療機関**とは，国の開設した医療機関，公的医療機関及び公的性格を有する医療機関以外の医療機関をいうが，医療法人の開設した医療機関を念頭に置いている場合が多い。**(国) 公立医療機関**というときは，国及び自治体（一部事務組合等の組合及び地方独立行政法人を含む）が開設した医療機関のみを指す。開設者の分類による医療機関の種類は，次のとおりである（厚生労働省の医療施設調査の用語を参考にした）。

られた。「このため医療法制定当時の,国立病院や公的病院の適正な分布により,医療機能の確保を図り,開業医を補完的に位置づけるという考え方は有効性を失っていった」(解11頁)。

確かに,医療法人(第6章)の量的な普及,医療情報(第2章)の重要性,医療の安全の確保(第3章)等は,公的医療機関の医療法上の体系的位置付けを相対的に軽いものにした。しかし,現実には公的医療機関は,へき地医療,救急医療,小児医療,周産期医療等の政策医療を担っており,地域医療の質そのものを左右する重要な存在である。

6-3 開設者の分類による医療機関の種類

開設者の大分類	開設者の小分類等		医療機関の種類
国	厚生労働省(国立高度専門医療センター等),(独法)国立病院機構,国立大学法人,(独法)労働者健康福祉機構(東京労災病院等),その他の行政機関(宮内庁病院等)	国公立医療機関	国立医療機関
都道府県,市町村,組合,地方独立行政法人			公的医療機関
国保連,日赤,済生会,厚生連,北社協	「医療法第31条の規定による公的医療機関の開設者」(昭26・8・22厚告167)2〜6号に列記する者		
社会保険関係団体(7条の2第1項2〜8号に列記する者)	共済組合及びその連合会,健康保険組合及びその連合会,国民健康保険組合,(独法)地域医療機能推進機構(社会保険病院,厚生年金病院,船員保険病院)	公的性格を有する医療機関	
医療法人	社会医療法人,特定医療法人,社団・財団医療法人	私的(私立,民間)医療機関	
その他の法人	公益法人,一般社団・財団法人,学校法人,社会福祉法人,医療生協,株式会社(NTT東日本関東病院等)等		
個人			

公的医療機関に対する規律　公的医療機関は,医療の向上と普及のため,積極的な役割を果たすことが期待されている。①医師不足等に対応して都道府県が策定する医療従事者確保のための施策に協力すべき義務が定められた(31条)。②厚生労働大臣は,医療機関を

第4部　医療提供体制

整備する上で特に必要があるときは，公的医療機関の開設者に対し，設置費用の一部を補助して医療機関の設置を命令できる[10]（34条）。③大臣又は知事は，医療の内容の向上のため，施設を一般開業医等に利用させること，臨床研修病院等となること，医療計画の救急医療等確保事業に協力することを命令できる（35条1項）。その他にも運営に関する指示を行うことができる（同条2項）[11]。

さらに，過剰病床地域における病床の有効活用を図るため，第五次改正により，公的医療機関及び公的性格を有する医療機関において，一般病床又は療養病床の中に正当な理由がなく業務を行っていない「空き病床」があれば，知事は，病床数の削減措置を命ずること（**病床削減命令**）ができるようになった（7条の2第3項）[12]。

医療実務上は，公的医療機関の存在意義は極めて大きいが，医療法上の公的医療機関の規定は，定義規定以上の意味を持ち得ていないのが現実である。

〔Ⅱ〕　医療法以外の病院の分類

医療法以外の病院の分類

（1）　我が国の病院数は，8,670である（平成22（2010）年10月1日現在）。病院数が最大であったのは，平成2（1990）年の10,096であるから，平成2年から毎年約71病院が減少している計算になる。

（2）　多数の病院を分類するため，医療法以外でも様々な概念が用いられている。行政上よく用いられるのが，地域医療の中核的役割を担う病院という意味で用いられる**中核病院・基幹病院**という概念である。二次医療圏単位で存在する病院であり，臨床研修病院に指定されている病院が多い。開設者としては，

---

10)　この規定は，医療法制定時からほぼ同旨で定められているが，過去において大臣が設置命令を出した例があるか否かは確認できなかった。

11)　36条から38条までの3か条は，廃止（削除）されている。旧36条は，知事の諮問に応じて公的医療機関の運営に関し調査審議する公的医療機関運営審議会の設置規定であり，医療法制定時は必置であったが，「地方公共団体の事務に係る国の関与等の整理，合理化等に関する法律」（昭和60年法律90号）によって任意設置となり，第五次改正で削除された。旧37条は，公的医療機関に関して特別な診療報酬基準を厚生労働大臣が定める規定であったが，特別な基準は設けられないまま第五次改正で削除された。旧38条は，その特別な基準を定める際の手続を定めていたが，「中央省庁等改革関係法施行法」（平成11年法律160号）によって削除された。

　なお，36条から38条までの旧3か条は，後の条が繰り上がるのを避けるため「第36条から第38条まで　削除」として，廃止する条が欠番とならないようその形骸だけを残すというテクニックを用いている（ワークブック533頁）。

12)　自治体立病院の33％が入院ベッドの削減を決定したか削減の検討をしていると報じられた（平成21年4月24日朝日新聞）。

国公立病院，公的医療機関，公的性格を有する医療機関が中心となる。

専門病院とは，がんセンター，小児医療センター，循環器病センター，精神医療センター等の専門分野に特化した病院である。多額の投資が必要な高度の医療機器を備えており，国公立病院が中心となる。

収容型病院とは，入院期間が長期間に及ぶ精神科病院と 65 歳以上の患者を中心とするいわゆる老人病院をいう。医療機器の負担は少なく，医師・看護師の数も少ない。

中小病院とは，病床数の多寡による分類であり，20 床から 199 床までの病院をいうことが多い。200 床未満の中小病院の数は，5,990 で全病院の 69 ％を占める（平成 22 年 10 月 1 日現在）。我が国の病院数の 7 割近くは，中小病院となる。

以上に対し，よく使われる**一般病院**とは，精神科病院及び結核療養所以外の病院を指す（病院数 8,670 のうち，一般病院 7,587，精神病院 1,082，結核療養所 1。平成 22 年 10 月 1 日現在）。

❷ 病院と診療所の開設等

1　病院の開設等とその手続

(1)　許可の意義，要件

| 許可の意義 |

許可とは，「人の本来自由な活動領域について予め禁止をしておき，一定の要件を備えると，申請に基づきその禁止を解除，つまり自由の回復を図る」という行政行為をいう（塩野Ⅰ 117 頁）。病院の開設は，本来は誰でも自由にできるはずである。しかし，病院は国民の生命健康に深く関わるので，医療法はあらかじめ一般的な禁止を国民にかけるとともに，構造設備及び人員について詳細かつ厳格な要件を規定し，これらの要件を具備した者に個別に禁止を解除することにした。このように開設許可は，公共の秩序の維持を目的とした警察許可の性質を持つと解される。**警察許可**は申請内容が公共の秩序に支障がないと認められる以上与えられなければならない（**原則許可制**）。したがって，申請が許可の要件を充たせば，許可は原則として与えられる（7 条 4 項）。

第4部　医療提供体制

許可の要件　病院・診療所に関する許可には，病院開設許可・臨床研修等修了医師以外による診療所開設許可（7条1項），病院の病床数等の変更許可・臨床研修等修了医師以外による診療所の病床数等の変更許可（同条2項），診療所の病床設置許可・病床数等の変更許可（同条3項）がある。これらの許可の要件には，積極的要件と消極的要件（法定された拒否事由）がある。

(1)　**積極的要件**　開設許可等の申請に係る医療施設の構造設備及び人員が，施設基準，人員配置基準及び構造設備の基準（21条，23条）並びに都道府県条例の定める人員・施設の基準を充たすことである（7条4項）。

(2)　**消極的要件**　①営利を目的として開設する者でないことが消極的な要件となる（7条5項）。ただし，専ら当該営利法人の職員の福利厚生を目的とする場合であれば許可ができる[13]。②公的医療機関及び公的性格を有する医療機関では，基準病床数を超えないことが消極的な要件となる（7条の2第1，2項）。

許可の消極的要件 ― 許可の制限

(1)　**営利目的の開設**　「営利を目的として」病院・診療所を開設しようとする者に対しては，知事は開設許可を与えないことができる[14]（7条5項）。この規定は，**医業の非営利性**に基づくものである。医療は「生命の尊重と個人の尊厳の保持を旨」（1条の2第1項）とするから，医療を営利の手段としてはならないからである[15]。ただし，医療は，論理必然的に非営利になるわけではなく，政策的に非営利としたと理解すべきであろう。「**営利を目的としない**」とは，収益を目的としないという意味ではなく，収益活動によって得た利益を社員に分配しないという意味である（⇒256頁）。

営利を目的とするか否かは，医療機関の開設主体，設立目的，運営方針，資

---

13)　64施設が会社組織のままで開設している（平成22年10月1日現在）。昭和16年に開設されたマツダ病院（マツダ（株）），昭和20年に開設された東芝病院（（株）東芝）等，歴史のある企業立病院である。

14)　制定時は，「与えないことがある」と規定されたが，その後，できる規定に改められた（昭和37年法律159号）。

15)　「これらの施設が営利を目的として開設されるときは，とかく収益を得るということが重要視されて，その後の管理，業務の遂行の上において，これら施設の本来の使命の達成に欠くことになり易いからである」（磯崎・医事法230頁）。その例として，最近では銀座眼科事件がある。なお，医療提供施設である介護老人保健施設（1条の2第2項）の開設許可にも非営利性が要求されている（介護保険法94条4項）。

金計画等を総合して確認するが，その要点は，次の3事項である[16]。①株式会社等の営利法人でないこと（7条5項）。ただし，専ら当該営利法人の職員の福利厚生を目的とする場合を除く。②剰余金を役職員及び第三者に配分しないこと（54条）。③医療法人の場合，法令で認められたもの以外の収益事業を経営していないこと（42条の2）。

(2) **基準病床数を超えるとき**　昭和25（1950）年6月に勃発した朝鮮戦争を契機として我が国の経済は回復を強め，自治体による医療機関の建設も着実に進んできた。しかし，医療機関の整備は開設者が独自の判断で行ってきたため，「1956（昭和31）年の社会保障制度審議会の勧告では，私的医療機関を含めた医療機関網の整備の重要性を指摘する一方で，公的医療機関の濫立が問題視された」（平成19年白書5頁）。こうして，昭和37（1962）年，医療法が改正され（昭和37年法律159号），国・自治体に病院・診療所が不足している地域について計画的に病院・診療所を整備する努力義務を課す（旧5条の2。第一次改正で削除）とともに，公的医療機関及び公的性格を有する医療機関に対して病床規制を導入したのである（7条の2）。

公的医療機関又は公的性格を有する医療機関の開設者（7条の2第1項各号）が，病院の開設許可，病床数の増加・病床の種別の変更の許可を申請した場合において，医療計画上の「基準病床数を超えるとき」[17]は，開設許可又は変更許可を与えないことができる（同条1項）。ただし，不許可処分をする際には，知事は，都道府県医療審議会（71条の2，令5条の16～22。以下「医療審議会」という）の意見を聴かなければならない（同条6項）。しかし，公的な医療機関が医療計画に反する病院・診療所計画を申請するとは考えられず，この制限は現実には無意味である。むしろ問題になるのは，私的医療機関に対する規制としての知事の勧告（30条の11）である（⇒242頁）。

---

[16]　「医療機関の開設者の確認及び非営利性の確認について」（平5・2・3総5・指9）（以下「開設者等確認通知」という）

[17]　「基準病床数を超えるとき」とは，①申請病床が一般病床又は療養病床のみである場合は，二次医療圏における病院又は診療所の一般病床及び療養病床の数（既存病床数）が，既に，当該二次医療圏における一般病床及び療養病床の基準病床数に達しているとき（過剰病床），又は開設・病床数の増加・種別の変更の許可をすれば，基準病床数を超えることになるときである。この場合，介護老人保健施設の入所定員数は，規則の基準に従い都道府県条例の定めるところにより既存の療養病床数とみなす（7条の2第5項，規則2条の2）。また，②申請病床が精神病床，感染症病床又は結核病床のみである場合は三次医療圏，③これらと異なる申請病床の組合せの場合は二次医療圏及び三次医療圏において，既存病床数が基準病床数を超えるときをいう。

第4部　医療提供体制

許可に関する問題

> **6－4　病院の開設に反対がある場合に不許可にできるか**
> 　住宅地に精神病院の開設計画があることを知った住民が強硬な反対運動を起こした。開設地の知事は，病院の開設が第三者に与える影響，すなわち環境上又は保安上の理由をもって不許可の処分をすることができるか。
> 　　　　　　　　　　　　　　　　　　　　（昭37・6・6総54に基づく設例）

　開設許可の申請があった場合、知事は自由にその裁量で許可を拒むことはできないのであり、許可の要件を充たす限り許可をしなければならない（7条4項）。環境上又は保安上の問題は、医療法の不許可事由として規定されていない以上、不許可の処分はできない（設例回答も同旨）。

> **6－5　私法上の権利関係に争いがある場合に開設許可を与えられるか**
> 　A医師は，Bから旧病院物件（土地，建物及び医療設備）を賃借して新たに病院を開設しようと考え，甲県知事に病院の開設許可を申請した。Bは乙からその旧病院物件一切を買い取ったものであるが，Aの申請後，Cが，Bよりも前に乙からその土地・建物を賃借し，その医療設備を買い取ったと主張してきた。Cは，その旧病院物件をD医師に賃貸し，D医師は19床の診療所を開設する予定であった（当時は19床であれば病床設置許可は不要）。
> 　BC間においては，Bの申請によりCに対する土地・建物立入禁止，医療機械等搬出禁止の仮処分決定がなされているが，逆に，CはBに対し，建物明渡し，医療機械引渡しの訴訟を提起している。私法上の権利関係が係争中である場合でも，甲県知事は，Aに対し病院開設許可を与えてよいか。（昭62・8・6総35に基づく設例）
>
> ```
>         B ─────────── A医師 ─────────── 甲県知事
>        ╱ ↕
>       乙  係争
>        ╲ ↕
>         C ─────────── D医師（診療所開設予定）
> ```

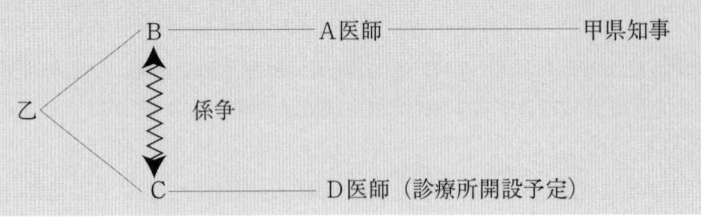

　(1)　現段階では、旧病院物件を使用する権原（ある法律行為又は事実行為をすることを正当とする法律上の原因（小辞典305頁）。権限と区別するため実務上は「けんばら」と読む）がAにあると確定したわけではない。しかし、権原の確定を待っているとAの利益を不当に侵害することになる。医療法の開設許可の審査は、積極的要件を充たし消極的要件に該当していないかについて行うものであり、病院予定地において開設者による平穏な占有が行われている以上、「許可にあたって土地建物の私法上の権利関係にまで立ち入って審査を行うことは予定さ

れていない。したがって私法上の権利関係について係争中のものであっても，法の定める要件を充たせば許可を与えて差し支えない」（設例回答）。

　医療法上の要件を充たしている限り，知事はＡに開設許可をしなければならないが，その際，旧病院物件について申請者が私法上の権原を有するかどうかについて，知事には審査する権限も，義務もない。仮に，私法上の関係で，許可を受けた者が病院を開設できなくなったとしても，法律的には医療法の関知する問題ではない。

　(2)　開設許可によって，申請者に当該病院の使用権を付与するわけではないから，仮にＤ医師が，同一病院物件について病院開設許可を申請した場合でも，医療法の要件を充たす限り，Ｄにも許可を与えなければならない。Ａ又はＤのいずれが病院を開設できるかは，病院の権原を有するのは誰かという専ら私法上の観点から決定される[18]。

(Ⅱ)　病院の開設等の手続

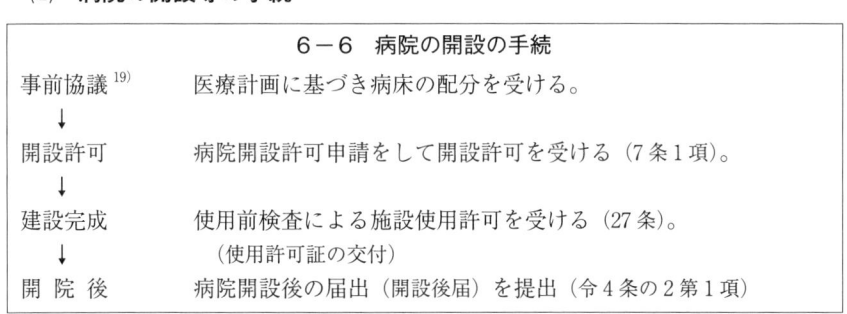

```
　　　　　　　　　　　6－6　病院の開設の手続
事前協議[19]　　医療計画に基づき病床の配分を受ける。
　↓
開設許可　　　　病院開設許可申請をして開設許可を受ける（7条1項）。
　↓
建設完成　　　　使用前検査による施設使用許可を受ける（27条）。
　↓　　　　　　（使用許可証の交付）
開　院　後　　　病院開設後の届出（開設後届）を提出（令4条の2第1項）
```

開設者の要件　　開設の許可を得て（7条1項）又は開設の届出をして（8条），医療機関を開設する者を**開設者**という（8条の2，9条，10条等）。開設者は，営利を目的としない法人（医療法人，国，自治体等）又は個人としての医師であり，医療法上の権利義務が帰属し，各種行政処分の名宛人となる。

　ただし，開設者は，許可申請者・届出者を指す形式的な概念ではなく，医療

---

[18]　塩野・原田第7問［塩野宏］，内閣法制局内行政法実務研究会編『ケーススタディ行政法実務』設問事例8［石木俊治］（ぎょうせい，1993）。

[19]　病院・診療所の開設・変更，医療法人の設立等，医療法上の手続は複雑であり，必ず**事前協議**が必要である。事前協議は，医療法令に定めはなく，法的には行政指導である。助成的行政指導（開設，法人設立事務等に関する技術的助言）が多いが，医療計画との関係では規制的行政指導として機能することがある（⇒242頁）。

機関の**開設・経営の責任主体**を指す実質的な概念である。したがって，次の**開設者の要件**を充たす必要がある（開設者等確認通知）。①開設者が医療機関を開設・経営する意思を有すること，②開設者が他人から雇用される関係にないこと，③開設者である個人（管理者，法人役員も含む）が利害関係のある営利法人等の役職員を兼務している場合には，その兼務により医療機関の開設・経営に影響がないこと，④開設者は人事権・労働条件決定権を有していること，⑤開設者が医療機関の収益・資産・資本の帰属主体であり，損失・負債の責任主体であること。

病院の開設許可

病院を開設するときは，事前に知事の**開設許可**を受けなければならない（7条1項[20]）。病院の構造設備及び人員に関する厳格な要件を充たしているかどうかについて，建設の計画の段階で審査が必要だからである[21]。許可なく病院を開設（**無許可開設**）すると，6月以下の懲役等に処せられる（73条1号[22]）。

病床の種別（病床区分）の意義

(1) 現在の病床の種別　病床の種別は，①**精神病床**（精神疾患を有する者を入院させるための病院の病床。7条2項1号），②**感染症病床**（感染症予防法に規定する一類感染症の患者等を入院させるための病院の病床。同項2号），③**結核病床**（結核患

---

20) 7条1項は，当初は単純な条文であったが，改正ごとに複雑化して誠に読みにくい条文となった（⇒法の基礎知識16）。米連邦地方裁判所のある裁判官は，下手な文章で書かれた政府の文書は米連邦憲法修正14条の適正手続に違反するとの判決を下した（スティーブン・D・スターク（小倉京子訳）『訴訟に勝つ実践的文章術』19頁（日本評論社，2010））。適正手続を定めた憲法31条は，米修正14条に由来するので（芦部・憲法235頁），読みにくい医療法7条は，適正手続違反の疑いがあるかもしれない。

21) **開設許可の申請事項**（規則1条の14第1項）　①開設者の住所・氏名（法人名），②名称，③開設の場所，④診療科目，⑤医療法人等が開設する場合は開設の目的・維持の方法，⑥医師等の従業員の定員，⑦敷地の面積・平面図，⑧建物の構造概要・平面図，⑨診察室，手術室等の概要，⑩病床の種別ごとの病床数，各病室の病床数，⑪開設の予定年月等。

22) 古い事案には，病院開設の**脱法行為**（無許可開設の禁止規定には直接抵触することなく，他の手段を使って禁じている内容を実質的に達成しようとすること）に近いものがあった。宇和島市で開業する眼科医師甲は，管理する診療所に近接して，甲が出資し実弟の名義で28室の従業員宿舎を建築し，患者と付添人を宿舎に37名止宿させ，診療所に通わせていた。このような診療所に専属する下宿経営に対する取締りについて，国に照会した事案があった（昭26・6・15医収321）。「かかる脱法行為を取締るべき直接の根拠規定を医療法に見出すことは貴見通り困難と思慮されるも，当該宿舎については旅館業法による取締も可能である」との回答があった（解（昭46年）534頁）。

者を入院させるための病院の病床。同項3号)，④**療養病床**（前掲3病床以外で，長期療養の患者を入院させるための病院又は診療所の病床。同項4号），⑤**一般病床**（前掲4病床以外の病院又は診療所の病床。同項5号）の5種別となった。

(2) **病床の種別の変遷**　病床の種別は，患者の病態にふさわしい医療を適切に提供するため，疾病構造の変化，高齢化の進展等に対応して，次表のような変遷を遂げた。

6-7　病院の病床の種別の変遷

制度当初

| その他の病床 | 精神病床 | 伝染病床 | 結核病床 | らい病床 |

第二次改正後（平成5年度から）

| その他の病床 | 療養型病床群[23] | 精神病床 | 伝染病床 | 結核病床 | らい病床 |

注）らい病床は，らい予防法の廃止に伴い，平成8年度から廃止された（平成8年法律28号）。

第四次改正後（平成13年3月1日から現在）

| 一般病床 | 療養病床[23] | 精神病床 | 感染症病床 | 結核病床 |

注）伝染病床は，感染症予防法の施行に伴い，第四次改正前の平成11年度から名称を感染症病床に改めた（平成10年法律114号）。なお現在，急性期医療へ医療資源を集中的に投入するため，一般病床に「急性期病床群」を導入することが検討されている。

---

23) **療養病床と療養型病床群**

(1) 制度当初の一般的な病床である「その他の病床」には，発症後間もない患者（**急性期**の患者）から長期間の療養生活を送っている患者（**慢性期**の患者）までが混在しており，患者の適切な処遇という面では非効率であった。そこで第二次改正は，医療機能の体系化の一環として，病院の「その他の病床」の中に**療養型病床群**という区分を設けた。療養型病床群とは，病院の「その他の病床」（精神病床，伝染病床，結核病床及びらい病床以外の病床）のうち，主として長期にわたり療養を必要とする患者を収容するための一群の病床であった（旧1条の5第2項）。人口の高齢化に対応し，高血圧症，脳血管疾患，慢性関節リウマチ，慢性腎疾患等の患者で，病状が安定している者の収容を想定していた（解19頁）。

(2) 療養型病床群は，第二次改正時は，知事の許可を得て病院に設置するものとされた。しかし，高齢化の急速な進展により介護の必要な高齢者の増大が見込まれ，要介護者を受け入れる体制づくりの充実が求められた。そこで第三次改正で，療養型病床群を診療所に拡大し，身近な医療機関である診療所にも設置できることとした（平成10年度から施行）。設置する場合，病院の療養型病床群に準じた人員配置基準・構造設備基準を満たす必要があるので，知事の許可を要するものとした（旧7条3項）。

(3) しかし，高齢者を中心として長期療養を可能とする医療提供体制の確立を図るこ

第4部　医療提供体制

> 病院，有床診療所の使用前検査（施設使用許可）

病院及び有床診療所は，開設の許可を受け，施設が完成しても，直ちに開院できるわけではない。開設許可は，構造設備等の「計画」に対する審査結果にすぎないから，患者が入院する施設を有するものは，開院前に，入院にふさわしい医療法上の構造設備を有するか改めて確認を受ける必要があるからである。そこで，開設許可を受けた病院及び有床診療所は，構造設備の検査を受け，「許可証の交付を受けた後でなければ，これを使用してはならない」（27条⇒226頁。罰則（74条1号））。

この**使用前検査**[24]を受け，施設の使用許可を得ないと開院できないことから，使用前検査の申出があったときは，特別の事情がない限り，申出を受けた日から10日以内に，知事は検査を行うことになっている（規則23条）。使用許可は，開設時だけでなく，開設後で構造設備の変更を伴う増改築をするたびに必要となる（解51頁）。

> 病院の開設後の届出（開設後届）

施設使用許可を受けて開院（開設）したときは，開設後10日以内に**開設後届**を知事に届け出なければならない（令4条の2第1項）。開設後届は，開設許可を受けた者が行う「許可後の報告」[25]であるが，許可後正当な理由なく6月以上業務を開始しないと開設許可の取消し等の処分を受ける（29条1項1号）。

とは喫緊の課題となり，療養型病床群の制度では病床の機能分化がなお不十分であると認識された。そこで第四次改正は，「その他の病床」を2つの病床種別に分け，主として急性期の患者へ医療を提供する**一般病床**と，主として慢性期の患者へ医療を提供する**療養病床**を新設し，それぞれ急性期，慢性期の患者の病態にふさわしい人員配置基準・構造設備基準を定めた。

「その他の病床」を有する病院の開設者は，平成15（2003）年8月31日までに一般病床か療養病床のいずれに移行させるかを知事に届け出ることとされた。ただし，診療所の療養型病床群は，特別な手続をしなくても療養病床とみなされた（第四次改正法附則4条）。届出の結果，病院の一般病床は923,047床（72.7％），療養病床は346,045床（27.3％），合計1,269,092床（100％）となった（平成15年9月1日現在）。なお，平成22年10月1日現在では，一般病床903,621床，療養病床332,986床であり，いずれも減少している。

24) 規制緩和の観点から事務手続を簡素化し，軽微な変更の場合，開設者の変更に伴う形式的な新規開設であって実質的な変更を生じない場合等は，使用前検査及び許可に代えて申請者による自主検査によることができる（「医療法27条の規定に基づく病院等の使用前検査及び使用許可の取扱いについて」平12・6・8健政発707）。

25) **開設後届の届出事項**（規則3条）　①開設年月日，②管理者の住所・氏名（臨床研修修了登録証等の写しを添付），③医師の氏名・診療科名・診療日・診療時間等

第 6 章 病院と診療所に対する規律

病院の変更許可

病院を開設した者が，病床数，病床の種別等の開設許可事項[26]を変更しようとするときは，事前に知事の許可を受けなければならない（**変更許可**。7条2項）。

> **●法の基礎知識 16 ●**
>
> **読みにくい条文を読むコツ**　まず，医療法7条1項の原文を引用するので，我慢して眺めていただきたい。
>
> 第7条　病院を開設しようとするとき，医師法（昭和23年法律第201号）第16条の4第1項の規定による登録を受けた者（同法第7条の2第1項の規定による厚生労働大臣の命令を受けた者にあつては，同条第2項の規定による登録を受けた者に限る。以下「臨床研修等修了医師」という。）及び歯科医師法（昭和23年法律第202号）第16条の4第1項の規定による登録を受けた者（同法第7条の2第1項の規定による厚生労働大臣の命令を受けた者にあつては，同条第2項の規定による登録を受けた者に限る。以下「臨床研修等修了歯科医師」という。）でない者が診療所を開設しようとするとき……は，開設地の都道府県知事（診療所……にあつては，その開設地が保健所を設置する市又は特別区の区域にある場合においては，当該保健所を設置する市の市長又は特別区の区長。第8条から第9条まで，第12条，第15条，第18条，第24条及び第27条から第30条までの規定において同じ。）の許可を受けなければならない。
>
> こういう強烈に読みにくい条文を読むコツは，実は簡単である。（　）内を飛ばして読めばよいのである。そうすると，
>
> 第7条　病院を開設しようとするとき，医師法第16条の4第1項の規定による登録を受けた者及び歯科医師法第16条の4第1項の規定による登録を受けた者でない者が診療所を開設しようとするときは，開設地の都道府県知事の許可を受けなければならない。
>
> 実は単純な条文であることが分かる。（　）内は，正確を期するために付け加えられたものだから，まずはこれを省略して，条文の構造をつかむことが大切である。

---

[26]　**変更許可を要する開設許可事項**（規則1条の14第3項）　①医療法人等が開設する場合は開設の目的・維持の方法，②医師等の定員，③敷地面積・平面図，④建物の構造・平面図，⑤診察室，手術室等の構造設備，⑥病床の種別ごとの病床数，各病室の病床数（ただし，病室の病床数を減少するときは許可不要）

2 診療所の開設等とその手続

(I) 診療所の開設等の手続

```
　　　　　　　　　6－8　診療所（無床，有床）の開設の手続
無床診療所の開設
 (1)臨床研修等修了医師が個人で無床診療所を開設する場合
　　開 院 後　　　診療所開設の届出（診療所開設届）を提出（8条）
 (2)医療法人等（臨床研修等修了医師以外の者）が無床診療所を開設する場合
　　開設許可　　　診療所開設許可申請をして開設許可を受ける（7条1項）。
　　　↓
　　開 院 後　　　診療所開設後の届出（開設後届）を提出（令4条の2第1項）
有床診療所の開設
 (3)臨床研修等修了医師が個人で有床診療所を開設する場合
　　事前協議　　　医療計画に基づき病床の配分を受ける。
　　　↓
　　病床設置許可　診療所病床設置許可申請をして病床設置許可を受ける（7条3項）。
　　　↓
　　建設完成　　　使用前検査による施設使用許可を受ける（27条）。
　　　↓　　　　　（使用許可証の交付）
　　開 院 後　　　診療所開設の届出（診療所開設届）を提出（8条）
 (4)医療法人等（臨床研修等修了医師以外の者）が有床診療所を開設する場合
　　事前協議　　　医療計画に基づき病床の配分を受ける。
　　　↓
　　開設許可　　　診療所開設許可申請をして開設許可を受ける（7条1項）。
　　病床設置許可　診療所病床設置許可申請をして病床設置許可を受ける(7条3項)。
　　　↓
　　建設完成　　　使用前検査による施設使用許可を受ける（27条）。
　　　　　　　　　（使用許可証の交付）
　　開 院 後　　　診療所開設後の届出（開設後届）を提出（令4条の2第1項）
```

注）一般診療所数は 99,824（無床 89,204，有床 10,620），歯科診療所数は 68,384（無床 68,343，有床 41）である（平成 22 年 10 月 1 日現在）。

第 **6** 章　病院と診療所に対する規律

| 診療所の開設の届出
(診療所開設届) | **臨床研修等修了医師**[27]が無床の診療所を開設するときは，開設後 10 日以内に**診療所開設届**[28]を知事に届け出るだけで足りる (8 条。ただし，有床診療所の場合は |

病床設置許可を受け，開院後に診療所開設届を提出する)。診療所は，病院に比べ構造設備等に関する要件も厳しくないので，事前許可の手続は不要であり，簡便な届出手続で済むのである。また，臨床研修等修了医師であれば，非営利性も問題ないと考えられたからである (解 31 頁)。しかし，非営利性の確認が必要となることもある (開設者等確認通知)。開設届を提出しないときは，罰則が科される (74 条 1 号)。

| 医療法人等が診療所を
開設する場合の許可 | 医療法人，自治体等の営利を目的としない法人 (臨床研修等修了医師でない者) は，診療所を開設する前に，知事 (又は保健所を設置する市長・特別区長。 |

診療所に関して以下同じ) の開設許可を受けなければならない (7 条 1 項)。届出ではなく，許可という慎重な手続を経る負担が課されている。

この許可制は，法人が診療所を開設する場合に，営利を目的としていないかを事前に審査するための手続として (解 26 頁)，医療法制定時から規定されたものである。そのため，医師でない個人が診療所の開設者となること[29]は，例

---

27) **臨床研修等修了医師** (7 条 1 項) とは，①臨床研修修了を医籍・歯科医籍に登録した医師 (医師法・歯科医師法 16 条の 4 第 1 項)，②戒告・医業停止の行政処分を受け再教育研修修了を医籍・歯科医籍に登録した医師 (医師法・歯科医師法 7 条の 2 第 2 項)，③免許を取り消され再免許を受けようとして再教育研修修了を医籍・歯科医籍に登録した者 (同項) をいう。②と③は第五次改正で追加されたので，改正前の①だけの形態を単に臨床研修修了医師という。

　現在の大部分の医師は，平成 16 年度又は平成 18 年度から施行された医師又は歯科医師臨床研修を修了していないが，臨床研修修了の医籍登録を受けた者とみなされ (第四次改正法附則 8 条，11 条)，法的には臨床研修等修了医師となる。

28) **診療所開設届の届出事項** (規則 4 条) ①開設者の住所・氏名 (臨床研修修了登録証等の写しを添付)，②名称，開設場所，診療科目，医師等の定員，敷地の面積・平面図，建物の構造概要・平面図，病床数等，③開設年月日，管理者の住所・氏名，医師の氏名・診療科名・診療日・診療時間等

29) 「特に非医師による新規開設，つまり医師にあらざる者が出資し，医師国家試験を合格して数年ぐらいにしかならぬような若い医師を雇って開業するに至っては，まるでバーにおける雇われマダムも同然で，出資者の下で酒瓶の代りに，聴診器を持って働く雇われ医師，いや消毒くさい雇われマダムであるといえまっしゃろ」　大阪弁をまじえた財前又一の辛辣な譬喩に，そこここから爆笑が起こった (山崎豊子『白い巨塔 1』216 頁 (新潮文庫))。

外である（開設者等確認通知）。臨床研修等修了医師でない医師が診療所を開設する場合も許可が必要となる。開設許可を受けた者は，開設後10日以内に開設後届を知事に届け出なければならない[30]（令4条の2）。

(Ⅱ) 診療所の病床設置等とその手続 ── 有床診療所

6-9　診療所の開設及び病床設置に対する規律の変遷
（下線のあるものが現在適用されている規律）

医療法制定時（昭和23年10月27日から）
① 医師（歯科医師を含む）が診療所を開設したとき→開設届（旧8条）
② 医師でない者が，診療所を開設するとき→開設許可（旧7条1項）

第三次改正後（平成10年度から）[31]
③ 診療所に療養型病床群を設置するとき→療養型病床群設置許可（旧7条3項）

第四次改正後（平成13年3月1日から）[32]
③' 診療所に療養病床を設置するとき→療養病床設置許可（旧7条3項）

第四次改正後（医師は平成16年度から，歯科医師は平成18年度から）
①' 臨床研修修了医師が診療所を開設したとき→開設届（旧8条）
②' 臨床研修修了医師でない者が，診療所を開設するとき→開設許可（旧7条1項）

第五次改正後（平成19年1月1日から現在）[33]
<u>③" 診療所に病床を設置するとき→病床設置許可（7条3項）</u>

第五次改正後（平成19年度から現在）
<u>①" 臨床研修等修了医師が診療所を開設したとき→開設届（8条）</u>
<u>②" 臨床研修等修了医師でない者が，診療所を開設するとき→開設許可（7条1項）</u>

　　古い行政解釈では，歯科技工士が開設者となり歯科医師を管理者として雇い入れて歯科診療所の開設許可を申請した場合について，次のような回答がある。歯科技工士が開設しても営利を目的とすることが明らかでない限りは不許可とすることはできないが，管理者である歯科医師が名義上のものであれば，開設者である歯科技工士による歯科医師法違反の行為のおそれがあることから，「歯科医師が自ら診療所を開設し且つ自らこれを管理するのが適当と考えるので，可能な場合はそのように指導されたい」（昭24・10・7医収1047）。

30) **診療所開設届と病院・診療所の開設後届との差異**
　　注意を要するのは，8条の規定による診療所の開設の届出（診療所開設届）と令4条の2の規定による病院・診療所の開設後の届出（開設後届）との差異である。前者の診療所開設届は「診療所の開院後の報告」であり，開設者の住所・氏名等の診療所の情報を無床診療所の場合は初めて知事に提供する機能を持つ。医療法上の重要な届出であり，届出を怠ると罰則がある（74条1号）。後者の開設後届は「許可後の報告」であり，開設許可を受けた者が実際に病院・診療所を開院したことを事後的に報告する機能を持つにすぎない。届出を怠っても罰則はないが，正当な理由がないのに業務を開始しないと，許可が取り消されるという不利益処分を受ける（29条1項1号）。

第6章　病院と診療所に対する規律

48時間規制の意義

制定時の医療法は、「病院と診療所との間に本質的な相違がある」（解（昭46年）23頁）として、診療所が患者を入院させて本格的な医療を行うことは予定しなかった。そこで、患者の入院につき48時間の入院時間の制限（**48時間規制**）を設け、原則として「診療所の管理者は、同一の患者を、48時間を超えて収容してはならない」（以下「旧々13条」という）とした[34]。

48時間規制の趣旨から、19床以下の病床であっても、精神病、結核等長期の入院を必要とする患者のための収容施設（特殊病床）を設けることは不適当と解されてきた（昭30・9・12医収229）。しかし、第三次改正で療養型病床群を、第四次改正で療養病床を診療所に設置することとしたので、療養病床（療養型病床群）については48時間規制を除外した（旧13条ただし書）。

48時間規制の廃止

今日の有床診療所には、へき地診療所のように入院施設として重要な役割を果たしている診療所、医療計画にも記載されるような高度な医療を行う診療所等が現れ、有床診療所の療養病床以外の病床（以下「**診療所一般病床**」という）に関する48時間規制は実態に合わなくなった。そこで、第五次改正は、48時間規制を廃止し、その代わりに有床診療所に対し、適切な治療を提供できる診療体制の確保を義務付けた。有床診療所は、病院に比べると人員・設備が十分でない場合があるので、入院患者の病状が急変したときは診療所の医師が速やかに

---

31) 第三次改正で、診療所の病床に、療養型病床群という区分が導入された。
32) 第四次改正で、診療所の病床に、療養病床という病床種別が導入された。
33) 第五次改正で、診療所の病床に、一般病床という病床種別が導入された。
34) **48時間規制の変遷**　48時間規制は、当時の貧弱な病院の分布からしても現実的ではなく、かえって患者の治療の妨げになった。ところが、その規制を確保するために、罰則が設けられていた（旧44条1号）ので、医療法制定の3年後には、「診療所における同一患者の収容時間の制限に関する医療法の特例に関する法律」（昭和26年法律259号）を制定し、昭和26年11月からさらに3年間、48時間規制の適用を猶予した。

しかし、昭和29年の医療法改正（昭和29年法律62号）で、前掲特例法を廃止し、48時間規制を義務規定から努力義務規定に緩和したので、旧々13条は適用されることなく終わった。同改正は、「診療所の管理者は、診療上やむを得ない事情がある場合を除いては、同一の患者を48時間をこえて収容しないようにつとめなければならない」（旧13条）と規定し、罰則を削った。同条にいう「診療上やむを得ない事情がある場合」とは、遠隔地にあるため患者を病院まで移送することが事実上不可能なとき等と解釈された（解（昭46年）41頁）。こうして旧13条は、第五次改正（平成19年1月1日施行）まで、ほぼ同趣旨で存続したのであった。

診療を行うよう努めること，他の病院・診療所と緊密な連携を確保しておくべき義務を定めたのである（13条を全面改正）。

診療所一般病床設置の許可　48時間規制の廃止は，診療所一般病床でも一定期間の入院医療を提供することを意味するから，病院と同様の規律が及ぶことになる。そこで，第五次改正は，①診療所の「療養病床以外の病床」を一般病床として位置付け，②診療所一般病床を設置するときは，病床設置の許可を受けなければならないとした[35]（7条3・4項。療養病床の設置は既に許可事項であった）。要するに，**有床診療所が病院に接近**したということであり，有床診療所における一般病床の増加を抑制しようとする政策である[36]（診療所の病床数 136,861 床のうち，一般病床は 121,783 床，療養病床は 15,078 床である。平成22年10月1日現在）。

さらに，③診療所一般病床は，医療計画の基準病床数制度に含められた（30条の4第2項9号）。したがって，私的医療機関の開設者が診療所一般病床を設置又はその病床数を増加しようとしても，医療圏が過剰病床の地域においては，知事から診療所一般病床の設置等に関して勧告を受けることになった（30条の11）。

しかし，公的医療機関又は公的性格を有する医療機関の開設者が開設する診療所一般病床に関しては，過剰病床地域では，知事は，勧告ではなく診療所一般病床設置許可等を与えないことができる（7条の2第2・6項）。

---

[35]　医療法人等の非営利法人が開設する場合は，診療所開設許可も必要となる（7条1項）。入院施設を有するから，開院前に使用前検査を受け施設使用許可を得ておかなければならない（27条）。開院（開設）後は，臨床研修等修了医師が開設する場合は診療所開設届（8条）を，医療法人等が開設する場合は開設後届（令4条の2第1項）を知事に提出する（⇒6－8）。

[36]　「医者は，都道府県知事宛（あて）の医師診療所開設届を医師会を通して届け出さえすればよい。しかも，実質的には，"開業致しました"という事後承諾のような形がとられている現状では，ますますスクーターに乗った丁稚医師を助長することになるから，今度の定例理事会で，なんとかこうした現状を規制する方向に持って行こうやないか」「なるほど，それはええ，現状のままやったら，財前産婦人科医院の隣へ，同じ産婦人科が開業しても文句をつけられんわけやからな」（山崎豊子『白い巨塔 1』91頁（新潮文庫）。なお，文中の丁稚（でっち）とは年季奉公する少年，小僧という意味）。

　ここでは診療所の開設又は立地の規制が議論されている。第五次改正は，少なくとも有床診療所に関しては開設に制限をかけたといえる。なお，小説中にある医師会を通して診療所開設届を届け出るという手続は，医療法令には定めがない。

| 例外 ― へき地診療所等 の病床設置の届出 | 地域の医療需要に応えるため，小児医療診療所，周産期医療診療所等に一般病床を設置しようとしても，過剰病床の地域では，一般病床は設置

できない。しかし，これでは有床診療所が病院と在宅の間にあって短期間の入院に機動的に対応してきた重要な役割を没却し，地域医療の充実に反することになる。そこで，診療所一般病床の設置許可に限定的ではあるが，例外を定めた（7条3項，規則1条の14第7・8項）。

へき地診療所，小児医療診療所，周産期医療診療所，在宅療養支援診療所等，医療計画に記載される診療所に一般病床を設置する場合は，例外として，許可を受けることなく，病床を設置したときから10日以内に，病床設置の届出を知事に届け出れば足りることとした（**診療所病床設置届**[37]。令3条の3）。ただし，いずれも医療計画に記載されることが要件である。小児・周産期診療所では「特に必要な診療所」のみに認められる例外措置であり，これらの要件を充たすのは簡単ではない（届出病床は既存病床数に含まれる⇒240頁）。

| 診療所一般病床 の変更の許可 | 診療所に一般病床のみを有する者が，病床設置許可事項（病床数，病床の種別ごとの病床数，各病室の病床数。規則1条の14第6項）を変更しようとするときは，知事

の変更許可を受けなければならない（**診療所病床設置許可事項の変更許可**。7条3項。ただし，一般病床・療養病床を設置した者が病床を減床するときは届出で足りる（規則同条7項5・6号，9項））。

3　特別な手続 ― 休止，廃止，経営主体の変更等

| 病院・診療所の 休止・再開の届出 | （1）　医療法の制定時から，病院・診療所は，届出さえすれば，いつでも休止し再開をすることができた（旧9条1項）。しかし，適時の入院医療を確保する上で問

題があり，医療資源の浪費でもあるので，第四次改正により，正当な理由のない休止に対しては，開設許可の取消し等が行われることになった。

1年以下の期間であれば，病院・診療所は，休止後10日以内に**休止の届出**をすれば，自由にできる（8条の2第2項。**再開の届出**も同様。罰則（74条1号））。し

---

37)　**診療所病床設置届の届出事項**（規則1条の14第8項）　病床数，病床の種別ごとの病床数，各病室の病床数。設置後，届出事項を変更する場合も，許可制に移行するのではなく，診療所病床設置届事項の変更の届出をすればよい（令4条2項）。

かし1年を超えて休止するには，正当な理由が必要となる（同条1項。ただし，診療所開設届（8条）を出して開設した診療所には適用されない（同項ただし書））。正当な理由がないのに休止後1年以上も業務を再開しないときは[38]，知事は，**開設許可を取り消し又は一定期間の閉鎖命令**を行うことができる（29条1項2号。罰則（73条3号））。

(2) 問題は，経営上の理由に基づき，病院（有床診療所）の病床の一部を休止している状態が1年を超えて継続する場合である。

> **6−10 病院（有床診療所）の一部の事実上の休止**
> A病院の開設者は，医師不足，看護師不足のため，許可病床のうちの一部を1年を超えて事実上休止し，休止病床以外の病床を運用していた。この運用病床という形態は，8条の2第1項に違反するか。

一部の休止を想定すれば，「その全部若しくは一部」（16条の2第1項1号，23条の2，24条1項）と規定するから，8条の2第1項にいう「休止」とは，全部の休止を意味する。しかし，正当な理由のない病院の休止を1年以下に限定した趣旨は，必要性の乏しい病院の機能（配分された病床）は，速やかに再配分することが適正な入院医療の確保を図る上で必要と考えたからである。そうであれば，配分された病床が既得権化するのを避け，地域に必要な病床を確保するため，経営上の理由は正当な理由に該当しないと解釈した上で，一部の休止が1年を超え相当期間続く場合（同項の倍の2年超が適当と思われる），病床の開設許可の一部を取り消すことも29条1項2号の解釈論として認められてもよいであろう[39]。

廃止，死亡等の届出　病院・診療所の開設者が病院・診療所を廃止したとき又は個人である開設者が死亡した（失踪宣告[40]を受けた）ときは，10日以内に，廃止の届出又は死亡の届出（失踪の届出）を知事に届け出なければならない（9条。罰則（74条1号））。

---

38) 平成23年4月5日に休止したとすると，翌6日から起算するので，翌年の平成24年4月5日24時までは正当な理由なくして休止できる。しかし，同年4月6日に入っても休止する場合は，1年の期間を超えているので，正当な理由が必要となる。

39) **一般病床は過剰なのか**　病院の一般病床は，19万床空いており，今後の超高齢化を見込んでも20万床強が過剰との分析がある（川渕孝一「実現へムダ・ムラ・ムリ排せ」平成22年4月7日日本経済新聞経済教室）。

40) **失踪宣告**とは，開設者である医師が住所地を離れ長期間行方不明となった場合に，その不在となった者の法律関係を処理する制度である（民法30〜32条）。不在者の生死が7年間明らかでないときは，利害関係人の請求により家庭裁判所が失踪宣告を行い，不在者は死亡したものとみなして，財産関係・身分関係を確定させる。

第6章　病院と診療所に対する規律

**病院・診療所の経営　　**病院・診療所は，譲渡，相続，合併等により経営主
**主体の変更（譲渡等）　**体を変更することがある。開設を許可された地位は，
どのように譲渡，包括承継（相続，合併）されるか。

> **6-11　病院の経営主体の変更**
> A医師は，個人で甲病院を開設し，地域医療に貢献してきた。しかし，老齢となり後継者もいないことから，友人であるB医師が理事長を務める乙医療法人に甲病院を譲渡するつもりである。しかし，甲病院のある医療圏は過剰病床であるので，廃院すると病床を失ってしまう。地域の患者のため医業の継続を図るには，甲病院を譲渡するA医師と譲り受ける乙医療法人は，どのような手続を行ったらよいか。

(1)　**開設許可の性格**[41]　　許可が被許可者の経歴，能力等の人的要素に着目して付与されれば（**対人許可**。医師免許等），その地位は**一身専属的**（特定の権利主体だけが享有できる）である。これに対し，許可が専ら物的施設等の物的要素に着目して付与されれば（**対物許可**。自動車の車体検査等），その地位は譲渡，相続，合併の対象となる。

　病院等の開設許可は，施設の構造設備及び人員という物的要素（7条4項）を要件としているが，むしろ「国民の健康の保持に寄与する」（1条）という観点から，開設者の非営利性という人的要素（7条5項）を重視している。したがって，開設許可は，対人許可の性格が強いと解することができる。このように解することは，行政解釈と医療法令からも裏付けられる。

　まず，医療法初期の時代から，開設者が死亡したときは開設の許可は効力を失うので，その子が同一場所で引き続き医業を行う場合でも，改めて許可を受けなければならないとして相続による承継を否定した（昭26・9・13医収511）。また，病院の経営主体を変更しようとするときは，「従前の開設者から当該病院の廃止の届出をした後，新たに開設者となろうとする者から別途開設の許可を受けなければならない」と従前の許可が失効することを前提に新たな手続を必要とした（昭29・2・6医収45）。

　これを受けて，規則では，病院・診療所の譲渡，相続，合併があった場合，改めて開設許可又は診療所開設の届出を行うことになっている（規則1条の14第1項ただし書，4条ただし書）。

(2)　**実務上の継続の手続**　　開設許可又は届出は，譲渡等によって効力を失

---

41)　原田・要論169頁，阿部泰隆『事例解説行政法』[7][8]（日本評論社，1987），宇賀 I 85頁。

うが，医業を継続させる観点から，実務上，実質的には許可又は届出が継続することが行われている[42]。

> **●●● 法の基礎知識17 ●●●**
>
> **期間の計算方法**　実務では，期間の計算が問題になることがある。ここでは，医療法の例を挙げて，期間の計算方法について述べる。特別の規定がない限り，期間の計算は民法の定める原則（民法138条〜143条）に従うが，重要なのは，期間の起算日に関する**初日不算入の原則**である。
>
> (1)　原則 ── 初日が算入されない場合
>
> ①　通常の規定　初日不算入の原則が適用される。病院・診療所を廃止したときは，「10日以内に」知事に届け出なければならない（9条1項）。診療所を4月5日に廃止したときは，同日のある時点で廃止するから，同日はもはや1日として計算できない。そこで，初日である4月5日は期間に算入せず，翌日の6日0時から起算し，満了は15日24時となる（民法141条）。つまり，15日の24時までに届出をすべきことになる（民法140条本文）。しかし，4月10日の午前0時から起算できるような形で廃止した場合は，19日（24時）が満了日となる（同条ただし書）。
>
> ②　後を使用する規定　臨床研修等修了医師が診療所を開設したときは，「開設後10日以内に」知事に届け出なければならない（8条）。**後**は，基準時点を含まないでそれより後への時間的広がりを表し，**以後**は，基準時点を含んで（以の意味）それより後への時間的広がりを表している（ワークブック668頁）。「開設後10日以内に」とは，5月1日に開設した場合，開設した日は含まず，翌2日0時から11日24時までにという意味である。仮に「開設以後」と規定されていれば，開設日が起算日となる。
>
> (2)　民法の特則 ── 初日が算入される場合　初日不算入の原則を排除する特別な規定があれば，初日を算入する。「この法律……の規定により罰金以上の刑に処せられ……執行を受けることがなくなった日から起算して2年を経過しない者」（46条の2第2項2号），国会法14条（国会の会期は，召集の当日からこれを起算する）等がある。

---

42)　設例で7月1日から乙医療法人が病院を引き継ぐ場合は，前日の6月30日付けでA医師が甲病院の廃止届（9条1項）を提出し，7月1日付で乙医療法人が旧甲病院の開設許可（7条1項）と使用前検査による使用許可（27条）を受ける。さらに，同日付けで乙医療法人が旧甲病院を開設するための定款変更の認可を受ける（50条1項）。このような手続で，病床を失うことなく乙医療法人は，甲病院の医業を引き継ぐことができるとする取扱いが可能である。ただし，これらの手続は法定されたものではなく，知事によって手続は異なる。また，保険診療の関係等様々な手続が必要であり，関係する行政機関と十分な事前協議が必要である。

三 管　理

病院・診療所の管理者　**管理者**とは，医療機関における**管理・運営の責任者**をいう。医療法は，管理者を臨床研修等修了医師に限定した（10条。罰則（74条1号））。管理者は，医療機関を統一的に管理・運営するため，一人であることが適切である（解33頁）。病院・診療所における管理の法律上の責任者であるから，診療時間中は病院・診療所に常勤しなければならない。この点について，次の行政解釈がある。

> 6－12　管理者の常勤しない診療所の開設
> 診療エックス線技師が，近隣の病院に勤務するA医師を管理者としてBレントゲン診療所の開設許可を申請した。B診療所は，治療は行わず，開業医の指示票を持参する来所者（1日5人程度）に撮影業務のみを行うものであった。A医師は，勤務先病院の同意を得て，毎日午前・午後の各1時間程度診療所に勤務し，必要な指示を与えるという運営形態であった。　　　　（昭29・10・19医収403に基づく設例）

この設例は，エックス線装置の普及が十分でなかった時代を背景とし，地域の要望に基づく診療所であるので悪質な事案ではない。しかし，管理者の責任の重さからしても常勤しない管理者を置く診療所の開設は不適当である（設例回答）。

開設者と管理者の関係　開設者が臨床研修等修了医師であるときは，医療機関の円滑な運営のため開設者自身が管理者となる（**開設者の管理の原則**。12条1項本文。罰則（74条1号））。ただし，知事の許可を受ければ，他の臨床研修等修了医師を管理者とすることができる（**他の臨床研修等修了医師を管理者とする許可**。同項ただし書，規則8条。罰則（74条1号））。法人又は臨床研修等修了医師以外の個人が開設者のときは，必ず臨床研修等修了医師が管理者となる（10条）。

二箇所以上の管理　管理者は，常勤であるから，他の病院・診療所の管理者になれない（12条2項。罰則（74条1号））。ただし，弊害のない場合は知事の許可を受けて，他の病院・診療所の管理者となることができる（**二箇所以上の管理の許可**。同項，規則9条。罰則（74条1号）。二箇所以上管理の許可は，地域の医療需要を満たす上で必要であり，医療機関の規模，診療時間等からみて二箇所以上の医療機関の管理が適

正に行われる場合に認められる[43]（解34頁）。

管理者の義務

医療機関が「良質かつ適切な医療」（1条）を提供できるかどうかは，管理運営の責任者である管理者の識見と能力に負うところが大きい。医療法は，管理者の総括的な注意義務（15条1項）を定めるとともに，その他の細かい義務等を定めた（17条）。

(1) **監督義務──総括的な注意義務**　管理者は，病院・診療所に勤務する医師等の医療資格者はもとより，事務職員等すべての従業者を監督し，その業務遂行に支障がないよう必要な注意をする義務を負う（15条1項）。その性質上，監督義務は訓示規定であるが，監督義務違反が甚だしいときは，不適任な管理者の変更が命ぜられることもある（28条）。

(2) **業務の委託に関する義務**　業務委託に関する制度は，第二次改正から導入された。医療機関の業務の中には，医療の提供以外の業務で，医療機関が自ら行う必要のないものがある。しかし，これらの業務を外部に委託するとしても，一定の医療水準と衛生水準を確保しなければならない。そこで，医師の診療又は患者の入院に著しい影響を与える業務[44]（令4条の7）を委託するときは，受託する業務を適正に行う能力のある者（規則9条の8〜15）に委託すべき義務を管理者に課した（15条の2）。

(3) **医師の宿直義務**　病院の管理者は，緊急的な治療に対応させるため，医師を病院に宿直させる義務を定めた（16条本文。罰則（74条1号））。ただし，勤務医師が病院に隣接する場所に居住する場合は，知事の許可を受けて宿直義務を免れることができる（**医師宿直免除許可**。同条ただし書。罰則（74条1号））。

(4) **その他の義務**　①医療安全確保の措置を講ずる義務（6条の10），②有床診療所の診療体制の確保義務（13条），③院内掲示義務（14条の2⇒73頁）。

(5) **管理者の遵守事項**　医療法に規定された義務ではないが，管理者が遵

---

[43]　A診療所の管理者である医師が，Bへき地診療所の管理者となり，又はC特別養護老人ホームの診療所の管理者になること等が想定される。

[44]　①検体検査業務，②医療機器等の滅菌消毒業務，③食事提供業務，④患者等の搬送業務，⑤医療機器の保守点検業務，⑥医療用ガス供給設備の保守点検業務，⑦寝具類の洗濯業務，⑧清掃業務の8業務が挙げられている（「病院，診療所等の業務委託について」（平5・2・15指14））。なお，この業務委託は，請負契約に基づく業務委託であり，労働者派遣契約とは異なる（平5・2・15健政発98）。

守すべき事項[45]が規則で定められている（17条，規則10，13〜15条）。

(6) **地域医療支援病院，特定機能病院の管理者の義務**　地域医療支援病院と特定機能病院の管理者には，病院の性格に応じた特別の義務が課されている（16条の2，3）。

| 管理者の変更命令 |

医療機関の管理者が，経営と医療の質を確保する場面で果たすべき役割は極めて重要である。しかし，管理者が不適格な場合に医療機関が自浄能力を発揮し自ら管理者を交代させることは，必ずしも期待できない。そこで，公益を代表して，知事が開設者に対し，管理者の変更を命ずることができる（28条）。医療法制定時に定められた規定であり，医療機関の管理に介入する権限を知事に認めたものである。

命令の要件は，管理者に①犯罪，②医事に関する不正行為があること，又は③管理者が管理をなすのに適しないと認めるときである。②の**医事に関する不正行為**とは，犯罪にならないまでも医療法令に違反したとき，医師の品位を汚すようなとき等であるが，社会通念に従って事案ごとに判断せざるを得ない（解52頁）。③の**管理をなすのに適しない**とは，管理者本来の資質の観点からの適性を問題としていると思われる。ただ管理の範囲には，経営問題も含まれるので，どのような場合に知事が一医療機関の自治に介入できるかは難しい。変更しなければ患者の利益が損なわれるおそれのある場合に限定されるべきであろう。

変更命令は期限を定めて行われ，従わないときは，開設者には罰則が科され（73条3号），開設許可の取消し又は閉鎖命令があり得る（29条1項3号）。

---

[45]　(1) **入院についての遵守事項**　管理者は，①病室の定員を守ること（規則10条1号），②病室以外に患者を入院させないこと（同条2号），③精神病患者・感染症患者は専用病室以外に入院させないこと（同条3号）等を規定した。ただし，①〜③は，臨時応急のときは制限されない（同条ただし書）。(2) **管理者の改善要求義務**　医療機関の構造設備が医療法令の規定に適合しないときは，管理者は開設者に改善を要求する義務がある（規則15条1項）。この要求を受けた開設者は直ちに必要な措置をしなければならない（同条2項）。開設者が必要な措置を採らないため構造設備が法令に違反するときは，知事は開設者に対し，直接，施設の使用制限，修繕等を命ずることができる（24条1項）（解162頁）。(3) **その他**　病院報告の提出義務（令4条の8，規則13〜13条の5），薬事法遵守義務（規則14条）がある。

四　人員，施設，記録，構造設備の基準

人員，施設等の基準の意義[46]

医療法は，科学的でかつ適正な医療を提供できるようにするため，病院に重点を置いて，人員，施設，記録，構造設備に関し基準を定めた。人員配置基準（21条1項1号・2項1号，22条の2第1号）は，通常よるべき基準という性格を持つ**標準**である。合理的な理由があれば，これを満たせないことは許容される類型の基準であるので、罰則は科されない。

しかし，施設基準（21条1項2～8号，10～12号，同条2項2・3号，22条1・4～9号，22条の2第2・5・6号）は，これを満たせないときは罰則が科される**最低基準**である（74条1号（20万円以下の罰金。ただし，県条例又は規則で定める施設は除く））。記録に関しては，診療に関する諸記録等の備置きを最低基準とした（21条1項9号，22条2・3号，22条の2第3・4号。罰則（74条1号。ただし，罰則が科されるのは21条1項9号のみ））。医療機関の構造設備基準も最低基準であるが，施設基準に比べると罰則は軽い（23条，規則16条，令5条（10万円以下の罰金））。

清潔保持と安全確保の原則（基準）

医療機関の人員，施設等の基準の冒頭に規定されたのは，**清潔保持と安全確保の原則（基準）**である（20条）。各基準の総論的な意義を持ち，医療法制定時から完全な原形をとどめている数少ない規定の一つである。医療機関は，不易の基準として，清潔を保持し，構造設備は衛生上・防火上・保安上も安全性を確保しな

---

[46] 第二次一括法により，人員配置基準と施設基準に関し自治体の実情を反映させるための改正が行われた。(1)人員配置基準　病院と療養病床を有する診療所では，医師・歯科医師を除く人員配置基準については，都道府県の条例（以下単に「県条例」という）で定めることができる（21条1項各号列記以外の部分・同項1号，同条2項各号列記以外の部分・同項1号）。さらに薬剤師についても条例の定める基準により専属の薬剤師を置くことになった（18条）。ただし，条例で人員配置基準を定める場合は，規則で定める基準に従い定める（18条，21条3項），つまり規則の基準に適合しなければならないので，条例で地域の実情を反映させるには限界がある。(2)施設基準　これに対し，施設基準は，規則で定める基準を参酌すればよいから（同項），地域の実情を反映した，規則とは異なる内容の基準を定めることができる。県条例による施設基準は，地域医療支援病院と特定機能病院の承認の要件に追加された（4条1項6号，4条の2第1項8号）。(3)県条例で定める人員配置基準と施設基準は，病院の開設等の許可を申請するときの積極的要件となった（7条4項）。

第6章 病院と診療所に対する規律

ければならない。それゆえ，清潔を欠くとき，その構造設備が衛生上有害又は保安上危険なときは，施設の使用制限等が命ぜられるのである（24条）。

　衛生上・防火上の安全は，従来から積極的に取り組んできたが，近年は，保安上の安全も重要な項目となった。職員等に対する暴力事件，乳児連れ去り事件等の発生に対処すべく，医療機関の安全管理体制を更に充実する必要がある[47]。

1　病院と療養病床を有する診療所の人員配置の基準

　医　師

（1）　まず，一般病床のみの病院で，標準数の考え方を説明する。入院患者数（歯科患者数を除く）と，外来患者数（歯科患者数を除く）を2.5（ただし，耳鼻咽喉科・眼科は，5）で除した数との合計数（特定数という）が52までであれば，医師標準数は3人となる。特定数が52を超える場合は，超えた数を16で除した数に3を加えた数が医師標準数となる[48]（規則19条1項1号）。

　この計算式では，一人の医師の労働力をおおむね特定数16で捉えている。特定数16とは，一人の医師が1日当たり，〈16人の入院患者を診る→8人の入院患者を診て20人の外来患者を診る（8+20÷2.5）←40人の外来患者を診る（40÷2.5）〉の範囲内の労働力である。21年度医療監視によれば，医師標準数に対する医師の配置が1.5倍以上になる病院は，立ち入り検査を実施した8,211病院のうちの30％（2,483病院）に及ぶが，他方で標準数を満たすことのできない病院は10％（821病院）もあった。[49]。

---

[47]　「医療機関における安全管理体制について（院内で発生する乳児連れ去りや盗難等の被害及び職員への暴力被害への取り組みに関して）」（平18・9・25医政総発0925001）。平成19年11月には佐賀県で，暴力団の抗争に伴う入院患者の誤認射殺事件が起きた。医療機関としては想像を絶する事件であった。

[48]　入院患者数400人（うち歯科患者数50人），外来患者数600人（うち耳鼻咽喉科患者数100人）とすると，（400人－50人）＋｛(600人－100人)÷2.5＋(100人÷5)｝＝570。(570－52)÷16＋3＝35.375≒36。医師の標準数は，36人となる。規則19条1項にいう入院患者数等は，前年度の平均値である（ただし，新規開設の場合は推定数。同条3項）。

[49]　(1)「医療法第25条に基づく立入検査結果（平成21年度）」（平成23年2月21日医政局指導課）（以下「21年度医療監視」という）によれば，医師数の適合率90.0％は，検査項目の中で2番目に適合率の低いものであった。ただし，医師の適合率は，平成14年度の75％から毎年度増加を続け，前年度の20年度は88.3％であった。ところが，一般病院の病床規模別適合率を見ると，20床〜49床が最も低く84.4％であり，病床規模の増大に比例して適合率も上がり，500床以上は　97.9％で最も高い。小規模病院ほど

第4部　医療提供体制

(2) 正確な計算式は，次のとおりである[50]。

<u>歯科医師</u>　歯科専門病院以外の病院における歯科医師の標準数は，歯科関係(歯科，矯正歯科，小児歯科及び歯科口腔外科)の入院患者数が16人までは1とし，16人を超えるときは16人ごとに1を加え，その端数があれば1を加える。さらに歯科関係の外来患者につき病院の実状に応じて必要と認められる数を加えた数である(規則19条1項2号ロ)。

<u>薬剤師</u>　第二次一括法により，病院・診療所では，適正に薬剤の保管と調剤をさせるため，規則で定める基準に従い，県条例(診療所が保健所設置市又は特別区に所在するときは，その条例)の定める基準により専属の薬剤師を置くことになった(18条，罰則(74条1号))[51]。また，病院の薬剤師の員数も規制で定める基準に従い，県条例で定める。規則の基準によれば，(精神・療養病床の入院患者数÷150)＋(精神・療養病床以外の入院患者数÷70)＋(外来患者の取扱処方箋数÷75)＝A。Aを切り上げて整数としたものが薬剤師の標準数となる(規則19条1項3号)[52]。

医師の確保に苦労している実情がうかがえる。
(2) 平成22年12月2日に開催された社会保障審議会医療部会で病院医師の配置標準について「医療法制定時(1948年)以来，ほぼ変わらない算定式を現代に適用することは，不適切」との意見が示された(横倉義武委員)。現状を見る限り，一律ではなく，病床数別に算定式を定めるか又は知事が地域における算定式を定めることを検討してもよいであろう。

50) 条文(規則19条1項1号)を計算式に直すと次のようになる。(精神・療養病床の入院患者数÷3)＋(精神・療養病床以外の入院患者数−歯科の入院患者数)＋{(外来患者数−歯科・耳鼻咽喉科・眼科の外来患者数)÷2.5＋(耳鼻咽喉科・眼科の外来患者)÷5}＝Aとすると，A≦52のときは3人，A＞52のときは｛(A−52)÷16＋3｝人

51) ただし，単科の病院等では，投薬の機会は少ないこともあり，知事の許可を受ければ専属薬剤師を置かなくてもよい(**専属薬剤師免除許可**。同条ただし書)。

52) 一般病床の入院患者数326.9人，外来患者に係る取扱処方箋数37.8の場合は，((0＋0)÷150)＋(326.9÷70)＋(37.8÷75)＝5.17≒6人が標準数となる。
　なお，21年度医療監視によれば薬剤師適合率は，94.4%であるが，人員配置基準としては医師に次いで適合率は低かった。

第6章 病院と診療所に対する規律

看護師・准看護師　看護師及び准看護師の人員配置基準は県条例で定めるところによるが，次の規則で定める基準に従うことになる（21条1項1号，同条2項1号，規則19条1項4号）。｛（療養・精神・結核病床の入院患者数÷4）＋（感染症・一般病床の入院患者数＋入院新生児）÷3｝〔入院について切り上げて整数化〕＋（外来患者数÷30）〔外来について切り上げて整数化〕＝標準数[53]。

看護補助者　**看護補助者**とは，看護師の指示の下に看護業務を補助する者とされ[54]，療養病床に係る人員基準となっている（規則19条1項5号）[55]。この基準にしたって，県条例は看護補助者の人員配置基準を定めなければならない（21条2項1号）。

栄養士　栄養士は，病床数が100以上の病院では，1人が標準数である（規則19条1項6号）。この基準に従って，県条例は栄養士の人員配置基準を定めなければならない（21条1項1号）。

任意の数である従業者　①診療放射線技師，事務員その他の従業者，②療養病床を有する病院における理学療法士と作業療法士は，病院の実状に応じた適当数でよい（規則19条1項7・8号）。「適当数」については，県条例で基準を定めることができる（21条1項1号，同条2項1号）。

特定機能病院の上乗せ　特定機能病院においては，高度の医療を提供するために，人員配置の基準が上乗せされている（22条の2第1号，規則22条の2）。

---

[53] 療養・精神・結核・感染症病床＝0，一般病床の入院患者数＝326.9人，入院新生児＝10.8人，外来患者の総数＝1,075人の場合は，｛（0＋0＋0）÷4＋（0＋326.9＋10.8）÷3｝＝112.56≒113人＋（1,075÷30）＝35.83≒36人＝149人が標準数となる。21年度医療監視によれば，看護師等の適合率は，99.2％であった。

[54] 「看護補助者の業務範囲とその教育等に関する検討報告書」（平成8年9月日本看護協会業務委員会）

[55] 療養病床の入院患者数が4又はその端数を増すごとに1人必要となる。療養病床の入院患者が25人の場合，25÷4＝6.25≒7人が標準数となる。

第4部　医療提供体制

療養病床を有する診療所　医療法が人員配置の基準を定めたのは，病院と療養病床を有する診療所だけである（21条）。診療所には人員配置基準はないが，療養病床を有する診療所では，療養環境の向上のため人員配置基準を厚くした[56]。

人員配置基準の違反の効果　医療法の人員配置基準が標準[57]である理由は，患者の傷病の程度，医療従事者の技量等により，人員配置の員数を下回ることが直ちに適正な医療水準を欠くとはいえないからである。人員配置基準を満たせない場合（標準を欠くという意味で**標欠**），医療機関は医療法令に違反することになるが，罰則はない。ただし，標欠は，医療監視（25条1項）の検査対象であり，知事による改善指導が行われる。なお，医療法の問題ではないが，標準を下回るときは，診療報酬が減算されることがある。

人員配置基準の履行確保——人員増員・業務停止命令　人員配置基準違反には罰則がないので，その履行を確保させることが難しい場合もある。そこで，第四次改正は，著しい人員配置基準違反の状態が続き，適正な入院医療を提供できない場合に，人員配置基準の履行を確保するための監督手法を定めた（23条の2）。病院又は療養病床を有する診療所について，①規則又は県条例で定める人員配置基準の1/2以下の状態が2年を超えて継続する場合で，②医療審議会が命令措置を採ることが適当と認めるとき（規則22条の4の2），知事は開設者に対し，期限を設けて人員の増員を命ずる（**人員増員命令**）か，一定期間業務の停止を命ずること（**業務停止命令**）ができる。

重大な標欠があっても医療提供に著しい支障を招いているとは限らない。知事が医療機関の管理運営に介入するか否かを，地域の医療事情を熟知している医療審議会の判断に委ねたのである。人員配置基準に係る命令違反には，罰則を設けたが（73条3号），人員確保の困難さを考慮し，開設許可の取消し等の事由とはしなかった。

---

56) 医師は1人が標準数（規則21条の2第1号）。看護師・准看護師と看護補助者は，それぞれ療養病床の入院患者数が4又はその端数を増すごとに1が標準となる（同条2号・3号）。療養病床入院患者10人の場合，10人÷4＝2.5≒3人が標準数となる。

57) 医療法制定時から，規則で定めた人員を有しない者には，政令で罰金刑を科する旨の規定を設けることができるとされてきた（旧21条2項（第三次改正で3項））。しかし，罰則規定は設けられないまま，第四次改正で，同項は削除され，標準である趣旨が確定した。

2　病院と療養病床を有する診療所の施設，記録，構造設備の基準

> 病院の施設，
> 記録の基準

病院は，次の施設[58]を有し，かつ，記録を備え置かなければならない（21条1項）。①〜⑨，⑪に違反すると罰則が科される（74条1号）。

(1)　**施設基準**　①**各科専門の診察室**（21条1項2号）　ただし，1人の医師が同時に2以上の診療科の診療に当たる場合等には，同一の室を使用できる（規則20条1号）。②**手術室**（同項3号，規則同条2号・3号）。③**処置室**（同項4号，規則同条4号）。④**臨床検査施設**（同項5号，規則同条5号）　ただし，検体検査業務を委託する場合は，検査設備を設けなくてもよい（規則同条6号）。⑤**エックス線装置**（同項6号，規則同条7号）。⑥**調剤所**（同項7号）。⑦**給食施設**（同項8号，規則同条8号）　ただし，調理又は洗浄業務を委託する場合は，調理・洗浄設備を設けなくてもよい（規則同条9号）。⑧診療科名中に産婦人科又は産科を有する病院では，**分娩室及び新生児の入浴施設**（同項10号）。⑨療養病床を有する病院では，**機能訓練室**（同項11号，規則同条11号）。⑩**県条例で定める施設**（同項12号）　第二次一括法による改正前は，規則で消毒施設・洗濯施設（委託しない場合），療養病床を有する病院では談話室，食堂及び浴室（規則21条）を挙げていた。この施設基準を参酌して県条例で定めることになった（21条3項）。

(2)　**記録の基準**　⑪**診療に関する諸記録**（21条1項9号）　診療に関する諸記録とは，過去2年間の病院日誌，各科診療日誌，処方箋，手術記録，看護記録，検査所見記録，エックス線写真，入院・外来患者数を明示する帳簿及び入院診療計画書である（規則20条10号）。

> 療養病床を有する
> 診療所の施設基準

療養病床を有する診療所は，機能訓練を行うために十分な広さと必要な器械・器具を備えた機能訓練室が必置である（21条2項2号，規則21条の3。罰則（74条1号））。その他，第二次一括法による改正前は，談話室，食堂及び浴室も施設基準であったので（規則21条の4），これを参酌して県条例で定める（21条3項）。

---

[58]　医療法制定時における病院の施設　昭和23年の医療法制定時に基準とされた施設のうち，その後当然の施設となったもの（給水施設，暖房施設，汚物処理施設）は，基準から削除された。暖房施設すらも最低基準であったことは時代を感じさせるが，小規模病院の暖房施設について，止むを得ぬ時は「火鉢」でも差支えないと国が回答している（昭24・6・3医収403）のを読むと，戦後の貧しい病院環境が思い浮かび胸が痛む。

第4部　医療提供体制

| 地域医療支援病院の上乗せ | 地域医療支援病院は，人員配置基準の上乗せはないが，施設と記録の基準の上乗せがある[59]。ただし，罰則が科されるのは，①〜④のみである（74条1号）。|

| 特定機能病院の上乗せ | 特定機能病院は，高度の医療を提供する重大な使命があることから，人員配置，施設及び記録の基準に上乗せがある（22条の2，規則22条の2〜4）[60]。ただし，罰則 |

が科されるのは，②〜⑤のみである（74条1号）。

| 病院，診療所の構造設備の基準 | 病院，診療所の構造設備の基準については，衛生上，防火上及び保安上の安全性が求められるが（20条），更に具体的に「換気，採光，照明，防湿，保安，避難 |

及び清潔その他衛生上遺憾のないように」しなければならない（23条1項）。患者にとって身近な構造設備こそが療養環境を左右するのであり，規則で定める

---

[59]　(1)　施設基準の上乗せ　①集中治療室（22条1号，規則21条の5第1号），②化学，細菌及び病理の検査施設（同条4号，規則同号），③病理解剖室（同条5号，規則同号），④研究室，講義室，図書室（同条6〜8号），⑤規則で定める施設として救急用自動車・医薬品情報管理室（同条9号，規則22条）が必置となっている。
　(2)　記録の基準の上乗せ　⑥診療に関する諸記録としては，一般の病院が作成する記録に比べ，入院・外来患者数の帳簿が除かれ，紹介状と退院患者の診療経過の要約が追加されている（同条2号，規則21条の5第2号）。⑦病院の管理及び運営に関する諸記録として，救急医療提供の実績，紹介患者に対する医療提供・逆紹介（他の病院又は診療所に対する患者紹介）の実績等を明示する帳簿が追加されている（同条3号，規則同条3号）。

[60]　(1)　人員配置基準の上乗せ　①人員配置基準（22条の2第1号，規則22条の2）医師数は，（入院患者数（歯科医者を除く）＋外来患者数（歯科医者を除く）÷2.5）÷8＝標準数となる。看護師・准看護師数は，（入院患者数（入院新生児を含む）÷2）〔切り上げ整数化〕＋（外来患者数÷30）〔切り上げ整数化〕＝標準数となる。他に，歯科医師，薬剤師及び管理栄養士の上乗せがある。
　(2)　施設基準の上乗せ　②集中治療室（22条の2第2号，規則22条の3第1号），③化学，細菌及び病理の検査施設（同条5号），④病理解剖室（同号），⑤研究室，講義室，図書室（同号），⑥規則で定める施設として無菌病室・医薬品情報管理室（同条6号，規則22条の4）が必置となっている。
　(3)　記録の基準の上乗せ　⑦診療に関する諸記録は，地域医療支援病院と同じである（22条の2第3号，規則22条の3第2号）。しかし，⑧病院の管理及び運営に関する諸記録は，地域医療支援病院に比べ，過去2年間の従業者数を明示する帳簿，高度医療提供の実績を明示する帳簿等の多くの記録が要求されている（同条4号，規則同条3号）。

構造設備の基準[61]に違反すると罰則が科される（同条2項，令5条）。

　医療施設という特別な目的と用途のための構造設備であるから，医療法令に定める基準と建築基準法令に定める基準が競合した場合は，医療法令に定める基準に適合することが優先するが，その他については建築基準法令に定める基準に適合しなければならない（規則16条2項）。

施設基準等の履行確保——施設の使用制限命令等　物的基準の違反は，人員配置基準の違反と異なり，患者に直接被害を及ぼすおそれがある。そこで，医療法制定時から施設の使用制限命令等の監督手法が規定されている（24条）。

　①病院・診療所が清潔を欠くとき，又は病院・診療所の構造設備が，②病院の施設基準（21条1項），療養病床を有する診療所の施設基準（同条2項），地域医療支援病院の施設基準（22条），病院・診療所の構造設備基準（規則16条）に違反するとき，③衛生上有害若しくは保安上危険と認めるときは，知事は，開設者に対し，一定期間その使用の制限・禁止を命ずること（**施設の使用制限・禁止命令**）又は期限を設けて修繕・改築を命ずること（**施設の修繕・改築命令**）ができる。

　この命令に違反すると，開設者には罰則が科され（73条3号），さらに，開設許可の取消し又は閉鎖命令があり得る（29条1項3号）。なお，特定機能病院も同様である（24条2項）。

---

61)　**規則で定める構造設備の基準**　病院・診療所の構造設備基準は，規則16条で細部にわたって規定されている（ただし，無床又は9床以下の診療所には一部不適用）。病院病室の床面積は6.4㎡以上／患者，廊下幅は1.8ｍ以上，感染症病室・結核病室等の空気が風道を通じて他の部分へ流入しないようにすること，2階以上に病室があってエレベーターが設置されていないときは屋内の直通階段を2以上設けること等である。
　規則で定める構造設備基準については，昭和28年の地方自治法の改正（法律213号）の際，基準を適用しがたい特別の事情があれば，厚生大臣の承認を得て知事は別段の定めをすることができるという規定が追加された（旧24条の2）。地方分権に配慮した柔軟な規定といえるが，承認事例はないまま，平成11年のいわゆる**地方分権一括法**（「地方分権の推進を図るための関係法律の整備等に関する法律」（法律87号））により同条は削除された。

五 知事による監督と医療監視

知事による監督の意義　医療法によって知事[62]には，病院・診療所に対し監督を行う権限が付与されている。**監督**とは，医療機関の行為を監視し，その行為の合法性及び合目的性を確保する法システムである。監督の目的は，良質かつ適切な医療を確保して患者の利益を図ること及び医療関係者が各人の能力と技術と努力によって公正に医療上の競争を行うための基盤づくりをすることにある。

医療法上の監督の中で，主要なものは，日常的に行われる医療監視である。その結果，重大な違法があればより強力な行政処分に移行することになる。

1 施設情報の収集

施設情報の収集の意義　知事が医療法上の権限を適正に行使するためには，施設情報（⇒38頁）を収集する必要がある。収集し蓄積した施設情報を活用して，病院・診療所の開設者，管理者又は医療従事者に対する指導，監督又は処分となって具体化するのである。

知事は，行政目的のために多様な情報収集活動（行政調査）を行っているが，問題となるのは，「具体の処分に直接先行する行政調査」（塩野Ⅰ258頁）である[63]。

立入調査（検査）　処分に先行する調査の中で，最も重要で影響があるのは，病院・診療所に立ち入って，職員が施設，書類等を現場で検査する**立入調査(検査)**である。立入検査は，施設の情報を直接に把握できるので，「客観的に適正な行政決定を保障する上

---

[62] 医療監視（25条）は知事の他に保健所設置市長及び特別区長に権限が付与されている。診療所の開設地が保健所設置市又は特別区にあるときは，保健所設置市長又は特別区長には，診療所開設届等に関する権限（8条等）が付与されている（7条1項）。そのため，保健所設置市長及び特別区長は診療所の開設者等の情報を毎年知事に通知することとし，診療所に関する情報の共有化を図っている（25条の2，規則22条の5）。

[63] 行政調査という形式ではないが，施設情報の収集という観点から見ると，医療機能情報の報告（6条の3），開設許可（7条1項），診療所開設届（8条），医療法人の設立認可（44条1項），事業報告書等の届出（52条1項）等も，立入りによらない一般的な監督手法として位置付けることができる。

で不可欠である反面，市民の私的領域・営業活動に対する介入の要素を内含する」（大橋・行政法149頁）という性格を持つからである。

医療法の3種類の立入検査は，いずれも立入りの拒否等に罰則を設け，強制力を高め実効性を担保している（違反広告に関する6条の8第1項（74条2号），25条1・3項（74条2号），医療法人の法令違反等に関する63条1項（76条9号））。罰則によって間接的に担保された行政調査という意味で**間接強制調査**である[64]。

| 任意調査 | 行政調査には，相手方の任意の協力を得て行われる，単純な事実行為（**任意調査**）がある。しかし，知事が医療施設に対して行う調査は，任意調査の形を取っ |

ていても，実質的には医療法25条を背景とした立入調査である。下記設例でも，その必要があれば，直ちに医療監視に移行することになるからである（移行するまでは，医療監視員証は携帯していても提示しないことになろう（同条5項））。ただ，25条を持ち出さずに任意調査の形にした方が，相手への威圧感が少なく，信頼関係を壊すことがないので，実務上しばしば用いられる。

6-13　任意調査

甲診療所（管理者A医師）において，診療放射線技師の資格のない看護師がエックス線撮影をしているとの情報が乙保健所に寄せられた。そこで，乙保健所のB係長は，A医師に連絡を取り，甲診療所を訪問し，A医師から事情を聴いた。聴取の結果，情報提供者は，非常勤の女性医師を看護師と誤認していたことが判明した。B係長は，誤解を招かない方策を助言し，A医師もこれを了解し，調査は終了した。

2　医療監視（立入検査）

| 医療監視の意義 | **医療監視**とは，25条に基づく行政調査全般をいうこともあるが，一般には，同条1項（3項）後段に基づいて，知事（保健所設置市長，特別区長又は厚生労働大臣） |

が職員を病院・診療所に立ち入らせ，検査をする行政調査のことをいう。同条1項（3項）前段は，報告の徴収を規定しているが，立入検査とは無関係に行うことができる。

[64) **その他の行政調査**　医療法にはないものとして，裁判官の発する許可状を得て行う臨検，捜索等の**強制立入りによる調査**（国税犯則取締法等），立入を拒否したら給付提供を拒否する**行政制裁による調査**（生活保護法等）がある。これらに対して，処分等とは無関係の純粋な**統計調査**がある（医療施設調査，患者調査，病院報告（令4条の8）等）。

(1) **25条1項**　知事は，必要があると認めるときは，①病院・診療所の開設者・管理者に対し，必要な報告を命ずることができる（**報告徴収**），又は②病院・診療所に医療監視員を立ち入らせ，人員，清潔保持の状況，構造設備，診療録，助産録，帳簿書類その他の物件を検査させることができる（**立入検査**）。

立ち入る職員は，医療監視員（26条, 規則41, 42条）であり，身分を示す証明書（医療監視員証．規則40条の2）を携帯し，請求があれば提示しなければならない（同条5項, 6条の8第3項）。報告・提出を怠った者，虚偽の報告をした者又は検査を拒み・妨げ・忌避[65]した者には，罰則が科される（74条2号）。

(2) **25条2項**　知事は，①病院・診療所の業務が法令，法令に基づく処分に違反している疑いがあるか，又は②病院・診療所の運営が著しく適正を欠く疑いがあると認めるときは，その開設者・管理者に対し，診療録，助産録，帳簿書類その他の物件の提出を命ずることができる（**物件提出命令**。罰則（74条2号））。

(3) **1項と2項の関係**　1項と2項の関係は，連続的である。病院・診療所に問題が生じた場合，一般には，まず報告を求め（1項前段），その必要があれば立入検査を行い（1項後段），その結果，法令違反又は著しく不適正な運営が認められれば，証拠となる物件の提出を命ずることになる（2項）。

定例の医療監視　病院・診療所は数が多いので，医療監視の計画を立て，定例の医療監視を行うことになる[66]。定例の医療監視は，不正の摘発ではなく医療施設の改善指導を目的としているので，責任者の立会い，関係書類等の準備に配慮し,事前に通告（通知）して行う。事前通告なしに立ち入ると，責任者は不在で書類も整理されておらず，医療監視が成立しないおそれもある。

医療監視員は，病院・診療所の構造設備の改善，管理等の幅広い事項について必要な指導を行うことができる（規則42条）。病院・診療所の職員は，法令に基づく医療監視員の指導に従う必要がある。しかし，指導に疑義があれば，率直な意見交換が行われなければならない。医療監視の結果,文書指導,口頭指導,

---

65) **忌避**するとは，検査前に検査の対象となる物件等を除外することである（解117頁）。
66) 筆者の経験では，その施設の過去の監視結果の良否，情報提供に基づく問題点等多様な要素を考慮して監視計画を立てることになる。なお，医療監視については，櫻山豊夫『知っておきたい医療監視・指導の実際』（医学書院，2004）が参考になる。

厳重注意等の区分で指導が行われるが，法的にはすべて行政指導である[67]。

特別の医療監視　事前に通告すると検査目的が達成できない場合，緊急性のある場合，違反の程度が重大な場合等には，特別の態勢を組んで無通告で医療監視を行うことがある。
次の設例は，現実には起こりそうもない理論のための設例である（教室設例という）。

> **6−14　実力行使の許容性**
> A県のB病院に関し，病室の定員超過入院，病室外での入院等の情報提供があった。A県知事は，事案の重大性を考慮し，事前の通告なしに保健所職員にB病院の立入検査を行わせようとした。これに対し，B病院の職員は，正当な理由がないのに入口に立ちふさがって，立入検査を拒んでいる。
> (1) 保健所職員は，病院職員の抵抗を実力で排除して，立入検査を強行できるか。
> (2) 患者の生命に危険が及ぶおそれのある場合はどうか。
> （塩野・原田第21問を参考にした設例）

小問(1)　立入りは，病院の管理権者の同意を必要としないので，その意思に反しても立ち入ることができる。しかしそのことは，抵抗している相手方を物理的に排除することまでは意味しない。したがって，職員が実力を行使すること（病院の職員の身体を実力で拘束したり，妨害物を損壊して除去すること）はできないと解される。なぜなら，①医療法の立入検査は，医療監視員証の携帯・提示で足り，裁判官の令状（憲法35条）なしに行われること。②立入検査の権限は，罰則による間接強制によってその実効性が担保されるからである。

保健所職員は，立入検査を拒否すると罰則が科される旨を告げ，それでも拒否された場合は，立入検査を強行することなく，立入検査を拒み，妨げ，忌避した（74条2号の20万円以下の罰金）疑いがあるとして，司法当局の犯罪捜査に委ねることになる（公務員の告発義務⇒229頁）[68]。

---

67) 医療監視の結果は，最近では，個人情報等の不開示情報を除き，情報公開条例によって開示される。
68) ただし，B病院の職員が保健所職員に対して暴行又は脅迫を加え，公務執行妨害罪（刑法95条1項。3年以下の懲役等）の犯罪構成要件に該当するような方法で抵抗した場合は，「現行犯人は，何人でも，逮捕状なくしてこれを逮捕することができる」（刑訴213条）から，現行犯逮捕することにより，事実上抵抗を排除し，立入検査を実施することはあり得る。
　しかし，直接に暴力を加えられた事案等を除けば，犯罪の成否を行政当局が判断するのは慎重でなければならない（軽微犯罪（医事法の罪では2万円以下の罰金等が該当する）

小問(2) きわめて限界的な設例であるが，患者の生命に危険が切迫している場合は，人身保護のため緊急性があり，必要最小限の範囲（程度と対象）において実力行使は認められると解すべきである。

> 医療監視の問題点

(1) **憲法35条との関係** 現行犯等の場合を除いて，他人の住居，書類及び所持品について，侵入，捜索及び押収をするには裁判官の発する令状を必要とする（憲法35条）。しかし，「この規定は，一般に，刑事手続に関するもので，行政権の行使としてされるものについては適用がないと解されている」（ワークブック113頁）。したがって，医療法による立入検査も裁判官の令状なしに行うことができる。ただし，あくまで医療監視等，行政上の監督目的のために付与された権限であり，犯罪捜査のために行われるものではないとの解釈指針を示した**解釈規定**が置かれている（25条5項，6条の8第4項）。

(2) **違法性の承継** 立入検査が違法であった場合（違法な実力行使等があったとき）に，その検査を基礎としてなされた行政処分（管理者の変更命令等）に影響を及ぼすか。立入検査と行政処分とは別個の制度であり，立入検査の違法は当然に行政処分の違法を構成しない。しかし，両者は連続した一つの過程と見ることができるから，重大な違法性を有する立入検査によって得られた資料は，行政処分の資料として用いることはできないと解すべきであろう。

3 行政処分

> 行政処分の内容

医療法は，病院・診療所の監督の手法として，立入検査の権限を定め，立入検査で得られた資料に基づき，次の4種類の強力な行政処分を行い，医療法令の遵守を確保しようとした[69]。①人員増員命令等（23条の2⇒218頁），②施設の使用制限命令等（24条1項⇒221頁），③管理者の変更命令（28条⇒213頁），④開設許可の取消し等（29条）である。すべての命令違反に罰則があり（73条3号），特に

には現行犯逮捕が制限されている点も考慮すべきである。刑訴217条）。この場合は，事実の公表が機能すると思われる（⇒229頁）。

69) 使用前検査による使用許可の体系的位置付け 使用許可（27条）は，医療法制定時から同旨のまま，監督の箇所に規定されている。許可証の交付を受けなければ施設は使用できないこととし，使用前の最終的な監督を受ける趣旨なのであろうが，事務の流れからすると「第一節 開設等」に規定する方が分かりやすい。受益処分である使用許可が，不利益処分等を定めた監督の節中にある点も違和感を感じる。

②使用制限命令等と③管理者変更命令の違反は，④開設許可の取消し等の根拠となる（29条1項3号）。

　これらの行政処分は，影響力が甚大であるが，悪質な事案で，かつ，監督権を行使した弊害（当該医療施設の損失等）よりも行使しない弊害（人命・健康への被害，不公平性等）が大きいと認められる場合は，知事は処分を行うべきである。

> 開設許可の取消し，閉鎖命令

医療施設にとって究極的な処分になるのが，医療法上の重大な違反があったり，開設者の違法性が明らかになったときに行われる開設許可の取消し又は一定期間の閉鎖命令である（29条）。取消しはもとより閉鎖命令も地域医療における信用を失墜させ，経営上も決定的な損失を被ることになる。それゆえ，医療法上認められた極刑といってもよい。

　命令発動の要件は，①開設許可（7条1項）[70]を受けた後，正当理由なく6月以上も業務を開始しないとき（29条1項1号），②病院・診療所が休止した後，正当理由なく1年以上も業務を再開しないとき（同項2号。ただし，診療所開設届（8条）をした診療所を除く），③開設者が医療機能情報の報告命令等（6条の3第6項），施設の使用制限命令等（24条1項），管理者の変更命令（28条）に違反したとき（29条1項3号），④開設者に犯罪又は医事に関する不正の行為があったとき（同項4号）である。

　要件を充たせば，知事は，①病院・診療所の開設許可を取り消す（**取消処分**），又は②開設者に対し，一定期間の閉鎖を命ずる（**閉鎖命令**）。閉鎖命令は，病院・診療所全部を閉鎖するものであり，施設の一部の使用禁止もある使用禁止命令（24条1項）と異なる。ただし，一部の取消しを認めてよいと思われる（⇒208頁）。取消し又は閉鎖命令に従わないときは，罰則が科される（73条3号）。

　なお，地域医療支援病院及び特定機能病院の承認取消しの手続も定められている（29条3～6項）。

> 緊急時における厚生労働大臣の指示

厚生労働大臣は，国民の健康を守るため緊急の必要があると認めるときは，知事に対し，管理者の変更命令（28条），開設許可の取消し等（29条1・2項）の処分をすべきことを指示できる（29条の2）。この**指示**は，国の関与の一形態であ

---

70) 変更許可（7条2項），診療所病床設置許可等（同条3項）を受けた後，正当理由なく6月以上も業務を開始しないときは，許可取消しのみである（29条2項）。

り，指示に係る措置を採るべきことを義務付ける効力がある（地方自治法245条1号ヘ）。知事の処分が合理的でない理由で遅滞しているときに，やむを得ず発動されるまれな権限である。この規定は，地方分権一括法で追加された。

> 不利益処分を行うときの行政手続

(1) 原則 開設許可の取消し等の**不利益処分**[71]をする場合，不利益処分の名宛人の権利利益を守るため，あらかじめ意見陳述のための機会を与えるのが原則である[72]。したがって，処分前に，聴聞又は弁明の機会の付与をしなければならない（行政手続法13条1項）。

(2) 緊急の場合における医療法の特例 しかし医療法は，患者の生命が危機に瀕するような一刻を争う事態に対処するため，事前の意見陳述の手続を省略して不利益処分を行い得るという実際的な規定を設けた（30条）。増員命令等（23条の2），使用制限命令等（24条1項），管理者変更命令（28条）及び開設許可の取消し等（29条1・3項）に限っては，「公益上，緊急に不利益処分をする必要があるため……意見陳述のための手続を執ることができないとき」（行政手続法13条2項1号）は，まずこれらの処分を行い，処分後3日以内に，処分を受けた者に対する**弁明の機会の付与**（弁明書を提出して行う意見陳述手続。行政手続法29条）をすれば足りることとした[73]（旧30条4項と同旨）。

---

[71] 不利益処分とは，行政庁が，法令に基づき，特定の者を名あて人として，直接に，これに義務を課し，又はその権利を制限する処分をいう（行政手続法2条4号）。

[72] 行政手続法は，相手に不利益な処分をする場合は，処分の前に，相手に処分内容と理由を知らせ（告知），その言い分を聴かなければならない（聴聞）という重要な一般原則を定めた。告知・聴聞の手続は，「処分の適法性，妥当性を担保し，公権力の侵害から国民の権利利益を保護しようとするものである」（塩野Ⅰ270頁）。

聴聞手続（聴聞）とは，許可等の取消し，役員の解任命令等等の不利益度の高い処分をする場合の口頭審理手続である。医療法では，管理者の変更命令（28条），開設許可の取消し・閉鎖命令（29条1・2項），医療法人の業務停止命令（64条2項）等が該当すると思われる。これに対し，弁明手続（弁明の機会の付与）とは，免許の停止，施設の改善命令等の聴聞対象処分に比べれば不利益度の軽い処分を行う場合の略式の書面審理手続である。ただし，医療法は，旧30，67条の趣旨を尊重し，医療法人の設立許可（44条1項）・解散認可（55条6項）・合併認可（57条4項）をしない処分，医療法人の役員の解任勧告（64条2項）をするときには，口頭による弁明手続を行うこととした（67条）。

[73] 宅地造成に伴う崖崩れ等による災害の防止を目的とする「宅地造成等規制法」では，弁明の機会の付与をせずに，工事の停止を命ずることができる（同法14条4項）。また，ストーカー行為を行う者に対して，緊急の必要があるときは，聴聞・弁明の機会の付与をせずに，警察署長等は当該行為をしてはならない旨の仮の命令を行うことができる（ス

4 医療法令上の義務の履行確保の手段

行政罰と告発

医療法は、その違反に対し、懲役、罰金、過料等の制裁を定めている。行政上の義務違反に対し罰を科すことを広く**行政罰**という。行政罰は、過去の行為に対する制裁を科すことで、その処罰の威嚇により義務者に心理的圧迫を加え、行政上の義務を確保させるものである[74]。したがって、悪質な義務違反に対しては、行政刑罰の告発も考慮すべきである（公務員の告発義務）[75]。

事実の公表

行政罰は、伝統的な行政上の義務履行確保の手段であるが、情報化社会における新たな義務履行確保の制度として公表がある。**事実の公表**とは、義務の不履行又は行政指導に対する不服従があった場合にその事実を一般に公表することをいう（塩野Ⅰ241頁）。制裁の公表は、被公表者に不利益をもたらすので、恣意的な公表を避けるために法律又は条例の根拠が必要である[76]。しかし、処分を行っ

トーカー行為等の規制等に関する法律6条1項）。

74) 行政罰とは、行政法上の義務違反行為、すなわち行政犯に科される罰則であり、刑事犯に科される刑事罰とは異なる。行政罰には、行政刑罰と秩序罰がある。行政刑罰は、刑法に刑名のある刑罰、懲役、禁錮、罰金（1万円以上）、拘留（30日未満、刑事施設に拘置される）及び科料（千円以上1万円未満）をいう（刑法9条）。これに対し、行政上の義務違反ではあるが、軽微な形式違反行為に対して科されるのが行政上の秩序罰である過料という制裁である。刑罰と過料との区別は、一般社会の法益を侵害する程度に重大な義務違反に対しては刑罰を科し、単に行政上の秩序を乱す程度のものであれば、秩序罰を科するとされる。ただし、病院でないのに病院の名称を使用すると20万円以下の罰金であるが（3条1項、74条1号）、医療法人でないものが医療法人という名称を使用すると10万円以下の過料となる（40条、77条）という例が示すように、その区別は相対的である。

なお、共に「かりょう」と読むが、実務上、科料を「とがりょう」、過料を「あやまちりょう」と呼び分けている。

75) **公務員の告発義務**　「官吏又は公吏は、その職務を行うことにより犯罪があると思料するときは、告発をしなければならない」（刑訴239条2項。罰則はない）。告発義務について、通説は義務規定と解する。しかし、必ず告発しなければならないのではなく、職務上相当と考えられる程度の裁量は許される（安冨・刑訴76頁）。実際問題としても、市民を名指しで刑事告発するということは重大なことである。市民を冤罪にしてはならず、十分な確証がないと到底告発はできない。筆者は、業務上横領罪（刑法253条）の疑いで、某法人の理事長を職務上刑事告発した経験がある。

76) 食品衛生法は、違反者の名称等を公表する責務を定めた。知事等は、「食品衛生上の

229

たこと，刑事告発を行ったこと等を公表することは，情報の提供による注意喚起であるから，法律又は条例の根拠は不要である。ただし，実質的には制裁的な公表として機能していることは否定できない（⇒71頁）。

仮に不正確な公表が行われると，損害賠償では救済できない重大な損害を被公表者に及ぼすおそれがある。公表を行うに際しては，事前に相手方にその旨を告知し意見を聴く等慎重な調査を尽くすべきである（原田・要論236頁）。

危害の発生を防止するため，この法律又は……処分に違反した者の名称等を公表し，食品衛生上の危害の状況を明らかにするよう努めるものとする」（同法63条）。

第7章　医療計画

> **要点**
>
> 「行政計画は，政策目標達成のための方策を体系的に示す，行政の活動形式の総称である。あらゆる行政法領域において多種多様な行政計画が活用されており，複雑な利害調整を必要とする現代行政活動にとって不可欠な手法となっている」(勢一智子「行政計画の意義と策定手続」行政法の争点 42 頁)。
>
> 我が国の医療制度は，医療法による規律と診療報酬という経済的インセンティブを両輪として政策を実施している。第一次改正からは，医療計画という規制に踏み込んだ手法が採られてきた。医師不足，看護師不足，医療安全への要求等が増大した現代医療にあっては，医療計画は真に活用されるべき存在である。この章では，医療計画を中心に，医療提供体制を確保する法システムについて検討する。

医療提供体制の確保の意義

良質で適切な医療を効率的に提供する体制（**医療提供体制**）は，医療従事者，医療施設のみならず，医療連携，医療機能情報，医療安全等の法システムを含む総合的な計画に基づいて実現される。同時に，健康増進法，がん対策基本法，介護保険法等の医療・福祉に関連する法律等に基づく行政計画とも整合性を保つ必要がある。医療提供体制を確保するとは，医療の分野を中心として広範囲にわたる計画を立てることから始まるのである。

行政計画とは，「行政権が一定の公の目的のために目標を設定し，その目標を達成するための手段を総合的に提示するもの」(塩野Ⅰ213頁)である。現代行政は，単に法律を執行するにとどまらず，行政上の計画を立て，行政活動の方向を示す点に特徴がある。医療提供体制の確保を図るための基本的な方針（**基本方針**。30条の3）は，行政の目標を示す基本計画であり，医療計画（30条の4）は，基本方針に即して作成される，より具体的な実施計画である。

また，医療提供体制の確保には，マンパワーの確保が不可欠であり，医療従事者の確保のための施策を規定した。特に，公的医療機関は，都道府県が定めた医療従事者の確保に関する施策に積極的に協力することが求められる（31条）。

一 基本方針

基本方針の策定　医療計画の上位に位置し，我が国の医療提供体制を確保する上での基本的な方針（30条の3第1項）として策定されたのが，基本方針の告示[1]（⇒113頁）である。基本方針の制定又は変更は，遅滞なく公表されなければならない（同条3項）。

基本方針の内容　基本方針は，「国民の医療に対する安心[2]，信頼の確保を目指し」，医療計画の中で医療機能の分化・連携を推進することで，「地域において切れ目のない医療」を提供することを実現しようとするものである。その内容は，次の7事項に及ぶ。

(1) **施策の基本事項**（30条の3第2項1号）　医療が我が国の重要かつ不可欠な資産であることを前提に，医療提供者は，患者が求める医療サービスを提供するという患者中心の医療を実現しつつ，「安全で質が高く，効率的な医療の実現」に向けた仕組みづくりが施策の基本となる。

(2) **調査・研究に関する事項**（同項2号）　医療提供体制の確保に関する調査及び研究は，医療を提供する側の視点だけでなく，医療を受ける患者側の視点も踏まえ，医療連携体制の質的な向上に資することを重視すべきであること。

(3) **目標に関する事項**（同項3号）　医療提供体制の確保に係る目標については，3つの観点を示した。①患者中心の，かつ，安全で質が高く，効率的な医療の提供を実現すること，②医療連携体制の構築に資する医療機能の明確化を目指すこと，③地域の医療提供体制の充実を図ること。

(4) **医療連携体制，医療機能情報提供に関する事項**（同項4号）　最も内容が豊富であり，7つの項目を記載した。①**医療連携体制**（医療提供施設相互間の

---

1) 法律―政令―省令の体系とはやや異なるのが告示である（⇒31頁）。基本方針の告示は，法規たる性質を有しないが，省令に準ずる位置付けが与えられた医療政策上の重要な達成目標である。

2) 安心という用語　近時，安心という用語が公用文に使用されることが多い。しかし，安心は主観的，情緒的な概念であり，特に医療において安心を保証することは不可能である。医療法上も「医療の安全」（6条の9等）と表現しても「医療の安心」とは表現しない。安心は，スローガン（標語）にすぎず，法規上は使用すべきではないと思われる。法規ではないとしても告示の表現としては疑問がある。

機能の分担及び業務の連携を確保するための体制（30条の4第2項2号））の基本的考え方として，診療所では，かかりつけ医の機能の向上を図りつつ，診療時間外においても往診等必要な対応を行う体制の構築が求められる。病院では，質の高い入院医療が24時間提供されるように勤務環境の改善が求められること。
②**四疾病・五事業**（がん・脳卒中・急性心筋梗塞・糖尿病の四疾病，救急医療・災害時における医療・へき地の医療・周産期医療・小児医療（小児救急医療を含む）の各医療の確保に必要な五事業）ごとの医療連携体制のあり方，③**救急医療等確保事業**（五事業及び知事が特に必要と認める医療を確保する事業）に関する公的医療機関及び社会医療法人の役割，④医療機能情報提供の推進，⑤看取りの体制を含めた居宅等における医療の確保，⑥薬局の役割，⑦医療の安全の確保。

(5) **医師等の医療従事者の確保に関する事項**（同項5号）　都道府県が中心となって地域の医療機関へ医師を派遣する仕組みを再構築することが求められる。また，医師等の負担軽減に向け専門業務に可能な限り特化できるよう病院全体で支援できる体制づくりが重要であること。

(6) **医療計画に関する基本的事項**（同項6号）　医療計画の作成，事業の実施状況の評価に関する基本的な事項を定めた。

(7) **その他の重要事項**（同項7号）　医療計画の策定にあたっては，健康増進法，介護保険法等と調整した上で定めることを求めた。

◯ 医療計画

1　医療計画の意義，背景

> 医療計画の意義

医療計画とは，医療提供体制の確保を図るため，基本方針に即して都道府県単位で作成される行政計画をいう（30条の4）。地域の実情を反映した医療機能の適切な分担と連携を推進することにより，限られた医療資源を有効に活用し，安全で質が高く，効率的な医療を提供する体制の構築を目的とする[3]。

---

[3]　医療計画を作成し，事業を実施するため，都道府県は，市町村，医療提供施設の開設者・管理者等に情報提供を求めることができる（30条の5）。医療提供施設の開設者・管理者は，医療計画の達成のため医療連携体制の構築，在宅医療，施設の利用に関し協力するよう努めるものとされた（30条の7）。なお，実際に作成される医療計画は，「保健医療計画」，「介護医療計画」等の名称が付されるが，医療計画としての実質があれば差し支えない。

第 4 部　医療提供体制

医療計画の背景

(1)　医療法が制定されてから 6 年後の昭和 29（1954）年には，病院数は 4,779 病院，病院病床数は 461,927 床にまで復旧した。我が国の経済は徐々に回復し，昭和 36（1961）年の国民皆保険制度の確立は，さらに公的病院等の整備を促した。ただ，計画に基づく整備ではなかった。そこでまず昭和 37（1962）年に，公的病院及び公的性格を有する病院の病床規制の制度を設け，公的病院等の濫立を規制した（7 条の 2）。

我が国の高度成長と昭和 48（1973）年の老人医療無料化に伴い，病床が大幅に増加した結果，私的病院に対する規制の必要性も認識させることになった。昭和 60（1985）年には，病院数は 9,608 病院，病院病床数は 1,495,328 床を数えるようになり，病院病床数の量的整備は達成されたと考えられるようになった。

(2)　そこで，第一次改正により，病院病床を規制する行政手法として，医療計画が導入された（昭和 60 年 12 月）。当時は，バブル経済（昭和 61（1986）年頃に始まり平成 3（1991）年頃に崩壊した資産価値の高騰による好景気）の初期段階に当たっており，国中が沸き立っていた時期と重なる。医療計画制度の趣旨は明快である。「無秩序な病院病床の増加のコントロールによる医療資源の地域的偏在の是正と医療関係施設間の機能連係の確保を図ること」（解 57 頁）にあった。要するに，自由開業制への制約であり，医業収益の上がる地域に病院病床が集中するのを阻止するということである。そのために，従来の公的病院等の病床規制に加え，私的病院についても二次医療圏単位で「必要病床数」（現在は基準病床数）を設定し，それを上回る過剰病床地域においては，知事が病院の開設，増床等に中止・削減を勧告するという法システムを採用した。

(3)　医療計画に係る法改正は，昭和 61（1986）年 8 月 1 日に施行されることになっていた。しかし，法施行後に策定される都道府県の医療計画が公示される前に，「専ら医療計画に基づく病床規制を回避することを目的として病院の開設，増床等を申請する」いわゆる**駆け込み申請**（昭 61・6・5 総 21）が異常に増加したのであった[4]。結局，その後も病床数の増加は止まず，病院病床数は，平成 4（1992）年の 1,686,696 床で最大となった。昭和 60 年から平成 4 年までの間

---

4)　そのため，上記 6 月 5 日通知は，許可後直ちに病院建設工事等に着手できる熟度のあるものに限定して許可を与えるとの方針を示した。しかしその 5 か月後には，駆け込み申請が行われている地域では，医療計画が作成されるまでの間，許可申請の自粛又は取下げを指導するとの厳しい措置を通知せざるを得なくなった（昭 61・11・4 総 35・健政計 30・指 40）。医療計画が公示される前の増床を**駆け込み増床**と呼ぶことがある。

の増床は，そのすべてが駆け込み増床ではないとしても約 19 万床に及んだ。

> 第五次改正後の
> 医療計画の特徴

（1） 厳しい見方をすれば，従来の医療計画は，二次医療圏ごとの基準病床数の頁しか関心を呼ばなかった。基準病床数の配分をめぐって，我がまちの病院病床を増大させるべく市町村長が配分枠の取り合いをしたと伝えられる。しかし，財源不足，医師不足と看護師不足は，事態を一変させた。病床数の確保が，必ずしも医業収入の増加に結びつかなくなり，むしろ過剰な病床と医療機器は経営上の負担になったからである。

第五次改正後の基準病床数の算定は，従来よりも減少し，その結果，過剰病床の二次医療圏が多くなり，病床の配分そのものができなくなった。過剰病床が前提となる以上，基準病床数は相対的に重要度を下げてきたといえよう[5]。

（2） 第五次改正後の医療計画は，医療の質の向上を実現するために医療提供体制を確保するという，本来の姿を明確にした。その具体例が，四疾病・五事業における医療連携体制の構築である。疾病構造の変化は，生活習慣病（四疾病等）への継続的で計画的な対応を必須のものとし，救急医療等の五事業は，現在，住民の最大の関心事となっている地域医療に他ならない。

課題は，住民が読むに値する医療計画を作成できるかにある。都道府県が持てる医療資源を糾合して住民に質の高い医療を保証する，いわば地域の**医療力**が問われる地域間競争の時代に入ったのである。

2　医療計画の内容

> 医療計画の
> 標準スタイル

医療計画の標準スタイルは，次のとおりである。計画は，5 年ごとに分析・評価を行い，必要に応じて変更される（30 条の 6）[6]。

---

[5] 平成 20 年 3 月末現在で，我が国の二次医療圏数は 348 であるが，過剰病床医療圏は 271（77.9％），非過剰病床医療圏は 77（22.1％）である。
[6] 医療計画作成の手続　医療計画の作成に当たっては，他の法律の計画と調和を保つとともに，公衆衛生，薬事，社会福祉等の施策との連携を図るよう努める（30 条の 4 第 9 項）。都道府県の境界地域については関係都道府県と連絡調整をする（同条 10 項）。医師会，薬剤師会等の団体及び医療審議会・市町村の意見を聴いて，計画を策定する（同条 11・12 項）。医療計画を策定したときは，厚生労働大臣に提出し，公示しなければならない（同条 13 項）。

7-1　医療計画の標準スタイル[7]

1　基本的な考え方
　　都道府県の基本理念，計画の位置付け，計画期間等
2　地域の現状
　　医療計画の前提条件となる地域の現状（地勢と交通，住民の健康・受療状況，医療提供施設の状況等）
3　4疾病・5事業ごとの医療連携体制（30条の4第2項1～5号）
　　この項が医療計画の中心となる。医療連携体制の構築に当たっては，退院後においても患者が適切な医療を受けられること（同条4項2号），保健医療サービスと福祉サービスとの連携（同項3号），医療従事者・介護サービス事業者・住民等による協議を経ること（同項4号）が必要である。
(1)　がん　（注）ここでは，がんの医療連携体制の構築に関する項目についてのみ述べる。
　①がんの現状
　②医療機能と連携
　　予防機能，専門診療機能，標準的診療機能，在宅療養支援機能の内容について地域の実情に応じて設定する。原則として各医療機能を担う医療機関等の名称を記載する。
　③数値目標の設定
　　事後的に定量的な比較評価を行える数値目標を設定する。
(2)　脳卒中
(3)　急性心筋梗塞
(4)　糖尿病
(5)　救急医療
(6)　災害時における医療
(7)　へき地の医療
(8)　周産期医療
(9)　小児医療（小児救急医療を含む）
(10)　5事業以外で，知事が特に必要と認める医療
4　居宅等における医療（在宅医療）（30条の4第2項6号）
　　居宅等の生活の場で必要な医療を受けられるよう，診療所，病院，訪問看護ステーション，薬局等の役割分担及び連携の体制を記載する。
5　医療従事者の確保（同項7号）
　　医師，看護職員等の現状，確保の目標等
6　医療の安全の確保（同項8号）
　　医療提供施設，医療安全支援センターにおける医療の安全を確保するための

---

[7]　「医療計画について」（平19・7・20医政発0720003）（以下「医療計画通知」という），「疾病又は事業ごとの医療体制について」（平19・7・20医政指発0720001）

措置に関する現状，目標等
7　基準病床数（同項9～11号）
　　一般病床・療養病床は二次医療圏ごとに算定し，精神病床・感染症病床・結核病床は三次医療圏ごとに算定する。
8　医療提供施設の整備目標（同条3項1号）
　　地域医療支援病院の整備目標等（ただし努力義務）
9　その他，医療提供体制の確保に必要な事項（同項2号）
　　四疾病・五事業以外で疾病の状況等から特に必要と認める医療等（うつ病対策，認知症対策，医療に関する情報システム等）（ただし努力義務）
10　事業の評価・見直し（30条の6）

3　基準病床数と特例

基準病床数の算定

　基準病床数に関する算定式の基準（算定基準）は，複雑である。次表は，二次医療圏ごとに算定する一般病床及び療養病床の基準病床数の算定基準である（30条の4第2項9・11号，同条5項，規則30条の30第1号・別表6）[8]。

7-2　一般病床及び療養病床の基準病床数の算定基準

①一般病床　｛(性別及び年齢階級別人口)×(性別及び年齢階級別退院率)の総和×平均在院日数＋(流入入院患者数)－(流出入院患者数)｝÷病床利用率
②療養病床　｛(性別及び年齢階級別人口)×(性別及び年齢階級別入院・入所需要率)の総和－(介護施設で対応可能な数)＋(流入入院患者数)－(流出入院患者数)｝÷病床利用率
①＋②＝一般病床及び療養病床の基準病床数

基準病床数の機能

　基準病床数によって，病床の総量規制が行われる。既に設置された病床数（**既存病床数**）が基準病床数に満たない場合は，病床の設置はできることになる。次図では，非過剰病床である100床が空き病床として配分を受けられることになる。しかし，仮に既存病床数が2,100床であれば，100床分が基準病床数を超過するので，その医療圏そのものが過剰病床の状態となり，病床の設置は制限される。

---

8) 都道府県の区域ごとに算定する精神病床，感染症病床及び結核病床に係る基準病床数の算定基準も同様である（30条の4第2項10号，同条5項，規則30条の30第2～4号・別表6）。

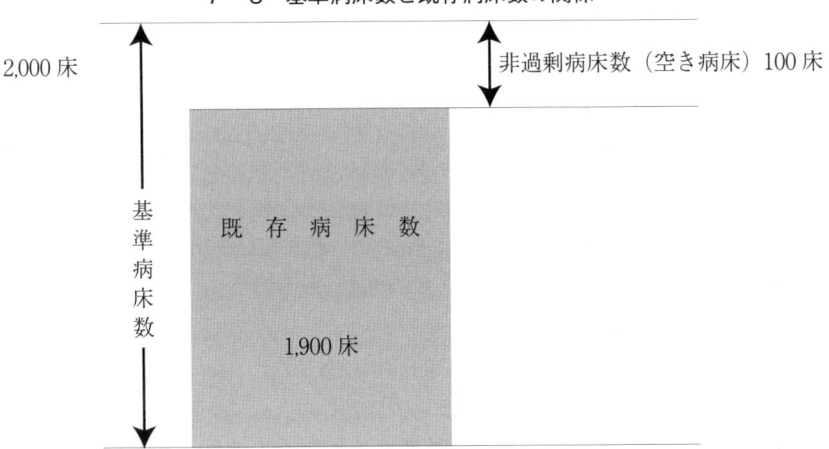

7-3　基準病床数と既存病床数の関係

```
                ↕ 非過剰病床数（空き病床）100床
2,000床
        ┌─────────────────────┐
        │                     │
   基    │                     │
   準    │    既 存 病 床 数    │
   病    │                     │
   床    │      1,900床        │
   数    │                     │
        │                     │
        └─────────────────────┘
```

基準病床数の算定の特例　　医療計画作成時において，急激な人口の増加が見込まれる，高度医療を提供する病院が集中する等の特殊な事情があるため，算定基準によることが不適当な場合は，厚生労働大臣の同意を得た数を基準病床数とすることができる（30条の4第6項⇒29頁，令5条の2，規則30条の31）。医療計画公示後でも，急激な人口の増加が見込まれる，へき地で病床の確保が必要になる等の特殊な事情がある場合は，厚生労働大臣の同意を得た数を加えた数を基準病床数とみなして，病院の開設許可，診療所の病床設置の許可等を行うことができる（同条7項，令5条の3，規則30条の32）。

「特定の病床」に係る特例　　医療計画公示後，**特定の病床**（高度ながん診療・循環器疾患診療を行う病院の病床，緩和ケア病床等）が地域医療の充実のため緊急に必要となっても，過剰病床の医療圏では増床を行うことができない。そこで，「特定の病床」に関する病院の増床等の申請があった場合は，算定基準により算定した数に厚生労働大臣の同意を得た数を加えた数を基準病床数とみなして増床許可等を行うことができる[9]（30条の4第8項，令5条の4，規則30条の32の2）。

---

[9]　基準病床数2,000床で既存病床数が3,000床の医療圏にあっては，増床の余地はない。しかし「特定の病床」として50床が必要となり，厚生労働大臣の同意が得られれば，合計2,050床が基準病床数とみなされる。その結果，基準病床数に含まれる当該50床に限り知事は増床許可をすることができる。

第7章　医療計画

> 診療所の一般病床の取扱い
> ──「特定病床」の存在

（1）第五次改正により，有床診療所の療養病床以外の病床（診療所一般病床）も基準病床数の対象となった（7条の2第2項，30条の4第2項9号）。しかし，この方針転換は，2つの問題を生ずる。第一は，膨大な病床設置の許可事務が発生すること，第二は，今まで計算上は存在していなかった診療所の病床が，突然，一般病床として既存病床数に算入され，二次医療圏で非過剰病床数が減少し，医療圏によっては過剰病床の状態になることである。

（2）第一については，「特定病床」という概念を設けて解決した（「特定の病床」とは異なることに注意）。**特定病床**とは，有床診療所に関する第五次改正法施行日の前（平成18（2006）年12月31日）までに，使用許可（27条）を受けた診療所一般病床であって，法施行日（平成19（2007）年1月1日）に診療所の一般病床設置の許可（7条3項）を受けたものとみなされる病床をいう（第五次改正法附則3条1項。同条2項は許可申請中等の病床については，知事の勧告の対象としない旨を定めた）。つまり，既存の病床については，一般病床設置許可を不要としたのである。

第二については，算入猶予の措置を採った。今後制定される予定の政令で定める日までの間は，特定病床は，既存の一般病床数に算入しないこととしたのである（附則同条3・4項）。単に問題を先送りにしただけであるが，現在の既存病床数の他に，算入されていない相当数の診療所の一般病床が存在していることになる（⇒7－4）[10]。

> 既存病床の範囲と
> 補　正　病　床

既存病床の範囲は，次図の網掛けの部分になる。ただし，病院の開設・増床，診療所の病床設置等の許可を申請した場合において，既存病床数及び申請病床数に算定しない（補正される）**補正病床**という概念がある（7条の2第4項，規則30条の33）[11]。

---

[10] ただし，実際には，特定病床は少しずつ既存病床数に算入されている。なぜなら，平成19年1月1日以後に，例えば2床の1病室を改修し2つの個室を造ることにより，新たに構造設備の使用許可を受けた診療所の2床の一般病床は，同日前に使用許可を受けた特定病床ではなくなり，既存病床数に算入されるからである（次図の診療所一般病床で網掛け部分は同日以後に使用許可を受けた病床である）。

[11] 補正病床の扱い　①集中治療室（ICU）・放射線治療病室・無菌病室等の病床で，**後方病床**（ICU等に収容された患者が治療後戻ることになる病床）が確保されているものは，重複算定を避けるため，既存病床数及び増床等の申請病床数に算定しない（規則30条の33第1項2号）。②宮内庁病院のように一般住民に対する医療を行わない職域病院の病床は既存病床数及び申請病床数の算定をするに当たって補正する（同項1号）。③

239

第4部　医療提供体制

7-4　既存病床の範囲（網掛け部分。ただし，一般病床と療養病床のモデル）

病　院		診療所	
一般病床	療養病床	一般病床（特定病床）	療養病床
補正病床		補正病床	

注）へき地診療所等で診療所病床設置届に係る病床は既存病床に含まれるが，許可手続ではないので，既存病床数が基準病床数を超えても知事の勧告対象ではない（医療計画通知）。

4　医療計画の課題

医療機関名の記載

医療機能を担う医療機関の名称を医療計画に記載することは，格付けにつながるとして反対する意見もあり，医療機関名を医療計画に記載することは義務付けられていない（医療計画通知）。確かに，医療機関名等を公表することは，特定の医療機能の能否が白日の下にさらされてしまうので，医療機関にとっては厳しいものがある。しかし，住民にとっては必要な情報であり，原則として，記載されることが望ましい。下表は，記載例である。

7-5　医療機関名の記載の例

医療機関名	肝臓がん				
	手術療法	化学療法	肝動脈塞栓術	ラジオ波焼灼療法	経皮的マイクロ波凝固療法
A大学病院	○	○	○	○	○
B赤十字病院	○	○	○	○	○
C病院	△	○	△		
D病院					
E病院	○	○			
F病院	△	△	△		

注）この表は，群馬県保健医療計画（平成22年4月）47頁を参考に作成した。表中の○は常勤スタッフのみで対応可，△は非常勤スタッフも含め対応可を意味する。

　　ハンセン病療養所の病床数は，既存病床数に算定しない（同項4号）等。ただし，公的医療機関等の開設許可等の申請の場合は，病院・診療所の機能と性格を考慮して，規則の基準に従い県条例で定めるところにより病床数の補正を行う（7条の2第4項）。

第7章　医療計画

> 地域医療連携体制づくりにおける医療計画の課題

現在の医療計画は，病床規制を行うことから，地域における医療連携体制の構築を行うことに重点を移した。しかし，そのためには医療計画にどこまでの権限を付与するかという法政策上の大きな課題が残る。次の文章はそのことを示唆する。

「英国，カナダ，オーストラリアなどは，医療財源確保と医療提供体制はともに「公」中心で，医療機器や医療従事者など，医療資源の配分や意思決定を，州政府や地域政府が医療圏単位で行う。例えばカナダのケベック州は，州政府の指揮下，地域医療圏ごとに公立の地域医療ネットワークが形成されている。傘下に開業医や民間医療機関が連携する仕組みがあり，役割分担は明瞭で，セーフティネット機能を担う医療施設群に重点的に医療資源が配分されている」[12]。

我が国では公民混合の医療提供体制であり地方自治制度も違うので，単純な比較はできないが，ここには地域医療の連携体制が具体化されており，それをどのように実現するかが今後の医療計画の課題であろう。

> 基準病床数による病床規制の問題点

基準病床数による病床規制の最大の問題点は，柔軟な地域医療を展開する上で障害になることである[13]。医療圏の8割以上は過剰病床医療圏になっていると思われるが（⇒235頁），過剰病床医療圏では，既存病床が既得権化する。その結果，医療サービスの質が高く意欲的な病院・診療所が増床等により積極的に事業を展開できなくなる。また，地域医療の充実の観点から必要と判断された病床を機動的に確保することもできない。

仮に，知事に病床の剥奪という強権が認められたとしても，各医療機関の病床の要不要を判断することは困難であり，そもそも病床は，医療機関存立の基盤であるから，その放棄に経済的インセンティブを付与しても大幅に既存病床数が減るとは考えにくい。結局，基準病床数の制度を廃止して，新たな増床等の申請に対しては，知事が地域医療に必要かどうかを医療審議会の意見を聴いて許可するという政策が現実的である。徐々に地域における医療需要に見合っ

---

12) 松山幸弘「地域医療の再生」（平成21年1月7日読売新聞）。また，「フランスの医療計画では，地域内の各病院の役割が明確に定義されていて，機能分化と連携の推進の具体的実行計画において，各病院は地方病院庁と複数年契約を結ぶ仕組みとなっている」と紹介されている（松田晋哉「DPCと医療計画」医事業務（2011.3.15No381）37頁）。

13) 「医療計画制度と都道府県の権限について」平成17年12月9日第14回医療計画の見直し等に関する検討会資料

た既存病床数の構造に軟着陸すると思われる。

5 知事の勧告

知事の勧告の意義　(1) 医療計画における基準病床数の実効性を確保すべく，公的医療機関及び公的性格を有する医療機関に対しては，知事は開設許可等を与えないことができる（7条の2第1・2項）。これに対し，私的医療機関に対しては，許可を与えないとはせず，医療計画における権限として，知事の勧告の手続を定めた（30条の11）。

(2) **要件―医療計画の達成の推進のため特に必要がある場合**　私的医療機関が，開設許可等（病院の開設・病床数の増加・病床の種別の変更に係る許可（7条1・2項），又は診療所の病床設置・病床数増加に係る許可（同条3項））の申請をした場合において，①申請病床が一般病床又は療養病床のみであるときは，二次医療圏における一般病床又は療養病床の数（既存病床数）が，既に，当該二次医療圏の一般病床及び療養病床の基準病床数に達しているとき又は開設許可等をすれば基準病床数を超えることになるときである（このように既存病床数が基準病床数を超えることを「過剰病床」という）。②申請病床が精神病床，感染症病床又は結核病床のみであるときは都道府県の区域[14]で，③申請病床が①と②の組合せのときは二次医療圏及び都道府県の区域で，過剰病床となるときである。

　要するに，開設許可等の申請に係る二次医療圏又は都道府県の区域が既に過剰病床になっているか，開設許可等をすることによって過剰病床となる場合には，知事は，医療審議会の意見を聴いて，開設者（開設しようとする者を含む）・管理者に対し，病院の開設・増床・病床の種別変更又は診療所の病床設置・増床に関して，**中止勧告**（開設等の中止の勧告）又は**減床勧告**（申請病床数の削減の勧告）をすることができる（医療計画通知）。

勧告の法的性質　**勧告**とは，ある措置を採ることを公的に告げて勧めることをいう。医療法上の勧告を受けた者は，勧告を尊重しなければならない。しかし，勧告に従うべき法的義務はない。勧告の法的性質は，行政機関が指導，勧告，助言等の穏やかな方法で，国民に対し一定の作為又は不作為を要望し，国民の自発的な協力を得て行政機関の意図するところを実現しようとする**行政指導**である（原田・要論194

14）　北海道のように三次医療圏が複数設定されていても，精神病床等の基準病床数は，三次医療圏単位ではなく都道府県の区域で算定する（医療計画通知）。

頁。行政手続法2条6号，同法32条）。規制的であっても行政指導にすぎないから，勧告に従わない場合，申請者に対し，従わないことを理由に病院開設等の不許可という不利益処分を行うことはできない。

ただし，費用と時間をかけて許可を得ても，問題はその先に，保険医療機関の指定を受けられないという不利益処分が待ち構えていることにある[15]。保険医療機関の指定のない病床を経営することは，現実には困難である[16]。したがって，知事の勧告は，行政指導でありながら，保険医療機関の指定除外という経済的不利益を課すことで，その実効性が他法において担保されているのである。そうなると，知事の勧告は，単なる行政指導ではなく，行政処分ではないかとの疑問が生ずる。次の最高裁判決は，この問題に回答を示した。

> **7-6 富山県病院開設中止勧告事件**
>
> A医師は，富山県高岡市内で病院の開設を計画し，平成9年3月，知事に対し，病院（400床）の開設許可を申請した。知事は，「高岡医療圏における病院の病床数が，富山県地域医療計画に定める当該医療圏の必要病床数（現在は基準病床数）に達しているため」との理由で，同年10月1日，病院の開設の中止を勧告した。しかし，同月3日，Aは中止勧告を拒否し，速やかな許可を求めたところ，約2か月後の12月16日，知事は申請を許可した。
>
> ただし，同日付けの富山県厚生部長名で，「中止勧告にもかかわらず病院を開設した場合には，厚生省通知（昭62・9・21保発69）において，保険医療機関の指定の拒否をすることとされているので，念のため申し添える」との記載がされた文書を送付した（当時は知事が指定をしていた）。そこで，Aは，開設許可を得られても中止勧告がある以上，保険医療機関の指定において不利益を受けると考え，中止勧告の取消しを求めた。　　　　　（最高裁平成17年7月15日判決に基づく設例[17]）

---

15) 厚生労働大臣は，病院又は有床診療所から，病床の種別ごとの病床数について保険医療機関の指定の申請があった場合，知事の勧告に従わない病床があるときは，その病床の全部又は一部を指定から除外することができる（健康保険法63条3項1号，65条4項2号，平10・7・27指45）。

16) 基準病床数を超える病床に健康保険の扱いを認めない措置について，「広い行政裁量で策定される地域医療計画にこうした強い拘束力を認めてよいかは疑問である。病院事業への新規参入の制約は，医師の診療の自由や国民の医療を受ける権利を害し，医療の発展を妨げることになりかねない」（原田・要論122頁）とする有力な批判がある。同様に批判するものとして，阿部I 128頁以下がある。医療制度は，アメ（診療報酬）とムチ（医療法の規律）がセットになって機能しているが，ここではアメをムチに変えた巧妙な法システムとなっている。

17) 行百II[167]事件[角松生史]，尾澤恵「判例研究」季刊・社会保障研究 Vol.42No.2（Autumn'06）185頁以下

(1) 最高裁判決の要旨　中止勧告は，勧告を受けた者が任意にこれに従うことを期待して行われる行政指導として医療法上定められているが，「これに従わない場合には，相当程度の確実さをもって，病院を開設しても保険医療機関の指定を受けることができなくなるという結果をもたらすもの」である。「保険医療機関の指定を受けることができない場合には，実際上病院の開設自体を断念せざるを得ないことになる」。中止勧告が「保険医療機関の指定に及ぼす効果及び病院経営における保険医療機関の指定の持つ意義を併せ考えると」中止勧告は行政処分に当たると解する。後に保険医療機関の指定拒否処分を争うことができるとしても，中止勧告の処分性を認めることの妨げにならない。

(2) 行政指導は，行政処分とは異なり直接の法的効果をもたないので，公権力の行使には当たらない。その結果，仮に行政指導が違法であっても，原則として，その取消しを求めて取消訴訟を提起することはできない（行政事件訴訟法3条2項）。しかし，最高裁は，知事の勧告は行政処分であるとして，中止勧告の取消しを認めた。

三　医師等の医療従事者の確保

医師の不足の問題

　医師不足が本格的に論議されるようになったのは，平成16年頃からであり，医師臨床研修制度の発足と軌を一にしている。しかし，臨床研修は医師不足の引き金になったが，それだけが原因ではなく，構造的な要因がある。この解決を医事法で図るとすれば，医師の勤務配置を行政で決定するということになるが，正に徴兵制ならぬ徴医制になりかねない。

　結局，医療政策の問題として考えざるを得ない。まず，客観的な医師数の不足が認識され，ようやく医学部定員の増加が始まった。しかし，短期的には効果は出にくい。現状では，診療科目及び地域間での医師の偏在は，いまだに解消されていない[18]。しかし，その前提は，診療科，病院と診療所，都会と地方

---

18) 高齢化が進めば，医師の仕事量が増えるから，医師養成数の増加は必要である。「しかし，高齢化に伴い複数の診療科にまたがる疾患に罹る患者が増えることは間違いないことから，このまま専門医志向が続けば，診療範囲はさらに狭まり，より多くの医師が必要になることが予想される。総数ではあるが，医師数はすでに国民約500人に1人の割合となっている。今後，闇雲に医師養成数を増やすわけにはいかない。適正な医師数を考える上で，地域や診療科の偏在の解決に加えて，医師の診療範囲の問題も解決しなければならないと考える。……幅広い診療範囲を持つ医師，いわゆる総合的に診療でき

等の医療機能ごとの必要医師数を算出することであるが，これが極めて困難である。しかも，医療の高度化・専門化は医師不足に拍車をかけると指摘されており，いったい何人の医師が必要なのかは，永遠に答えの出ない問題のようにも思える。

地域医療対策協議会の活用　都道府県では，特定機能病院の管理者，関係者等と医師の確保，その他医療政策に関わる事項に関する協議の場（**地域医療対策協議会**）を設け，必要な施策を定め，公表しなければならない（30条の12第1項）。医師不足を契機に，都道府県は，地域医療対策協議会に相当する組織を立ち上げ，医師確保等の検討を始めており，医療法は，この体制を追認するものである。都道府県における医療政策全般を幅広く議論する場として，活用することが期待される[19]。

る医師の養成も整備しなければならない。その養成システム構築を円滑に進めるために，……専門的診療機能と総合的診療機能の役割分担の早急な整備が必要と考える」（岡山雅信，関根沙耶花，梶井英治「適切な医師養成システムなくして医師不足問題は解決しない」医事新報 NO.4402（2008年9月6日）80頁以下）。

19) 構成員は，特定機能病院・地域医療支援病院・公的医療機関・臨床研修病院の管理者，医師会・大学医学部・社会医療法人・独立行政法人国立病院機構・医療関係団体・関係市町村・住民代表団体の関係者である（規則30条の33の2）。構成員，医療従事者には，協力の努力義務が課されている（30条の12第2項，30条の13）。

第5部

● 医療法人 ●

「我が国の医療提供体制は民間非営利部門の医療法人が中心となって担うべきものであり，これらの主体が自主的に地域の医療を担っていけるように制度を構築することが重要である。……従来は公的医療機関が中心となって担ってきた「公益性の高い医療サービス」についても，住民の支援を得ながら，民間非営利部門の医療法人が担っていくことは，今後の豊かな「公」の社会の実現に向けても重要な転機であろう」(「医療法人制度改革の考え方」22頁（平成17年7月22日医業経営の非営利性等に関する検討会報告))。

第五次改正は，昭和25年に創設された医療法人制度を抜本的に改革した。その結果，医療法人の規定は，病院・診療所の**ガバナンス**（管理・運営のシステム）を充実・強化するものとして，社員・理事・監事・評議員だけでなく，病院・診療所に勤務する医師，看護師等の医療従事者も理解すべき規律に生まれ変わった。

医療法の最終章である5章は，法人法（団体・法人の法律関係を規律する法）の分野に属する医療法人に関する規律である。この章では，まず医療法人に関わる基本的な事項を詳述するとともに，最新の改正と今後のあるべき医療法人像についても言及したい。

第8章　医療法人

> **要点**
> 「医療法人の制度は，もともと民法上の公益法人にはなれない社団または財団に法人格を与えるために設けられた制度であるから，医療法人のなかには，公益法人に準ずるような実態を備えたものもないわけではないが，やはり一般的には，民法上の公益法人や前記特別法上の公益法人（宗教法人，学校法人，社会福祉法人等。筆者注）にくらべれば，かなり公共（益）性の低い特殊法人であるといわなければならない」（林良平・前田達明編集『新版注釈民法（2）総則（2）法人・物』502頁［川村俊雄］（有斐閣，1991）（以下「注釈民法法人」という））。

● 医療法人の通則

1　医療法人の基礎

法人の意義

　現代社会では団体による活動が重要である。団体は**自然人**（法人に対する用語で，個人を指す）ではないが，団体も自然人と同様に自らの名において契約の当事者となり，自ら財産を所有できることが便宜である。そこで，団体に自然人のように**権利能力**（私法上の権利・義務の帰属主体となり得る資格）を認めたのが**法人**という制度である。人の集まりである団体に権利能力（**法人格**）を与えたのが**社団法人**である。

　同じような要請は，一定のまとまった財産（病院，研究所等）を，その所有者から独立して特定の目的（医療の提供，医学の研究等）のために運用したいとする場合にも当てはまる。この場合は，財産の集合に権利能力（法人格）を与え，**財団法人**とすることになる（内田Ⅰ 207〜208頁）。

第5部　医療法人

医療法人の意義

医療法人とは，病院，医師（歯科医師）が常時勤務する診療所又は介護老人保健施設を開設する目的を持つ社団又は財団が，医療法に基づいて法人となったものである（39条）。**法人格**が認められることにより，社団・財団自身の名で権利を有し義務を負うことができるので，権利義務関係の処理が簡明になる。

我が国の医療の発展と安定のためには，医業経営の主体に法人格を付与することが不可欠である。しかし，株式会社等の営利法人が経営主体となることは**医業の非営利性**（7条5項）の観点から妥当ではない。他方で，医業の経営は，非営利性はあっても積極的に一般社会の利益を図るという**公益性**に乏しかったので，当時の公益法人（旧民法34条）となることも難しかった。そこで，医業経営に関する特別な法人が必要となり，医療法の制定から2年後の昭和25（1950）年，医療法を改正して非営利の法人を創設した。医療法人の制度は，医業の非営利性を維持しつつ，医療機関の経営主体に法人格を付与することにより，医業の継続性と資金の集積を確保し，私人による医療機関の経営を容易にすることを目的としたのである（昭25・8・2医98）（以下「昭和25年通知」という）。

医療法人化の長所

(1) 医療法人等の法人が開設者となっている医療機関は，病院では95％と圧倒的であるが，一般診療所では52％に下がり，歯科診療所では17％にすぎない（平成22年10月1日現在）[1]。

(2) 医療法人となる長所は次の点にある（法律相談72頁［神作裕之］）。第一に，**医業の永続性**を確保することができる。医師の死亡，能力喪失等の個人的事情にかかわりなく医業が継続できる。

第二に，**個人財産との峻別**を図ることができる。法人化の意味は，ある団体（社団）又は財産（財団）が権利義務の統一的な帰属点であること，これを社団を構成する個人，財団を設立した個人から見れば，他人性と責任制限とをつく

---

[1] (1)病院（8,670）の開設者　医療法人5,719（66％），その他の法人2,542（29％），個人409（5％）となっている。平成2年には，個人開設の病院数は3,081病院もあったから，毎年平均130程度の個人病院が減少していることになる。

(2)一般診療所（99,824）の開設者　医療法人35,967（36％），その他の法人16,354（16％），個人47,503（48％）。歯科診療所（68,384）の開設者　医療法人10,670（16％），その他の法人632（1％），個人57,082（83％）。一般診療所では個人開設は減少しているが，歯科診療所では逆に増加傾向にある。

る技術である[2]。したがって、①権利は、構成員（社員）又は管理権者（理事）に帰属するのではなく、端的に社団・財団に帰属する。②社団・財団の義務は、社団・財団にのみ帰属し、構成員の義務は生じない。③社団・財団の義務に対する責任は、社団・財団の財産のみが負い、構成員個人の財産が負うことはない（**有限責任**）。もちろん、医療機関で働く医師等の医療従事者が責任を負うこともない。④逆に、構成員（社員）の債権者が社団の財産にかかっていくことはできない。

第三に、他の法人形態よりも医業を行うにふさわしい形態であり、良質な医療提供に資することができる[3]。

> **40条の2** 医療法人は、自主的にその運営基盤の強化を図るとともに、その提供する医療の質の向上及びその運営の透明性の確保を図り、その地域における医療の重要な担い手としての役割を積極的に果たすよう努めなければならない。

医療法人の責務──医業経営の基本原則

第五次改正は、医療法人の重要性を考慮し、医業経営の基本原則を明らかにする理念規定を定めた（40条の2）。医療法人に対し、①運営基盤の強化を図ること、②医療の質の向上を図ること、③**法人運営の透明性**[4]を確保することにより、地域医療に積極的に関与すべき努力義務（責務）を課した。この条文は、医療法人の使命が「地域で質の高い医療サービスを効率的に提供する」[5]ことにある旨を宣言したものである。

業務の種類

医療法人の業務の種類は、次表のようになる。

---

[2] 四宮和夫『民法総則〔第4版補正版〕』73頁（弘文堂,1996）（以下「四宮・総則」という）
[3] 医療法人に対する信用を保護するため、医療法人でない者は、医療法人の名称を使用できない（名称の独占。40条、罰則（77条））。医療法人は、通常、名称中に医療法人という文字を用いるが、一般法人法では、一般社団法人又は一般財団法人の文字を用いることが義務化されている（同法5条1項）。
[4] 医療法人の運営に関する意思決定について、その内容と過程が関係者に明らかであること（⇒13頁）。
[5] 「医療法人制度改革の考え方」4頁（平成17年7月22日医業経営の非営利性等に関する検討会報告）（以下「医療法人改革」という）

第5部　医療法人

8－1　医療法人の業務の種類

業務の種類	医療法人	特定医療法人	社会医療法人
本来業務	○	○	○
附帯業務	○	○	◎（より広い業務）
収益業務	×	×	○

(1) **本来業務**　医療療法人の本来的な目的である病院，診療所又は介護老人保健施設を経営する業務をいう（42条）。医療法人が指定管理者（地方自治法244条の2第3項）として公（おおやけ）の施設（地方自治法244条）である病院等を管理する場合を含む。本来業務は，「科学的でかつ適正な医療を普及することを目的とする」（定款例・寄附行為例[6] 3条）。

(2) **附帯業務**　42条各号に掲げる業務をいう。附帯業務は，本来業務に支障のない場合に，定款・寄附行為に定めて行うものである。医療法人創設当時は，現在の1～3号及び6号の4種類だけであったが，医療法人の役割の増大に従い徐々に拡大した[7]（「医療法人の附帯業務について」（平19・3・30医政発0330053））。とりわけ第五次改正においては，医療サービスと福祉サービスを有機的に連携させ（1条の2第2項），医療法人が必要なケアを切れ目なく提供できるよう社会福祉事業を附帯事業に取り込んでいる。社会医療法人は，第一種社会福祉事業に関し，医療法人よりも広範囲の事業を行えるが，特別養護老人ホーム，養護老人ホーム等を運営することは認められていない（医療法人通知）。

なお，附帯業務は，本来業務があっての業務であるから，本来業務を行わずに附帯業務のみを行うことはできない。また，附帯業務の実施により本来業務の運営に支障が生ずる場合，知事は附帯業務の改善等の必要な措置を命ずることができる（64条）。

(3) **収益業務**　社会医療法人が，収益を病院等の経営に充てることを目的として行うことのできる業務をいう（42条の2）。公益性の高い社会医療法人の

---

[6] 定款例又は寄附行為例とは，第五次改正後の医療法人の根本規則に関するひな型であり，「医療法人制度について」（平19・3・30医政発0330049）（以下「医療法人通知」という）に添付された社団医療法人の定款例（別添1）又は財団医療法人の寄附行為例（別添2）をいう。

[7] 1号：医療関係者の養成・再教育（看護師養成所の経営等），2号：医学・歯学に関する研究所の設置，3号：巡回診療所，へき地診療所等の開設，4号：疾病予防運動施設の設置，5号：疾病予防温泉利用施設の設置，6号：保健衛生業務（訪問介護，居宅サービス等対象業務は多い），7号：ケアハウス等の社会福祉事業の実施，8号：有料老人ホームの設置。

財政的基礎を安定させようとするものである。本来業務に充てるため付随的に行う限り，医療法人の公益性に反することにはならない。また，その利益を社員（構成員）に分配しない限り，医療法人の非営利性に反することもない。

　収益業務を行う要件は，①本来業務に支障がないこと，②定款・寄附行為に定めること，③その収益を病院等の経営に充てることである。収益業務の内容としては，医療・福祉から不動産業，農林漁業，飲食店・宿泊業，サービス業等広範囲に及ぶが，社会医療法人の社会的信用を傷つけるおそれのないこと，経営が投機的に行われるものでないこと等の要件が付されている[8]。

　(4) 付随する業務　以上に対し，医療法上の概念ではなく，医療法人の業務に付随して行われる業務を「付随する業務」という。その例として，病院内での売店，敷地内での駐車場の運営が挙げられる（特別医療法人通知）。ただし，定款・寄附行為とは無関係に行い得る業務であり，拡大解釈は厳に慎まなければならない。

2　社団医療法人と財団医療法人

社団と財団

　医療法人は，社団又は財団である（39条）。**社団**とは，病院・診療所を開設するという目的のために結合した社員[9]によって構成される団体をいう。**財団**とは，医療，医学等の目的のために寄附された病院，診療所等の財産をいう。日本医師会，日本看護協会は社団であり，聖路加国際病院，がん研究会，日本医療機能評価機構は財団である。社団と財団の区別は，理念的には可能であるが，実際にはその差異は相対的である。社団にも物的要素としての財産が必要であり，財団にも財産を管理運用する自然人という人的要素が必要だからである[10]。

---

8) 「厚生労働大臣の定める社会医療法人が行うことができる収益業務」（平19・3・30厚労告92）。収益業務の例として，駐車場業，料理品小売業が挙げられている（「医療法人における事業報告書等の様式について」平19・3・30医政指発0330003）。なお，収益業務としての駐車場業とは，病院等の敷地外に有する法人の遊休資産を用いて行われるものをいう（「特別医療法人について」平10・7・6健政発802）（以下「特別医療法人通知」という）。

9) **社員**とは，法人を設立する社団の構成員という意味である。日常用語にいう従業員，つまり医療法人に雇用されている従業者のことではない。

10) サッカー協会を例に取ると，日本サッカー協会は財団，京都府サッカー協会は社団，そして岐阜県サッカー協会は財団である。このように財産の多寡，運営の在り方等により社団又は財団を選択することができる。

第5部 医療法人

　両者の違いは，社員の有無に現れる。社員がいるのは社団，社員がいないのは財団である。社団では最高の意思決定機関である社員総会を開催して（48条の3第2項），総会の意思に従って活動する。これに対し，社員のいない財団では，財産を寄附した設立者の意思（寄附行為（44条2項））に従って活動することになる。

> 社団医療法人と
> 財団医療法人

社団が医療法人となったのが**社団医療法人**であり，財団が医療法人となった，つまり独立した財産に法人格を認めたのが**財団医療法人**である。一般的には，財団医療法人の方が設立が容易で（団体としての活動実績が不要等），運営上の負担が少ない（社員総会が不要等）。最初から一定のまとまった財産[11]があれば，財団医療法人の形式を採る場合が多いと思われる。

　しかし現実には，下図のとおり，社員が集まって資金を出し合い，病院・診療所を開設する社団医療法人が医療法人全体の99％を占める。社団医療法人の中でも出資持分の定めのある社団医療法人（以下「持分のある社団医療法人」という）は91％を占める。実務的には，医療法人といえば持分のある社団医療法人を指す[12]。

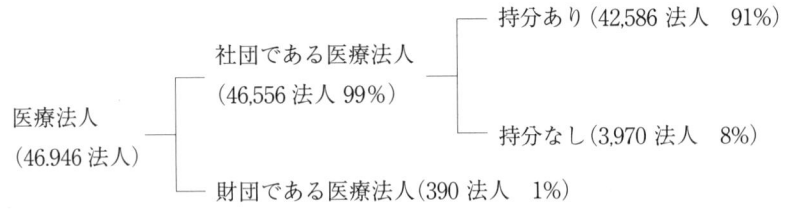

8-2　医療法人の全体像（平成23年3月31日現在）

```
                         ┌─ 持分あり（42,586法人　91％）
          ┌─ 社団である医療法人 ─┤
医療法人 ─┤　（46,556法人　99％）└─ 持分なし（3,970法人　8％）
（46,946法人）│
          └─ 財団である医療法人（390法人　1％）
```

11）　旧民法の公益法人制度のときは，財団の永続性の観点から2億円以上の財産の拠出を必要とする設立許可の実務の扱いもあった。しかし，現在の一般財団法人に設立に必要な財産は，300万円あれば足りる（一般法人法153条2項）。

12）　ただし，出資持分は，第五次改正で否定された。その結果，平成19年3月末から23年3月末までの4か年で，持分のない社団医療法人は424法人から3,970法人に激増した。これに対し，持分のある社団医療法人は43,203法人から42,586法人へと緩やかに減少している。財団医療法人は，微減の傾向にある。

㊁ 非営利法人としての医療法人

1 法人の種類 ― 営利法人・非営利法人と公益法人

> 営利法人・非営利法人と公益法人

法人は，その形態が社団か財団かで社団法人と財団法人に分類される。次に，法人の目的に応じて営利法人，公益法人等に分類される（民法33条2項）。**営利**か**非営利**かは，利益を分配するか否かの区別であり，**公益**か**非公益**（**私益**）かは，社会全体（不特定多数人）の利益か特定人の利益かの区別である。このように，利益の分配に関する営利性と誰の利益を図るかという公益性とは別個の概念である。それゆえ，公益を目的とする法人が営利法人であっても矛盾しない（電力会社，ガス会社等）。

営利法人とは，利益を分配する営利事業を営むことを目的とする法人（株式会社等）である。**公益法人**とは，一般社団法人又は一般財団法人のうち，申請をして公益認定を受けた公益社団法人又は公益財団法人をいう（公益認定法2条3号）。これに対し，学術，技芸，慈善等の公益を目的とする法人で，特別法（医療法等）に基づいて成立した法人（民法33条2項，医療法人等）は，**広義の公益法人**という（準公益法人ともいう（注釈民法法人482頁））。

次図では，法人の目的により，まず，非営利法人か営利法人かで分類し，次に，公益を目的とするか非公益かで区別する。旧公益法人数は，24,648法人（平成19年10月現在）であったから，医療法人は比較的法人数は多いといえる。しかし，会社の約340万社という数字（神田・会社法7頁）には圧倒される。市場経済の強力さを思い知らされる数字である。

第5部　医療法人

8-3　非営利法人と営利法人，広義の公益法人

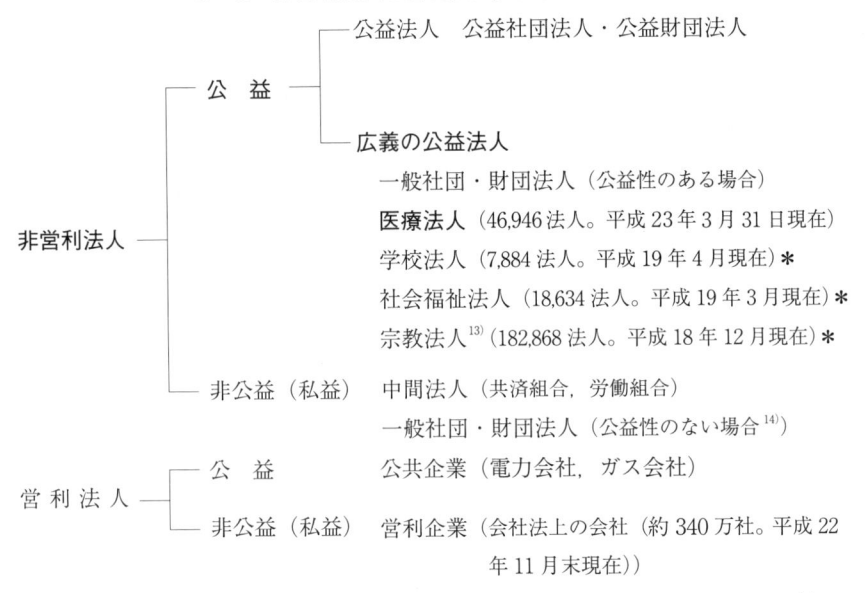

```
                ┌─ 公益法人　公益社団法人・公益財団法人
         ┌─ 公 益 ─┤
         │      └─ 広義の公益法人
         │          一般社団・財団法人（公益性のある場合）
非営利法人 ─┤          **医療法人**（46,946法人。平成23年3月31日現在）
         │          学校法人（7,884法人。平成19年4月現在）＊
         │          社会福祉法人（18,634法人。平成19年3月現在）＊
         │          宗教法人[13]（182,868法人。平成18年12月現在）＊
         │
         └─ 非公益（私益）　中間法人（共済組合，労働組合）
                      一般社団・財団法人（公益性のない場合[14]）

         ┌─ 公 益　　　　公共企業（電力会社，ガス会社）
営利法人 ─┤
         └─ 非公益（私益）　営利企業（会社法上の会社（約340万社。平成22
                            年11月末現在））
```

旧公益法人数は，24,648法人（社団法人12,530，財団法人12,118。平成19年10月1日現在）＊
＊　平成20年度公益法人白書51頁（総務省）

2　非営利性 ―「営利を目的としない」法人であること

(I)　非営利性の意義

営利・非営利の意義

　　法律用語としての**営利**（7条5項）とは，法人の活動が収益を目的とするという意味ではなく，収益活動によって得た利益を社員（構成員）に分配することを意味している（内田Ⅰ213頁）[15]。したがって，非営利法人である医療法人であって

---

[13]　宗教法人は，各神社・寺院・教会等の宗教団体ごとに，法人格を有する場合があり（宗教法人法4条1項），法人数は多くなる。

[14]　一般社団・財団法人は，その行う事業に公益性がなくてもよい。そこで，非営利であるが，特定人の利益を図る目的で法人を設立することができる（内田Ⅰ214頁では，自分の愛犬のために一般財団法人を設立する例を挙げている）。

[15]　**収益と営利**　収益とは，利益を収め取ること又は収め取った利益という意味である。広義の公益法人の収益事業（社会医療法人が行うことのできる収益業務（42条の2第1項）等）と営利法人の営利事業は，「収益を目的とする点では同じであるが，後者にあっては，利益が構成員に分配されるのに対し，前者にあっては，利益が構成員に分配されない点で，両者は根本的に異なる」（森泉章『新・法人法入門』109頁（有斐閣，2004）（以下「森

も，医療サービスの拡充のため，収益を確保しなければならない点は，営利法人と異ならない。ただ医療法で禁止される営利目的とは，収益を社員に分配することを目的として医療事業を行うことである。医療法人における**非営利**とは，剰余金の配当をしないこと（54条）及び解散時の残余財産が法定帰属権利者（⇒262頁）以外に分配されないこと（44条5項）を意味する。

ただし，収益を分配すべき社員を持たない財団医療法人では，営利性という観念そのものが成立しない。

非営利性の内容　「医療法人は……その営利性については剰余金の配当を禁止することにより，営利法人たることを否定されており，この点で商法上の会社と区別される」（昭和25年通知）。この通知が示すように，医療法人は非営利性が貫かれた法人として創設された。しかし，その後の運用において非営利性に曖昧な点が見られるようになった[16]。

こうして第五次改正は，医療法人の原点に戻って，非営利性，とりわけ持分のある社団医療法人の非営利性に関し4項目の徹底を図った。まず，①社員（構成員）に持分のないことを確認した。社員に持分はないから，②社員に剰余金配当請求権はなく（54条），③社員に残余財産分配請求権もない（44条5項，56条）ことになる。しかし，④退社社員に対する払戻しは，実質的な剰余金配当請求権の行使になっているのではないか，という点が問題となる。

結局，第五次改正が実現した本来の医療法人像と現実の医療法人の実態には相当の乖離がある。現実をいかにしてあるべき医療法人像に近づけるかが今後

泉・法人法」という））。

[16] 「医療機関の大宗は「持分の定めのある社団医療法人」であり，そこでは，剰余金の配当こそ禁止されてはいるものの，脱退・解散時の出資者の払戻・分配請求権が保証されている。これは，そもそも寄付を前提とした社会福祉法人等の非営利法人とは異なり，出資者の財産権が保全される法人格であるため，実質的に個人企業の形態に近く，現に，税制上も営利法人と同じ扱いを受けている。また，医療法人への個人の出資分は個人財産であることに伴い，当然に相続税の課税対象となっているため，出資者の高齢化や死亡に伴い，医療法人に対する個人出資分の返還請求訴訟も起きている。こうした医療法人の経営の安定性を脅かす問題に対応するためには，現行の個人企業に近い組織を，社会福祉法人等と同様な寄付に基づく非営利法人の形態に転換」して「法人への返還請求を防ぐという・・・対応が考えられる」（平成16年12月24日「規制改革・民間開放の推進に関する第1次答申」50頁）。極めて的確な分析である。第五次改正は，このように非営利性の徹底を図ったのであった。

の難題である。

> 非営利性の外延

非営利性は，医療法以外の医事法に及ぶか。医療法が医事法の基本法であることを考慮すれば，医業の非営利性は，原則としてその他の医事法にも及んでいると考えるべきであろう[17]。

(Ⅱ) 社員に持分のないこと

> 社員には法人財産に対する持分はないこと

持分とは，法人財産について有する分け前を示す計算上の数額をいう。広義の公益法人では，社員が設立時に財産を拠出（出捐，提供，寄附）しても，それは**出資**ではなく，義捐（ぎえん）であるから，社員が法人財産に対し持分を有することはあり得ないはずである[18]。しかし，社団医療法人の社員に持分があるという考えは，医療法人制度の発足以来当然の前提とされてきた。昭和32年の厚生省回答（8-4）は，「退社社員に対する持分の払戻し」と明示していた。持分があるとの指導を社団医療法人側が受け続けてきたことは否定できない。

(Ⅲ) 社員に剰余金配当請求権のないこと──剰余金の配当禁止

[剰余金配当の禁止]
54条 医療法人は，剰余金の配当をしてはならない。　（罰則（76条5号））

54条の立法趣旨は，医療法人の自己資本の充実を図ることにより，医療提供体制を確保しようとすることにある。そのため，社員に剰余金配当請求権がないことを含めて，社団・財団医療法人はいかなる形でも剰余金を配当（分配）することを一切禁止したのである。禁止される**剰余金の配当**とは，損益計算上の利益金を社員に分配することをいう（解92頁）。同条は，制定以来一語も改

---

[17] 例えば，株式会社が施術所を開設すること（あはき法9条の2に規定する施術所の開設届）は，適当ではないと解される。

[18] **出資**とは，事業活動によって生ずる利益の帰属を受けるために，資金（労務出資，信用出資等を含む）を提供するという意味である。出資持分の考え方は，営利法人である持分会社（合名会社，合資会社及び合同会社）の次の規定に示されているが，医療法は当然ながらこれらの規定を準用していない（68条後段）。「退社した社員は，その出資の種類を問わず，その持分の払戻しを受けることができる」（会社法611条1項本文）。「残余財産の分配の割合について定款の定めがないときは，その割合は，各社員の出資の価額に応じて定める」（会社法666条）。

正されておらず，我が国の医療法人の非営利性を一貫して象徴する規定である。

医療法人は，設立の当初は，社員の提供した金銭・財産又は財団の基礎となる寄附された財産によって経営を行う。経営が軌道に乗り利益が出てきたら，その利益は配当が禁じられているので，施設及び医療機器の拡充・更新，将来的な建替費用，医師・看護師等の人員の充実等に充て，更にその残余があれば積立金として法人に留保しなければならない。医療法人の剰余金は，法人に帰属しており，その剰余金は，医療法人が行う医業経営を通じて地域に還元すべきものと考えられたのである。

54条は，**事実上の利益の配当**と認められる行為[19]も禁止している。

(IV) 社員に残余財産分配請求権のないこと —— 残余財産帰属権利者の法定

[残余財産の帰属]
56条 解散した医療法人の残余財産は，合併及び破産手続開始の決定による解散の場合を除くほか，定款又は寄附行為の定めるところにより，その帰属すべき者に帰属する。
2 前項の規定により処分されない財産は，国庫に帰属する。
[設立認可]
44条 （1～4項省略）
5 第2項第9号に掲げる事項[定款・寄附行為の解散に関する規定]中に，残余財産の帰属すべき者に関する規定を設ける場合には，その者は，国若しくは地方公共団体又は医療法人その他の医療を提供する者であつて厚生労働省令で定めるもののうちから選定されるようにしなければならない。
（[ ]内は筆者）

(1) 第五次改正前 56条1項の規定は，昭和25年の制定以来基本的に変

---

[19] **事実上の利益の配当**に関しては，次のような例が非営利性の形骸化として指摘された（医療法人改革5頁）。①医療法人の内部留保を通じて個人財産を蓄積し，社員の退社時にまとめて剰余金を払い戻すこと。②いわゆるMS法人に利益を移転することによって事実上医療法人の経営が営利を目的としたものとなっていること（MS法人とは，メディカル・サービス法人の略称で，医療行為以外の医療サービスを提供するための株式会社等をいう。例えば，医療法人理事の親族を代表取締役にして設立し，医療法人の理事長がMS法人を通じて営利行為を行うことがあるとされる）。
また，医療法人が業務を行うに当たり，土地，建物等を理事長等から賃借することがあるが，賃借料が著しく高額であるときは，剰余金配当禁止に抵触する可能性がある（医療法人通知）。

わっていない[20]。第五次改正前は,「定款又は寄附行為の定めるところ」(同項)とは,昭25・8・9医発52に添付された旧定款例・寄附行為例を意味していた。つまり,社団にあっては「本社団が解散した場合の残余財産は,払込済出資額に応じて分配するものとする」(旧定款例36条),財団にあっては「本財団が解散した場合の残余財産は,理事会及び評議員会の議決を経,都道府県知事の認可を得て処分するものとする」(旧寄附行為例28条)と規定されていた。

したがって,社団医療法人は,残余財産が社員個人に帰属することは明白であり,財団医療法人でも,残余財産が拠出者等の法人関係者個人に帰属する余地はあったといえよう。

(2) 第五次改正後 ── 法定帰属権利者に限定　戦前から,大審院(だいしんいん)(現在の最高裁判所に相当する裁判所)は,毎年利益配当をしない場合であっても,解散時にまとめて社員に残余財産として分配するのであれば,その法人形態は営利法人と異ならないと判示していた(昭和元(1926)年12月27日判決)。第五次改正は,その大審院の論旨を受け継ぎ,医療法人の非営利性を徹底したものといえよう。56条1項自体は手を加えなかったが,定款・寄附行為上の残余財産の帰属権利者を,①国,②自治体,③公的医療機関の開設者,④病院等を開設する一般社団・財団法人である都道府県・郡市区医師会,⑤持分のない社団医療法人又は財団医療法人に限定した(以下これらを単に「**法定帰属権利者**」という。44条5項,50条4項,規則31条の2,医療法人通知)。その結果,社員等の個人に残余財産が帰属しないことは,法令上も実務上も明文をもって決着した。

(V) 退社社員に対する払戻し (返還)

> 退社社員に対する払戻し

残余財産の帰属の問題は,法人の解散という例外的な場合にしか生じない。しかし,退社社員に対する払戻しは,常に起こり得る問題である。なぜなら,平成19年3月31日までに設立された社団医療法人の定款には,「社員資格を喪失した者は,その出資額に応じて払戻しを請求することができる」と定められて

---

[20] 56条1項は,旧民法72条1項に由来する。明治時代の民法の起草者は,旧公益法人の設立を奨励する目的で,法人設立者の意思に配慮し,一定期間公益活動に用いられて役目を終えた財産は,法人設立者(又はその相続人)に帰属させることを認めていた(四宮・総則116〜117頁。注釈民法法人444頁〔藤原弘道〕)。そこで「解散したる法人の財産は,定款又は寄附行為を以て指定したる人に帰属す」(旧民法72条1項)と規定したのである。ただ旧公益法人の実務では,法人設立者等が帰属権利者となることは否定されていたので,結果的に,残余財産が個人に帰属することはなかった。

いるからである。「出資額に応じた払戻し」の意味について，国は医療法人制度創設の初期から行政解釈を示してきた。

> **8-4 医療法人に対する出資物件の返還**
>
> 　病院を開設するため，社員7名がそれぞれ現物（土地・建物）及び現金34万円，合計価格500万円を出資し，社団医療法人Aを設立した。その後，退社した社員のBは，「退社した社員は，その出資額に応じて払い戻しを請求することができる」との定款の規定により，出資した土地（見積価格70万円）の返還をA法人に求めた。しかし，Bの出資した土地は，病院敷地の63％に相当した。Bは，現物を70万円に見積もって出資したから，土地の代わりに現金70万円を払戻しとして返還すれば足りるかとの照会が行われた。　　　　（昭和32・12・7総43号に基づく設例）

現物（土地）を返還することは病院経営を不可能にする事情があったので，現物に相当する見積価格の返還でよいと回答したことは適切であった。しかし照会者は，出資時の見積価格（70万円）の返還をもって払戻しとしてよいか質問しただけであったから，回答は「貴見のとおり」で十分だったはずである。ところが，「退社社員に対する持分の払戻は，退社当時当該医療法人が有する財産の総額を基準として，当該社員の出資額に応ずる金銭でなしても差し支えないものと解する」（傍点は筆者）と回答した。高度成長期前の昭和30年頃の状況では，出資時と退社時で土地価格には大きな乖離はなかったと思われ，回答者は出資時価額≒退社時価額と考えていたのであろう[21]。もちろんこの事案に対する回答としては誤っていない。

しかし結果的に，この回答は，一般論となって法人実務に影響を及ぼし，「実質的に退社社員に対し退社時の医療法人の有する財産の総額を基準として，社員の出資額に応じた払戻しが認められることとなった」と評されるに至った（医療法人改革7頁）。例えば，設例のA法人の有する財産総額が500万円から5億円になった時点で，Bが退社すると，Bは，5億円×70万円／500万円＝7,000万円を受け取ることになる。しかしこれでは，病院経営を元手に利殖した，つまり剰余金配当禁止（54条）に違反し，内部留保金の事実上の配当を受けたといわざるを得ない。他方で，請求を受けた医療法人が多額の金銭を支払うこと

---

[21]　その前年に「医療法人に対して信用出資した社員が退社した場合における金銭の払戻は，……定款に……退社時における金銭による払戻について規定している場合は差し支えない」（昭31・6・1総12）と回答しているのを見ると，既に退社時を基準時にしていたようである。しかし，配当禁止に抵触しないためには，出資時の土地の価額を基準として現金に換算すべきであった（医療法人改革7頁）。

第5部　医療法人

は困難な場合もある。

　医療法人制度が創設されてから60年も経過していることから，退社した社員又は死亡した社員の相続人から払戻請求権が行使され，医療法人の存続すら脅かされる事態が起きている。その根底にあるのは，社員に持分があるという，非営利法人又は広義の公益法人ではあり得ない考え方である。持分があると考えるからこそ，全体財産が増えれば，持分に相当する財産も増えると思うのは自然であった。

判例による歯止め

　しかし，退社時の財産総額を基準として出資額に相当する金銭の払戻しをする，すなわち，実質的な利殖を認めることになる結論は，最近になってようやく歯止めがかかった。

> **8-5　死亡社員の相続人による出資の払戻し請求事件**[22]
> 　甲社団医療法人は，昭和32（1957）年に，Aが442万円，その妻Bが20万円をそれぞれ社員として出資し設立された。昭和57（1982）年にAは死亡退社し，平成13（2001）年にBも死亡退社した。そこで，AとBの出資金返還請求権を相続等により取得したCは，平成16（2004）年，退社社員の出資金の返還（払戻し）として4億7,110万円を請求した。（第一審：前橋地裁平成18年2月24日判決，第二審：東京高裁平成20年7月31日判決に基づく設例）
> 　第一審判決は，Aの死亡により社員はBのみとなったので，Bは甲法人の純資産全部に対し出資持分を有するに至ったとして，4億7,110万円の支払を甲法人に命じた。
> 　第二審判決は，Aの出資金返還請求権は時効消滅したとし，Bの出資金の返還として，20万円の支払を甲法人に命じた。

第一審判決

　地裁判決は，退社当時の財産総額を基準として出資額に相当する金銭の払戻しを認める見解（以下「**出資額拡張説**」という）を採った[23]。剰余金配当禁止は，医療法人が営利企業化することを防止しようとしたものにすぎないと解し，持分の払戻しについては，医療法は専ら医療法人が定款で自律的に定めるところに委

22）　筆者は，この事件の第二審の途中まで，県の指定代理人（地方自治法153条1項）として，被告（甲法人等と共同被告）の立場で関与していた。甲法人から参考資料の提供を受けたことに感謝したい。第一審判決については，山田創一「医療法人における退社社員の出資の払戻請求権」（専修ロージャーナルNo3, 2008）が詳しい。なお，県に対する損害賠償の訴えは，第一審・第二審とも棄却され確定した。

262

ねている，とした従来の判決と同旨である(東京高裁平成7年6月14日判決。百選[10]事件[国京則幸])。

> 第二審判決

(1) 東京高裁は，従来の判決にとらわれない画期的な判断を下した。その論旨は，次のとおりである。

① 医療法は，医療法人が存続してその開設する病院等を経営する場合と医療法人が解散した場合とを峻別し，医療法人が存続して病院等を経営する限り，医療法人の自己資本を充実させるために，剰余金及びその積立金の利益処分の実質を有する行為も禁止している。したがって，出資社員が退社した場合に剰余金及びその積立金の全部又はその一部を払い戻す行為も禁止していると解する。

② 医療法人に対して出資をした社員が退社した場合には，退社した当該社員は自己が出資した額の限度でその返還を請求できる（以下「**出資額限度説**」という）のであり，基本財産並びに剰余金及びその積立金を含む総資産について持分の払戻しを請求することはできないものと解する。

③ 定款の文言上は，基本財産並びに剰余金及びその積立金を含む総資産について持分の返還（払戻し）を定めているかのように見えるが，定款の全体の定め及びその趣旨を考慮すれば，そのようなことを定めたものと解することはできない。「出資額に応じ」とは，社員の出資額が格別［各別か，筆者注］に異なることを想定した上で，退社社員が払戻しを請求することができる出資は，当該社員が出資した額とする旨を明らかにしたものにすぎない。

(2) 第二審判決は，第五次改正における主眼でもある医療法人の非営利性の徹底に沿った出資額限度説を示すもので，正論である[24]。

---

23) 第一審判決は，次のように述べた。「退社した社員はその出資額に応じて返還を請求することができる」とする定款の文理に照らすと，出資した社員は，出資額に応じた法人の純資産に対する出資持分を有し，退社したときは出資持分に相当する資産の払戻しを請求することができる。医療法54条の定めがあるからといって，出資金返還請求権の金額について出資額を限度とすると解することはできない。

24) 甲法人が東京高裁に提出した田山輝明教授の鑑定意見要旨には，次の主張が記載されている。「出資返還請求権は，解散などの清算の場合は別として，法人の存続を前提とする以上，その行使にはおのずから限界がある。返還請求権の行使は，法人の存続を困難にせず，かつ，非営利性と矛盾しないような範囲内において認められると解すべきである。また，法人の財産は出資に依存しつつ蓄積を開始したとしても，その増加部分は，基本的にその後の経営者などの努力の成果であり，内部蓄積として評価されるべきものである。従って，返還請求権の対象は，出資当時の財産額（物価修正はありうる）を原

263

第5部 医療法人

最高裁判決

最高裁判所は，平成22年4月8日，次のような判決を下した（当事者の表示については，筆者が適宜置き換えた）。

① （第五次改正前の）「医療法44条，56条等に照らせば，同法は，社団たる医療法人の財産の出資社員への分配については，収益又は評価益を剰余金として社員に分配することを禁止する医療法54条に反しない限り，基本的に当該医療法人が自律的に定めるところにゆだねていたと解されるところ」，「本件定款8条は，出資社員は，退社時に，同時点における甲法人の財産の評価額に，同時点における総出資額中の当該出資社員の出資額が占める割合を乗じて算定される額の返還を請求することができることを規定したものと解するのが相当である」。したがって，東京高裁判決のうち，B分の出資金返還請求の部分（20万円の支払）は破棄を免れない。

② 「そして，B分の出資金返還請求権の額，甲法人が過去に和議開始の申立てをしてその後再建されたなどの甲法人の財産の変動経緯とその過程においてBらの果たした役割，甲法人の公益性・公共性の観点等に照らすと，Cの請求は権利の濫用に当たり許されないことがあり得るというべきである。したがって，B分の出資金返還請求権の額やCの請求が権利の濫用に当たるかどうか等について更に審理を尽くさせるため」原審に差し戻す[25]。

則とすべきである」（「医療法人の財産関係に関する鑑定意見」平成18年9月30日）。
25） 2名の裁判官の補足意見がある。法律家の論理を示すものとして参考になる。
　① 宮川光治裁判官の補足意見
　（東京高裁の判断は）「昭和25年以来の医療法人制度の法的安定性を動揺させるおそれがあり，是認できない」，「出資社員の退社による返還請求額が多額となり医療法人の存続が脅かされるという場合があり得るとしても，当該医療法人の公益性を適切に評価し，出資者が受ける利益と当該医療法人及び地域社会が受ける損害を客観的に比較衡量するという，権利濫用法理の適用により妥当な解決に至ることが可能である。とりわけ，当該医療法人が過去において債務超過かそれに近い状態に陥り，後に関係者の努力により再建されて現在の資産状態が形成され，その資産形成には当該社員が貢献していないというような事案では，当該社員の出資持分に相当する資産の返還請求は権利の濫用となり得るものと考えられる」。
　② 金築誠志裁判官の補足意見
　「本件定款のような規定を持つ医療法人における退社した社員の財産上の請求権については，租税上の取扱いを含めた長年にわたる行政実務及び多くの裁判例を通じて，退社時の法人財産評価額に対する出資割合に応じた金額の請求権を意味するものと解されてきた。医療法人の存続を優先的に考える見地からの原判決［東京高裁判決のこと。筆者注］のような解釈は，その意図は理解できなくはないものの，今卒然とこうした解釈

第8章 医療法人

> 最高裁判決
> の　評　価

（1）　この判決により，次の2点が判例として確定したと思われる。①社団医療法人の財産の出資社員への分配については，剰余金配当の禁止（54条）に反しない限り，定款の定め（私的自治）に委ねられている。その結果，退社社員は社団医療法人の財産評価額に対する出資割合に応じた金額を返還請求できる。②しかし，返還請求が権利の濫用となる場合は，返還請求できない。

①は，従来からの裁判例と行政実務どおりであり，法的安定性を重視したものといえる。しかし，②は，新たな判断事項であり，個々の事案における具体的妥当性を図ったものと評価できる。

（2）　法律の解釈においては，法的安定性と具体的妥当性を調和させなければならない[26]。**法的安定性**とは，ある問題についてどのような法的解決が与えられるかの予測がつくことであり，**具体的妥当性**とは，具体的な事件について，妥当な，正義にかなった結果をもたらすということである（田中・実定法学183～186頁）。行政法の分野では法的安定性が強調されるが，一般論としては，法的安定性を脅かさずに具体的妥当性を最大限に発揮させることが必要である。その意味で，この判決は，従来からの行政実務を尊重することで法的安定性に配慮しつつ，権利濫用の法理によって，個々の事案ごとに正義に反する返還請求を拒否する方法を認め，具体的妥当性も確保したものである。最高裁らしいバランスの取れた判決であると思われる。

―● 法の基礎知識18 ●―

権利濫用の禁止　**権利濫用**とは，外形的には権利の行為とみられるが，具体的な状況においては，権利の行使としての法律効果を生じない行為をいう。つまり，権利の濫用となれば，退社社員は出資の払戻し請求ができないという意味である。民法は，本来，私人間の法律関係を規律しているが，権利濫用の禁止（1条3項）等は法の一般原理を表現したものとして行政法にも適用される。
（基本原則）
民法1条3項　権利の濫用は，これを許さない。

を採用することは，本件定款と同様の規定を有する極めて多くの医療法人の出資者等に対し，予期せざる重大な不利益を及ぼすおそれがあり，著しく法的安定性を害するものといわざるを得ない」，「本判決の判示する方法によって算出される金額の出資金返還請求を認容することが，従来の経緯，甲法人存続の見地等から不当であると判断される場合には，権利濫用等の法理の適用を検討するのが採るべき道であると考える」。

26）　星野英一『民法概論Ⅰ』60頁（良書普及会, 1971），我妻栄『新訂民法総則』28頁（岩波書店, 1965）

第5部 医療法人

最高裁判決の問題点　この判決により，退社社員による出資の払戻しについては，出資額拡張説で決着が付いたとみてよい。しかし，問題点が3つある。

(1) 剰余金配当の禁止（54条）に違反しないのか　判決は，54条に反しない限りという条件付きで，定款自治を認めた。しかし，そもそも出資額拡張説自体が54条に反するのではないかという疑問は残されたままである。

(2) 権利濫用法理の適用の範囲　出資額拡張説に権利濫用の法理を適用するのは，本件事例では適切であるが，その他の返還請求の場合は，今までと同様に返還が認められるのかどうか，権利濫用の法理の射程範囲は現段階では不明である。

(3) 第五次改正後の社団医療法人との断絶　平成19年4月1日以後の社団医療法人では，持分がないから返還請求はできない。しかし，同年3月31日までに設立された社団医療法人では，権利濫用とならない限り出資額拡張説により，多額の返還を受けられるとするのでは，法的安定性を重視したとしても結論が極端に過ぎる。将来的に，経過措置の廃止が決定されれば（⇒271頁），返還請求が相次いで社団医療法人は大混乱に陥る可能性もある。

以上を考慮すると，平成19年3月31日までに返還請求をしていた場合は，最高裁のいう出資額拡張説＋権利濫用の法理とする。しかし，経過措置型の社団医療法人にあっては，持分に対する権利性が弱まると見て，出資額限度説（ただし，物価修正は行う）とすることが法的安定性の観点からも穏当ではないだろうか。

三　第五次改正後の医療法人の類型と種類

医療法人制度の変遷　医療法人は医療提供体制の重要な要素であるから，小刻みな改正が行われてきたが，第五次改正で医療法人創設時に匹敵する大改正が実施された。

8－6　医療法人制度の変遷

昭和25（1950）年8月	医療法人制度の施行
昭和39（1964）年4月	特定医療法人の施行（租税特別措置法の改正）
昭和60（1985）年12月	第一次改正の公布（施行は昭和61年6月）
	①　一人医師医療法人を認めた。

		② 法令違反の法人に対する立入検査権を定めた。
平成 4（1992）年 7 月	第二次改正の公布・施行
	① 附帯事業に疾病予防運動施設・温泉利用施設を追加
平成 9（1997）年 12 月	第三次改正の公布（施行は平成 10 年 4 月）
	① 特別医療法人の新設
	② 附帯事業の拡大
平成 16（2004）年 8 月	出資額限度法人の新設（通知）
平成 18（2006）年 6 月	第五次改正の公布
平成 19（2007）年 4 月	新医療法人制度の施行

1 医療法人制度改革

医療法人制度改革の要点

医療法人制度は，明治時代に創設された公益法人制度[27]と同時並行して改革が検討されてきた[28]。その集大成が，第五次改正による医療法人制度の抜本的改革となって結実した。その要点は，2 つである。第一に，医療法人の法的性格に

---

[27] 公益法人制度改革　我が国の公益法人制度は，明治 29（1896）年の民法制定とともに始まった。この旧公益法人制度は，平成 20（2008）年 12 月 1 日から新公益法人制度に移行した。新公益法人制度では，法人の設立と公益性の認定が切り離された点に特徴がある。法人の設立は，一般法人法に基づき，登記のみで設立ができる。一般社団・財団法人の中から，知事等から公益認定を受けた法人が公益法人となる（公益認定法 4 条）。医療の分野において公益法人となるためには，「公衆衛生の向上を目的とする事業」（公益認定法別表 6 号）で，不特定かつ多数の者の利益の増進に寄与する公益目的事業について，厳格な基準に従い公益認定を受けなければならない（公益認定法 5 条）。

　なお，旧公益法人制度において設立された旧公益法人は，暫定的に特例民法法人（特例社団法人・特例財団法人）に移行するが，平成 25（2013）年 11 月末までに，手続を経て一般法人（一般社団法人・一般財団法人）となるか，公益認定を受けて公益法人（公益社団法人・公益財団法人）にならないと，解散したとみなされる（一般法人法等整備法 46 条 1 項）。なお，平成 22 年 12 月 1 日現在の特例民法法人数は 22,783 法人（特例社団法人 12,003，特例財団法人 10,780）である（平成 23 年度特例民法法人に関する年次報告（内閣府））。同報告によれば，平成 21 年 12 月 2 日から平成 22 年 12 月 1 日までの 1 年間で減少した特例民法法人 1,073 法人のうち，公益法人に移行したのは 476 法人（44.4％）であった。

[28] 「これからの医業経営の在り方に関する検討会最終報告書」（平成 15 年 3 月 26 日），「医業経営の非営利性等に関する検討会（報告書）～「出資額限度法人」の普及・定着に向けて～」（平成 16 年 6 月 22 日）（以下「非営利性検討会」という），「公益法人制度改革に関する有識者会議報告書」（平成 16 年 11 月 19 日），医療法人改革。

について，非営利性の徹底と公益性の強化が図られたこと，第二に，医業経営に関しガバナンスを重視した改革が行われたことである。

8－7　医療法人制度改革の要点

1　非営利性の徹底と公益性の強化
　(1)　非営利性の徹底
　　・社団医療法人の持分の解消→持分のない社団医療法人への移行が課題となる。また，基金拠出型を採用する社団医療法人を新設した（規則30条の37）
　　・残余財産の社員への帰属禁止の徹底（56条）→残余財産が帰属するのは法定帰属権利者に限る。
　　・「事実上の配当」に相当する払戻しの禁止→モデル定款9条の削除（退社社員に対する出資額に応じた払戻しを認めた規定を削除し，払戻しを禁止した）
　(2)　公益性の強化
　　・医療法人の理念規定の新設（40条の2）→医療法人の公益性を重視
　　・社会医療法人の新設（42条の2）→公益性の高い医療法人への移行を促す。
2　医業経営に関する改革
　(1)　経営管理機能の強化（ガバナンスの強化）
　　・役員と監事に関する規律（46条の2第3項，46条の4第7項，48条の2）
　　・社団医療法人の社員総会，財団医療法人の評議員会に関する規律（48条の3，49条）
　(2)　透明性の確保
　　・知事による事業報告書等の公表（52条）
　(3)　経営の安定
　　・附帯事業の拡大（42条）
　　・社会医療法人債の発行（54条の2）

医療法人の類型と種類

　昭和25年以来安定的に運用されてきた医療法人制度は，第五次改正で根本的に再編された。その結果，現在（平成19（2007）年4月以後）設立できる法人は，①出資持分のない社団医療法人，②財団である医療法人の2類型だけである。

　これに対し，平成19年3月末までに設立された持分のある社団医療法人は，経過措置型医療法人（旧法の医療法人），つまり暫定的な形態である法人類型に入る。また，特別医療法人は廃止された（ただし，平成24（2012）年3月31日まで存続できる）。こうして，医療法人の類型と種類は，次図のように複雑となった。

第 8 章 医療法人

8-8 医療法人の類型と種類 (医療法人総数 46,946 平成 23 年 3 月 31 日現在)

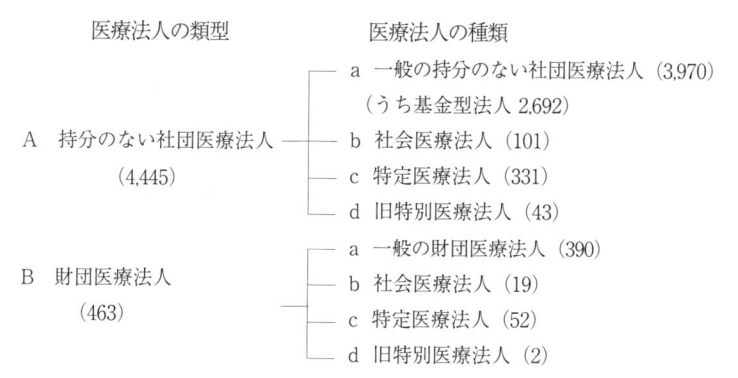

医療法人の類型　　　　　医療法人の種類

A　持分のない社団医療法人
　　（4,445）
- a　一般の持分のない社団医療法人（3,970）
　　（うち基金型法人 2,692）
- b　社会医療法人（101）
- c　特定医療法人（331）
- d　旧特別医療法人（43）

B　財団医療法人
　　（463）
- a　一般の財団医療法人（390）
- b　社会医療法人（19）
- c　特定医療法人（52）
- d　旧特別医療法人（2）

C　経過措置型医療法人（主に持分のある社団医療法人数である 42,586 程度と推測される）

医療法人のイメージ

医療法人の全体像をイメージ的に示すと次図のようになる。現在の医療法が容認する医療法人は、①非営利性を徹底した法人（一般の持分のない社団医療法人と一般の財団医療法人）、②公益性を高めた社会医療法人、③税法上の医療法人である特定医療法人の 4 種類の法人のみである。経過措置型医療法人は、経過措置が終了する前に、太線から上に位置する法人に移行しなければならない。

8-9 医療法人のイメージ

公益性が高い　　社会医療法人

↑徹底　　　　持分のない社団医療法人・財団医療法人　　　　特定医療法人
非営利性
↓不徹底　　　経過措置型医療法人
　　　　　　　（旧法の医療法人）

2　経過措置型医療法人（旧法の医療法人）

> 経過措置型医療法人の意義

　経過措置型医療法人とは，第五次改正法附則10条2項に規定された医療法人をいう。すなわち，平成19（2007）年3月31日までに設立された医療法人（同日までに認可申請をした法人を含む）で，施行日（平成19年4月1日）時点で，残余財産の帰属権利者について法定帰属権利者（44条5項[29]）以外の者を規定している医療法人を指す。第五次改正前の医療法人は，同改正の施行により違法な医療法人となるが，新法下でも当分の間だけ適法化し存続させるため，経過措置型医療法人という暫定的な法人類型を設けたのである。経過措置型医療法人は，次の3種類である。

(1)　出資持分の定めのある社団医療法人
　　A：「残余財産は，払込済出資額に応じて分配するものとする」又は「社員資格を喪失した者（又は退社した社員）は，その出資額に応じて払戻しを請求することができる[30]」と同趣旨の規定のある定款を有する社団医療法人
　　B：出資額限度法人
(2)　出資持分があるのと同様の効果を持つ財団医療法人
　　C：「残余財産は，理事会及び評議員会の議決を経，かつ，○○県知事の認可を得て処分するものとする」と同趣旨の規定のある寄附行為を有する財団医療法人

> 定款・寄附行為の変更に関する経過措置

　(1)　**法を改正する**とは，既存の法秩序を破壊し，新しい法秩序を形成することを意味する。しかし，一挙に新しい法秩序に移行することは困難なことが多い。そこで，法改正に当たっては，既存の法秩序を一定期間容認し，新しい法秩序への移行に配慮することが必要となってくる。第五次改正でも，このような配慮から残余財産の帰属等について経過的な措置（**経過措置**）を定めた。

　(2)　旧法令に基づく定款・寄附行為の諸規定は，第五次改正が施行されると，

---

29)　附則10条2項には「新医療法44条4項」とあるが，同項は，一般社団法人法等整備法により，平成20年12月1日から現在の5項に移されている。
30)　社員資格の喪失による財産の払戻しは，残余財産の分配ではないので，附則10条2項からは直接読み取りにくいが，実質的には，出資持分の定めのある社団医療法人と考えられる（医療法人通知別添3定款作成上の注意2）。

同改正後の医療法令に適合しない箇所を生ずる。改正法令といえども，個々の医療法人の私的な自治法規である定款・寄附行為を当然に書き換える効力は有していない。したがって，改正後の医療法令に適合するための定款・寄附行為の変更は，医療法人が自ら変更認可を申請して行うことになる。比較的軽易な定款・寄附行為の変更（事業報告書，監事の職務等）は，平成19年度中に行われた（第五次改正法附則9条）。

しかし，法人に対する財産的な権利に関わる残余財産の帰属等の規定は，慎重な判断が必要であり，簡単に改正できるものではない。そこで，経過措置型医療法人は，経過措置によって「当分の間」，出資持分に関係する定款・寄附行為の規定を改正後の医療法令に適合させるために変更することが猶予されたのである[31]（同附則10条2項）。

> 「当分の間」はいつまで続くか

当分の間とは，ある経過措置が臨時的なもので，将来廃止（変更）が予定されるにもかかわらず，制定時には，いつ廃止（変更）するか見通すことができない場合の表現である（ワークブック726頁）。施行後5年（平成24（2012）年）を目途に検討されることが決まっているが（第五次改正法附則2条），経過措置型医療法人が4万法人もあることを考慮すると，そう簡単には「当分の間」は終わらないと思われる。

しかし，非営利性を徹底した医療法人の本質に反する例外的な措置であり，時間が経てば経つほど第五次改正後の医療法人との不均衡が増大するから，いずれ廃止されなければならない。公益法人改革での移行期間は5年であるが

---

31) 具体的には次の規定又はこれと同趣旨の規定につき，変更が必要である。なお，モデル定款・寄附行為とは，第五次改正前に厚生省が示した根本規則のひな型をいう（医療法人通知別添3）。

　(1)「社員資格を喪失した者は，その出資額に応じて払戻しを請求することができる」（モデル定款9条）との規定は，削除しなければならない。

　(2)「残余財産は，払込済出資額に応じて分配するものとする」（モデル定款34条）との規定は，次のとおり変更しなければならない。「残余財産は，合併及び破産手続開始の決定による解散の場合を除き，次の者から選定して帰属させるものとする。①国，②地方公共団体，③医療法31条に定める公的医療機関の開設者，④郡市区医師会又は都道府県医師会，⑤財団医療法人又は社団医療法人であって持分の定めのないもの」（定款例34条）

　(3)「残余財産は，理事会及び評議員会の議決を経，かつ，○○県知事の認可を得て処分するものとする」（モデル寄附行為28条）との規定は，寄附行為例31条（(2)の定款例34条と同じ）に変更しなければならない。

(一般法人法等整備法44条)，旧公益法人に比べると法人数が倍近い医療法人では，最低10年間の経過期間は必要である。

　実定法上の権利の得喪に関する規定で長いものでは，20年とするものがある（民法162条1項［所有権の取得時効］，民法724条後段［損害賠償請求権の除斥期間］）。この20年間という期間の猶予は，第五次改正前の法人形態を享受した世代が交代するのに十分といえるから，施行後20年（平成39（2027）年3月末）で経過措置を廃止することとして「当分の間」を運用してもよいのではないだろうか（ただし，廃止に伴う経過措置もあり得る）。

経過措置型医療法人の今後の方向

　(1)　「当分の間」が終了すると，44条5項が適用される。定款・寄附行為に法定帰属権利者以外の者が記載されている場合，その帰属権利者には帰属しない（退社による払戻しも認められない）ので，残余財産は最終的に国庫に帰属することになる（56条2項）。経過措置が廃止される前に，対策を講ずる必要がある。

　(2)　**持分のある社団医療法人又は出資額限度法人**　9割以上の医療法人が属する経過措置型医療法人は，少なくとも「持分のない社団医療法人」への移行が必要となる[32]。ただし，いったん移行すると，改正法が適用される新法人となるので，廃止された「持分のある社団医療法人」に逆戻りはできない（規則30条の39第2項）。持分のない社団医療法人になれば，基金型医療法人の形態を採ることもできる。更に公益性を高め，社会医療法人又は特定医療法人に移行することも検討の余地がある。

　(3)　**残余財産の帰属について医療法と異なる定めをした寄附行為を有する財団医療法人**　寄附行為例31条に即して寄附行為の変更をすれば，経過措置型医療法人でなくなる。

---

[32]　移行には課税の問題も重要な要素となる。移行に際して課税されないための条件はハードルが高いので移行が進まないともいわれている（「持分あり医療法人の承継税制が課題」医療タイムス2010年4月12日5頁）。持分のない医療法人への移行については，診療所の医療法人では92％，病院の医療法人でも62％はその意向がないとの調査結果がある（平成23年9月22日社会保障審議会医療部会資料）。その主な理由として，「出資持分はオーナーシップの源泉であり放棄できない」，「相続税を払っても医療法人を子孫に承継させたい」が挙げられている。平成23年3月に発行された「出資持分のない医療法人への円滑な移行マニュアル」（医政局）の活用が期待される。同時に，移行に際して課税を生じない措置が必要である（「医療に関する税制に対する意見」平成23年8月日本医師会）。なお，野木盈「医療法人制度の辿った道と医療法改正および経過措置について」医事新報No.4425（2009年2月14日）97頁以下。

3 医療法人の種類

(I) 基金制度を採用した社団医療法人（基金型医療法人）

> 基金型医療法人の意義

基金型医療法人とは，財産的基盤の維持を図るため基金制度を採用した持分のない社団医療法人である（規則30条の37・38）。第五次改正において医療法施行規則に基づいて創設された[33]。

第五次改正後，社団医療法人は持分のないものだけが設立できる。したがって，設立時に社員が提供（寄附）した財産は法人の財産になり，提供した社員にはその見返り（持分）はないことになる。しかし，社員の中には，拠出した財産は，無利息でもよいから将来返還されることを望む者もいるはずである。こうした社員の要請に配慮しつつ，一方で剰余金の配当をしないという医療法人の非営利性を維持し，他方で活動の原資となる資金の調達を容易にして法人の財産的基盤を安定させようとするものが，基金の制度である。

基金は返還されるので，公益性の高い社会医療法人及び特定医療法人の財産的基盤を損なうおそれがあり，両法人は基金型を採用できない。一般法人法でも基金拠出型の一般社団法人を認めており（一般法人法131条以下），基金型は「現実の知恵」ともいうべき法人形態である[34]。

> 基金の手続

基金とは，社団医療法人に拠出された金銭その他の財産であって，社団医療法人が拠出者に対し返還義務を負うものをいう（規則30条の37第1項）。ただし，基金拠出者の地位と社員の地位は無関係である（基金型医療法人の社員であれば必ず基金を拠出するのでもなく，基金拠出者が必ず社員になるものでもない）。基金は，返還される予定のものであるが，無利息である（規則同条2項）。非営利法人である医療法人では利息の形であっても利益を配当することは禁じられているからである（54条）。

基金の返還に当たっては，返還が法人運営に悪影響を及ぼさないように，定時社員総会の決議に基づき，貸借対照表上の純資産額が基金総額等の合計額を超える場合にのみ返還できる等の厳しい要件が設けられている（規則30条の38）。

---

33)「医療法人の基金について」（平19・3・30医政発0330051）
34) 2,692法人ある（平成23年3月31日現在）。前々年（884法人（平成21年3月31日現在））に比べても大幅に増えていることが際立った特徴である。

(Ⅱ) 特定医療法人－租税特別措置法上の医療法人

特定医療法人の意義

特定医療法人とは，租税特別措置法に基づき，法人税率の特例（22％に軽減される）が適用される特定の医療法人をいう。特定医療法人の要件は，①社団医療法人で持分のないもの又は財団医療法人であって，②その事業が医療の普及及び向上，その他公益の増進に著しく寄与し，かつ，公的に運営されていることについて，③国税庁長官の承認を受けることである（租税特別措置法67条の2第1項）。特定医療法人は昭和39年に創設されたもので，公益性の高い医療法人としてその歴史は古い。承認の要件は，社会医療法人と類似しており，社会医療法人に移行していく法人もあるのではないかと思われる[35]。

(Ⅲ) 廃止された医療法人（旧特別医療法人，出資額限度法人）

旧特別医療法人

旧特別医療法人とは，公的な運営が確保されている，持分のない社団医療法人又は財団医療法人であって，収益業務を実施することができるものであった[36]。第三次改正で創設され（旧42条2項（平成10年4月から施行）），地域医療支援病院の開設者となることができた（旧4条1項）。しかし，その利点に乏しかったためか，最も多いとき（平成20年3月31日現在）でも80法人にとどまり，第五次改正で廃止された（ただし，第五次改正法附則8条の経過措置により，平成24年3月31日までは存続できる）。旧特別医療法人は，社会医療法人へと発展的に解消されることが想定されている（同条後段）。なお，残余財産の帰属権利者は，国・自治体・他の旧特別医療法人に限定されており（旧規則30条の35第2項），持分はないから経過措置型医療法人には該当しない。

出資額限度法人

出資額限度法人とは，出資持分の定めのある社団医療法人であるが，定款の規定により，社員の退社時における出資持分払戻請求権と解散時における残余財産分配請求権の法人財産に及ぶ範囲が，払込出資額を限度とするものをいう。ただし，医療法人の非営利性を動揺させる要素があり，単なる通知で創らざる

---

[35] 過去最多は，平成20年3月31現在の412法人（社団348，財団64）であったが，その後，減少傾向にある

[36] 特別医療法人通知。別紙定款例には，社員は社団の資産の分与を請求できないと明記されている（定款例11条）。

を得なかったところに出資額限度法人の微妙な位置付けがうかがえる[37]。

　出資概念は，第五次改正で否定された。しかし，医療法人の大部分が持分のある社団医療法人である事実を踏まえ，出資者に投下資本の回収を最低限確保させつつ，社員の退社時等に払い戻される額の上限をあらかじめ明示することで，非営利性を大きく損なうことなく医療法人の安定的運営に寄与しようとした試みである。正に合理的な「妥協の産物」として評価されてしかるべきであった。出資額限度法人は，持分のある社団医療法人であるから，経過措置型医療法人に分類される。しかし，法人の種類としては実質的に廃止されたと見ることができる。

4　社会医療法人

(1)　社会医療法人に対する期待

社会医療法人の意義

　社会医療法人とは，医療計画に記載された救急医療等確保事業（30条の4第2項5号）を行う公益性の高い医療法人として知事の認定を受けたものをいう（42条の2）。第五次改正で創設された法人の種類である。公的な医療機関と同様に，地域で特に必要な医療を提供できる，公益性の高い，いわば**選別された医療法人**を創り出す政策である。地域医療支援病院の開設者として，国・自治体に次いで医療法上明記されていることからも社会医療法人の高い位置付けがうかがえる（4条1項）。

　公益性の高い事業を担わせる代償として，経済的インセンティブ（誘因）が用意されている。①収益業務を行えること（42条の2第1項。ただし，特別会計とする（同条3項）），②社会医療法人債を発行できること（54条の2），さらに③税制の優遇措置[38]がある。

---

[37]　非営利性検討会を受けて，「いわゆる「出資額限度法人」について」（平16・8・13医政発0813001）で創設された。創設の趣旨は，将来の医療法人のあるべき姿として持分がなく公益性の高い医療法人，つまり特定医療法人又は特別医療法人を想定し，円滑にこれらに至る中間段階の法人形態を創ることにあった。なお，法人数は265法人（平成23年3月31日現在）。

[38]　「医療保健業に対する法人税と固定資産税，不動産取得税が非課税となるほか，付帯業務，収益業務に対しても法人税22％の軽減税率が適用される」（医療タイムス2009年9月21・28日7頁）。

第5部　医療法人

> 認定の要件

高い公益性を確保するため，社会医療法人の認定の要件は厳しい（42条の2第1項）。認定に際して，知事は医療審議会の意見を聴かなければならない（同条2項）。

(1) **同族の制限に関する要件**　役員，社員及び財団医療法人の評議員について，親族等の関係者の割合が1/3を超えないこと（42条の2第1項1～3号，規則30条の35）。配偶者・親族等身内の者の利益のために医療法人の業務が行われるのを避けるためである。

(2) **救急医療等確保事業の要件**　医療計画に記載された救急医療等確保事業に係る業務を行っており，その業務は厚生労働大臣が定める基準[39]に適合していること（42条の2第1項4・5号）。

(3) **公的な運営に関する要件**　（42条の2第1項6号，規則30条の35の2第1項1・2号）。

① **運営に関する要件**　理事・監事の定数，選任手続等に要件があるほか，特徴的なものとして，5つの要件がある[40]。

② **事業に関する要件**　3つの要件がある[41]。

---

[39] 「医療法第42条の2第1項第5号に規定する厚生労働大臣が定める基準」（平20・3・26告示119）。例えば，夜間休日における救急搬送の実績が3か年度の年平均が750件以上であること（1条3号ロ）等，病院の構造設備，体制，実績等に関し詳細な基準が設けられている。

[40] (i)**高額報酬の禁止**　理事，監事及び評議員に対する報酬等が不当に高額でないこと（規則30条の35の2第1項1号ホ）。ただし，不当となる具体的な金額は示されていない（なお，特定医療法人では役員給与は，年間3,600万円を超えないこととされている（「特定医療法人制度の改正について」平15・10・9医政発1009008））。(ii)**特別の利益供与の禁止**　社員，理事等の医療法人の関係者又は特定の個人等に対して特別の利益を与えないこと（同号ヘ・ト）。特別の利益とは，事業を行うに当たり，社会通念に照らし合理性を欠くような不相当な利益を供与（優遇）することをいう（「公益認定等に関する運用について（公益認定等ガイドライン）」3頁平成20年4月内閣府公益認定等委員会）。(iii)**遊休財産額の保有の制限**　業務のために使用されない遊休財産が多いときは，事業の遂行に支障を及ぼす。そこで，遊休財産の価額は，本来事業を翌年度も引き続き行うために必要な額を超えないこと（同号チ。なお，公益認定法16条）。(iv)**株式保有の制限**　医療法人が，ある株式会社の議決権の過半数に達する株式を保有する場合は，実質的に当該株式会社の支配を通じて営利事業を行うことになり，医療法人の非営利性に反する。そこで，株式等の保有は，株式会社等を支配しない限度に制限された（同号リ）。(v)**法令違反のないこと**　直近の3会計年度において医療法人が，医療計画に関する知事の勧告に従わなかった等の法令違反等の事実がないこと（同号ヌ）。

[41] (i)**社会保険診療収入の比率**　社会保険診療等の比率の高いことが公益性の指標であるから，社会保険診療等の収入金額が全収入金額の80%を超えること（規則30条の35

(4) **解散時の残余財産の帰属先の要件**　定款・寄附行為に，解散時の残余財産は，国，自治体又は他の社会医療法人に帰属させる旨の規定を置くこと（42条の2第1項7号）。経過措置型医療法人は社会医療法人には移行できない。

社会医療法人の認定取消し等　社会医療法人が認定の要件を欠く等に該当する場合，知事は，医療審議会の意見を聴いて社会医療法人の認定を取り消すか，一定期間収益業務の全部・一部の停止を命ずることができる（64条の2）。

社会医療法人の展望

(1) 平成20年7月，救急医療業務を行う法人が初めて社会医療法人と認定された。その後，社会医療法人数は120を数える（平成23年10月1日現在）。社会医療法人に対する関心は高く，認定に向けた動きは早いといえる[42]。

(2) 最近，社会医療法人の業績は良好との分析が見られた[43]。医療法における公益性の高い唯一の法人類型として，「公益法人」に相当し，将来展望は明るいと思われる。医療計画において重要な役割が与えられ，日本赤十字病院，済生会病院等の公的医療機関に準ずる地位を占めてくるのではないかと期待される。今後は，社会医療法人の附帯事業に特別養護老人ホームの運営を認める，病床配分において特別枠を付与する等，医療界を挙げてその競争力を強化していく必要があろう。

医療法が医療サービスと福祉サービスとの有機的な連携を強めているように（1条の2第2項，1条の4第4項），将来的には医療法人と社会福祉法人の融合も想定される。その時誕生するハイブリッドな「医療福祉法人」の中核となり得る切り札は，社会医療法人であろう[44]。

の2第1項2号イ）。(ⅱ)**自費患者への請求**　公益性の高い医療法人としては，自費患者に対しても社会保険診療と同一の基準で請求すること（同号ロ）。(ⅲ)**医療診療収入の制限**　医業経費に比べ医業収入が過大であることは，公益性の高い医療法人としては適切とはいい難いので，医療診療による収入金額が必要経費の1.5倍以内であること（同号ハ）。

42) 平成21年1月に社会医療法人の認定を受けた病院の事務局長は，職員が「私的病院ではなくなった」，「地域になくてはならない病院として認知された」との感想を持つに至ったと述べ，職員のモチベーションの向上に寄与したとする（前掲医療タイムス11頁）。

43) 平成22年11月現在で107の社会医療法人の財務内容を分析したところ，全体の経常利益率は3.8%で，10%超も16法人あると報告されている（松山幸弘「公立病院の構造改革へ」平成22年11月26日日本経済新聞経済教室）。

44) 「今後20年間で75歳以上人口は840万人も増加する。これに伴い拡大する医療や介

(Ⅱ) 医療法人の資金調達手段 ── 社会医療法人債,医療機関債

資金調達手段[45]　医療法人が病院・診療所の業務を行うためには,資金が必要である。医療法人を設立する際には,資金はすべて外部から集めることになる。社団では,社員等が資金を拠出し,財団では設立者が資金を拠出する。しかし,法人設立後は,医業を行って得た利益は,剰余金として配当できないから (54条),法人内に留保し,医業展開のための新たな資金としなければならない (**内部資金**)。内部資金では不足する場合には,外部から資金を調達することになる (**外部資金**)。

外部からの資金調達手段には,次図の4種類がある。一般に行われているのは,銀行等からの借入れである。医療法が認めたのは,社会医療法人のみが発行することのできる社会医療法人債(54条の2)という社債の一種だけである。

8-10　医療法人の資金調達手段

```
┌ 内部資金 ─────── 利益の内部留保
│              ┌ 銀行等からの借入れ(間接金融)
└ 外部資金 ────┤ 社会医療法人債の発行(直接金融)
               │ 医療機関債の発行(直接金融)
               └ 補助金等の公的資金[46]
```

社会医療法人債　**(1) 意　義**　**社会医療法人債**とは,救急医療等確保事業の実施に資する目的で,社員総会又は評議員会で議決された限度額において,社会医療法人が行う割当てによって生じた社会医療法人に対する金銭債権であって,募集事項の定めに従い償還(返済)されるものをいう (54条の2第1項)。つまり,社会医療法人債は,公衆に対する起債によって生じた社会医療法人に対する多数に分割された債権であり,通常,有価証券[47]が発行されるものである。その性質は,発行

護などへの需要を,すべて社会保障で賄えば大きな負担増となる。しかし,需要の増大を巨大な「高齢者市場」の誕生とみれば,内需拡大の好機となる」(八代尚宏「公共を考える」平成22年4月22日日本経済新聞経済教室)。

45) 神田・会社法123頁以下,292頁以下を参考にした。

46) 国,自治体等による補助金等の公的資金もある。例えば,ドクターヘリの運行に要する費用に対する補助金(救急医療用ヘリコプターを用いた救急医療の確保に関する特別措置法8条)。

47) **有価証券**とは,「財産的価値のある私権を表章する証券であって,権利の移転および行使のいずれにも証券を要するもの」(弥永真生『リーガルマインド商法総則・商行為

時に定めた条件で利息を支払い，元本を償還する社会医療法人の債務である（会社における社債と同じ。会社法 2 条 23 号）。

社会医療法人債を保有することは，発行法人が倒産しない限り，所定の利息を受け取ることができ，安全である。しかし，株式と異なるので，発行法人が利益を上げても所定の利息しか受け取ることはできない。ただし，社会医療法人にとっては，その調達コストは高く，いまだ発行はないようである[48]。

(2) **規　整**　医療法は，法人債について，原則として会社法の社債に関する規整を準用し（54 条の 7），独自の部分に関し条文を定めるという構成を採った（担保付社債信託法の適用については社債とみなされる（54 条の 8））。法人債は，銀行借入れと同じ金銭債権であるが，医療法が特別な規整を設けたのは，①有価証券化され，②公衆に対する起債という集団性があり，③多数の社会医療法人債権者を保護するためである。

(3) **手　続**[49]

法[第 2 版]』111 頁（有斐閣，2006））をいう。手形・小切手がその代表であるが，社会医療法人債券，社債券，商品券，図書券等がある。社会医療法人債券は金融商品取引法（旧証券取引法）に規定する有価証券であるが（同法 2 条 1 項 3 号），医療機関債券は同法上の有価証券ではない。これに対し，**証拠証券**とは，法律関係の存否・内容の証明を容易にするための証券で，医療機関債券，金銭借用証書，受領証等の事実を証明する書面をいう。

48) 「社会医療法人債と銀行からの借入れの調達コストを比較すると，30 億円以上の資金でなければ社会医療法人債を発行するメリットはあまりない」との指摘がある（中井恵美子氏発言。前掲医療タイムス 8 頁）。

49) 社会医療法人が社会医療法人債を発行するためには，社団では社員総会，財団では評議員会の議決が必要である（54 条の 2 第 1 項）。原則として，社会医療法人債管理者（銀行等）を定め，社会医療法人債の管理を委託しなければならない（54 条の 5）。社会医療法人債の募集をするときは，調達する資金の使途，利率等を定める（54 条の 3）。発行収入金は，収益業務に関する特別会計に繰り入れることはできず（54 条の 2 第 2 項），本来業務・附帯業務に充てなければならない。募集に対し申込みのあった者に割当てがあると，申込者は社会医療法人債権者となる（54 条の 7 による会社法 680 条 1 号の準用）。社会医療法人債権者は，社会医療法人債の期限が到来した時に償還を受け，それまでの間は発行時に定められた利息の支払いを受ける権利を有する（54 条の 3）。社会医療法人債は，募集事項でその旨を定めたときのみ社会医療法人債券という形で有価証券化することができ（同条 7 号），社会医療法人債権者の権利は社会医療法人債券に表章される。また，社会医療法人債発行後は，社会医療法人債原簿を作成しなければならない（54 条の 4）。社会医療法人債は多数の公衆が有する債権であることを考慮して，社会医療法人債権者が共同の利益のために団体的行動をとることを認め，社会医療法人債権者集会の制度を設けた（54 条の 6）。

第5部　医療法人

> **医療機関債の意義**

医療機関を開設する医療法人が，資金調達のために債券を発行することがある。その場合に遵守すべき規準が通知[50]で示されており，同通知では，医療法人が消費貸借（民法587条）として行う金銭の借入れに際し，金銭を借り入れたことを証する目的で作成する証拠証券を**医療機関債**と定義する。医療機関債は，実際に発行されている。

四　医療法人の設立 ― 成立要件

> **医療法人の設立**
> **― 成立要件**

法人は，抽象的な存在であるが，人間と同じように契約の当事者となるから，法人を自由に設立できては法人をめぐる法律関係が混乱し，取引の安全を害するおそれがある。そこで，法人は，民法等の法律の規定によってのみ成立するものとした（法人法定主義。民法33条1項）。医療法人も44条1項の規定による**認可**[51]を受けて設立されるのであるが，医療法人として成立する，つまり権利能力を取得する時期は，設立の登記をした後である（46条）。医療法人の成立要件は，次の5つである。

> **要件1　開設の目的 ― 病院、診療所、**
> **介護老人保健施設を開設しようとすること**

医療法人を設立する目的は，病院，医師・歯科医師が常時勤務する診療所又は介護老人保健施設の開設に限られる（39条1項）。

> **要件2　資産要件 ― 業務に**
> **必要な資産を有すること**

医療法人が地域医療の重要な担い手となるためには，まず運営基盤の強化が必要である（40条の2）。そこで，医療法人は，病院等の業務を行うために必要な資産（土地・建物等の不動産，医療設備・機器，資金）

---

50)　「「医療機関債」発行のガイドラインについて」（平16・10・25医政発1025003）
51)　認可とは，私人間で締結された契約等の法律行為を補充してその法律上の効果を完成させる行政行為をいう。認可は効力要件であるから，認可を受けない行為は無効となるが，「許可」の場合はこれを受けないと罰則が科される。そこで，許可は市民の自由を制限し義務を課す義務法としての特色を持つ命令的行為，認可は市民に権利・権能を付与する権利法としての特色を持つ形式的行為と分析されている。

を有しなければならない(41条,規則30条の34)。第一次改正は,法人運営の安定を確保するため,自己資本比率20％の要件(資産総額の20％相当額以上の自己資本を有すべきこと)を定めた(旧規則30条の34。ただし,病院又は介護老人保健施設を開設する場合に限る)。しかし,一律の比率で自己資本を要求することが実情に合わなくなったので,第五次改正で廃止された。ただし,資産要件は廃止されたわけではなく,設立認可の際,業務内容を遂行できるだけの資産を有するかについて審査される[52](44条2項5号,45条1項)。

> **要件3 設立行為をすること**
> ― 定款・寄附行為の作成

(1) 社団医療法人では定款を作成すること
社団医療法人を設立するためには,社団法人の**根本規則**である**定款**を作成し,**必要的(絶対的)記載事項**[53]を定めなければならない(44条2項)。必要的記載事項を欠くと定款自体が無効になる。

定款に記載しなくても,定款自体は有効であるが,医療法令の規定により定款で定めないとその事項の効力が認められないものを**相対的記載事項**という。相対的記載事項には,附帯事業(42条),社会医療法人の収益事業(42条の2第1項),理事長選出手続(46条の3第1項),基金制度(規則30条の37第1項)等がある。

その他の事項で,医療法の規定に違反しないものは,**任意的記載事項**となる(理事会,専務理事の設置等)。任意的記載事項も定款に定めれば,明確性が高まるという効果がある。しかし,定款に定めた以上,その規定に従わなければならず,その変更には定款変更の手続(50条1項)が必要となる。

なお,設立当初の役員は,責任ある法人設立を確保するため,通常,定款の附則に定める(44条4項,医療法人通知)。

(2) 財団医療法人では寄附行為を作成すること 財団医療法人を設立するためには,設立しようとする者が自ら一定の財産を無償で提供(拠出)し(**寄**

---

52) 診療報酬が支払われるのは,診療月の翌々月になることから,新たに病院等を開設するために医療法人を設立する場合は,2か月以上の運転資金が必要とされている(医療法人通知)。

53) **定款の必要的記載事項** 定款例に準じて次の事項を定める。①目的として業務内容を記載する(44条2項1号)。医療法人は目的の範囲内で権利能力を有するからである(民法34条)。②法人の名称(同項2号),③病院等の名称・開設場所(同項3号),④事務所の所在地(同項4号),⑤資産の構成,会計年度等の資産・会計に関する規定(同項5号),⑥役員の種類,数等の役員に関する規定(同項6号),⑦社員総会・社員資格の得喪に関する規定(同項7号),⑧解散に関する規定(同項9号),⑨定款の変更に関する規定(同項10号),⑩公告の方法(○○新聞に掲載等)(同項11号)。

附行為），財団法人の根本規則である**寄附行為**を作成することを要する。44条2項の寄附行為は、前者の財産を拠出する行為ではなく、後者の社団法人の定款に相当する根本規則をいう[54]。必要的記載事項、相対的記載事項、任意的記載事項は、定款と同様である。

要件4 知事の認可

医療法人設立の認可を受ける場合は、認可申請書に必要な書類[56]を添付して知事に提出する（規則31条）。知事は、資産要件が充たされ、定款・寄附行為が法令に違反していないときは、医療審議会の意見を聴いて[57]、認可をしなければならない（45条）[58]。設立認可の審査基準は客観的に明確となっており、この基準を満たさないときは、事前に弁明の機会が付与され（67条）、認可をしない処分を行うことになる。しかし、不認可処分を受けることを回避するため、申請を取り下げる場合が多い。

---

54) 同一用語（寄附行為）で二つの意味がある（設立行為及び根本規則）のは紛らわしいので、一般法人法では財団でも根本規則を定款という（同法152条）。医療法人は99％が社団であり、医療法も定款に統一してよいと思われる。

55) **寄附行為の必要的記載事項** 寄附行為例に準じて次の事項を定める。脚注53）の①から⑩までのうち、定款と異なるのは⑦だけである。総会・社員がないので、⑦評議員会・評議員に関する規定を定める。なお、例外的な場合であるが、設立者が法人の名称等を定めないで死亡したときは、運営に支障が生ずるので、知事がこれらを補充することになる（44条3項）。

56) 添付書類は、①定款・寄附行為（規則31条1号）、②財産目録（同条2号）、③設立決議録（同条3号）、④不動産等の証明書類（同条4号）、⑤病院等の敷地・建物の概要等（同条5号）、⑥設立後2年間の事業計画・予算書（同条7号）、⑦設立者の履歴（同条8号）、⑧設立代表者に関する書類（同条9号）、⑨役員の就任承諾書・履歴書（同条10号）、⑩管理者の氏名（同条11号）等。

57) 医療法は、医療法人行政に医療提供体制の確保という視点を反映させるため、認可又は不認可の処分に際して医療審議会の意見を聴くものとした。意見聴取の手続を踏まない処分は違法であるが、法的には、知事は医療審議会の意見に拘束されないので、意見と異なる処分をしても違法ではない。なお、医療審議会は年に数回しか開かれないので、常時、設立認可が行われているわけではない。

58) 複数の都道府県で病院等を開設する医療法人については、厚生労働大臣が認可をするが、認可申請は知事を経由し、その際、認可に関する知事の意見が付される（68条の2第2項）。

> 要件5　設立の登記

知事の認可を受けて医療法人の実体は完成するが、法人格を取得し成立するためには、設立認可を受けた日から2週間以内に主たる事務所の所在地で、目的・業務、名称、代表権を有する理事長の氏名・住所・資格、資産の総額等の事項を登記しなければならない（46条1項、組合等登記令2条・別表。過料（76条1号））。登記後は、登記終了した旨を知事に届け出なければならない（令5条の12）。また、医療法人は、成立時に財産目録を作成し、常時事務所に備え置かなければならない（46条2項。過料（76条2号））。

五　医療法人のガバナンスⅠ ── 機関の在り方と内部統制

1　医療法人のガバナンス総論

> ガバナンスの意義

近時、**ガバナンス**（governance：法人の適正な管理運営を確保するシステム）があらゆる組織体において問われている。特に、会社におけるコーポレート・ガバナンス（企業統治）とは、「どのような形で企業経営を監視する仕組みを設けるかという問題であるが、不正行為の防止（健全性）の観点だけでなく、近時は企業の収益性・競争力の向上（効率性）の観点からも」世界的な規模で議論されている課題である（神田・会社法165頁）。

このような発想は、現在の医療法人にも及んでいる。ただし、医療法人のガバナンスは、企業統治と相違点がある。第一は、知事等による外部監視システム（監督）が備わっていることである（63〜66条の2）。第二は、社団からなる企業とは異なる財団におけるガバナンスを構築しなければならないことである。本書では、医療法人の管理運営の適正さを確保する法システムについて、内部統制の法システムと外部監視の法システムに分けて考える。

> 内部統制の
> 法システム

内部統制の法システムとは、基本的に組織（機関の設計）の問題である。第五次改正は、医療法人の機関について規律を大幅に整備した。その目的は、内部統制の充実によるガバナンスの強化である。法人内部において、医療法人の業務が認可された目的に沿って適正に行われているかどうかは、常に検証されなければならない。そのために、内部統制の法システムとして、監査機関として監事、

監督機関として社団法人では社員総会，財団法人では評議員会を必置機関とし充実させた。

機関設計の考え方は，権力の抑制と均衡であり，社団・財団の機関の構造は国の権力分立の構造をイメージすると分かりやすい（次図）。

8－11　機関設計のイメージ

国の権力分立の構造	社　　団	財　　団
国会 内閣　　裁判所	社員総会 理事（会）　　監事	評議員会 理事（会）　　監事

外部監視（監督行政の法システム）

内部統制システムに加え，医療法人の公益性を確保するため，さらに知事等による外部監視システムが用意されている。その内容は，事前監督と事後監督に分かれる。事前監督は，日常的な監督手法として機能し，定款・寄附行為の変更の認可（50条1項）及び変更の届出等である（同条1・3項，52条1項）である。内部統制システムが機能しないような重大な事態に対応するため，事後監督として強力な監督手法がある。立入検査・改善命令権等（63条～64条の2），法人設立認可の取消し（65条，66条），役員等に対する罰則（71条の7～76条）である。

2　医療法人の機関

機関とは何か

医療法人は，自然人と同じように自ら権利義務の主体となり，法律関係の当事者となることができる。しかし法人それ自体は，自然人と異なり肉体を持たないから，自ら法人の意思を決定し行動することはできない。そこで，法人は自然人を通じて行動することになる。法人の組織上，一定の地位にある自然人又は自然人の合議体が行った意思決定と行動が，法人それ自体の意思決定と行動となる。このような状態にある自然人又は自然人の合議体を法人の**機関**という[59]。

医療法人の機関は，執行機関として理事3人以上，監査機関として監事1人

---

[59]　医療法人の運営方針に応じて，医療法に規定のない機関（会長，顧問，審議会等）を置くこともできるが，医療法の定めた機関の権限を侵害するような性格の機関（理事長以外で代表権を持つ機関等）を設置することはできない。

以上が必置である（46条の2第1項。理事と監事を**役員**という）。また、理事のうちから選出された理事長は法人の代表機関となる（46条の4第1項）。

社団医療法人では、社員総会が最高の意思決定機関となる（48条の3第7項）。社員のいない財団医療法人にあっては、意思決定機関（社員総会）を持たないので、執行機関を牽制する監督機関又は重要事項の諮問機関として評議員会が置かれる（49条1項）。

3 理事，理事会，理事長

(I) 理　　事

> 理事の職務

理事は、社団医療法人では社員総会の意思、財団医療法人では設立者の意思に従って、法人の事務（常務）を処理する権限を有する執行機関である。法人の実務を取り仕切る理事の影響力は大きく、理事に対するガバナンスの主眼は、権力の抑制となる[60]。

> 理事の任免

(1) **選　　任**　理事の選任は、医療法に定めがないので、定款・寄附行為でその手続を定める。選任の公正さを確保するため、理事（会）を牽制する機能を有する社員総会又は評議員会において選任されるべきである[61]（定款例18条1項。寄附行為例15条1項）。

法人運営が専断的なものとならないように、理事定数は3人以上であるが（46条の2第1項）、小規模医療法人等では、知事の認可（**理事減員特例認可**）を受ければ、理事は2人でもよい（同項ただし書、規則31条の3）。この場合、法文上は理事1人も可能であるが、理事の相互牽制が機能しないので適当ではない（昭61・6・26健政発410）。

また、経営する病院、診療所、介護老人保健施設の実質的な責任者である管理者の意思を法人運営に反映させるため、すべての管理者を理事に加えなけ

---

60) **医療法人の実態**　医療法人は、その83％が一人医師医療法人であり、理事、社員及び監事のいずれもが少人数の身内で構成されることが多い。そのため、医療法の意図する内部統制・牽制は難しい面がある。本書で述べているのは、理念型としてのあるべき医療法人の機関像である。

61) 医療法人と役員・評議員との関係は、委任に関する規定（民法643〜656条）に従うと解される（一般法人法64条、172条1項）。選任決議を受けて、被選任者が就任を承諾したとき（契約の受諾）に初めて理事等に就任することになる。

ればならない（47条1項）。ただし，多数の病院等を有する大規模医療法人では，知事の認可（**管理者理事特例認可**）を受ければ，一部の管理者を理事に加えなくてもよい（同項ただし書，規則31条の5）。管理者を辞めれば，自動的に理事職を失うが（47条2項），手続を踏んで引き続き理事職に留まることは妨げない（解88頁）。

　理事・監事の任期は，その者が役員として適任か否かをチェックする機会を持つため最長でも2年間であるが，適任であれば，再任できる（46条の2第3項）。

　(2) **解　任**　理事は，職務怠慢（民法541条），心身の故障による職務遂行の不能（民法543条）等があれば，法人の一方的な意思表示により理事の地位を失わせることができる。さらに，理事の選任は委任契約であるから，法人はいつでも理事を解任することができる（任意解除権（⇒133頁）。民法651条1項）。他方，理事は，任期が残っている場合でも，一方的な意思表示により辞任することができる。ただし，法人に不利な時期に委任契約を解除した場合にやむを得ない事由がないときは，法人の損害を賠償しなければならない（同条2項）。

　なお，理事・監事は，委任終了後でも善処義務を負うので（民法654条），役員は任期満了後も後任者が就任するまではその職務を行うものとされている（定款例20条3項，寄附行為例18条3項）。

　(3) **仮理事**　理事・監事は，法人運営の重責を担うから，理事・監事の定数の1/5[62]を超える者が欠員となったときは，1か月以内に補充することが義務付けられている（48条の2）。常置機関である理事が欠員のため法人業務が遅滞し損害が生ずるおそれがあるときは，知事は職権で又は利害関係人の請求により，**仮理事**を選任しなければならない（46条の4第5項）。内部紛争を生じた医療法人において，理事全員が欠けた場合，理事はいるけれども事実上又は法律上の原因から職務を行うことのできない場合等に仮理事が選任される。仮理事は，理事と同じ法人の機関であるが，その地位は一時的なものであり，正式の理事が任命されれば当然にその権限は消滅する。

> **理事の責任**

　法人と理事との関係は，委任契約であるから，すべての理事は，法人に対し，善良な管理者の注意をもって職務を遂行する義務（善管注意義務）を負う（民法644

---

[62] 理事の定数は，定款・寄附行為では，○名以上○名以内と規定される（定款例17条，寄附行為例14条）。1/5を超える者が欠員とは，最低数の1/5を超える欠員という意味である。「5名以上10名以内」とあれば，欠員は，1名を超える，つまり2名以上のときであるから，現在の理事が3名になれば補充を要することになる。なお，評議員については欠員補充義務はない。

条)。理事は，法人から請求があれば，いつでも法人事務の処理状況等を報告し（民法645条），事務処理に当たって受け取った金銭その他のものはすべて法人に引き渡さなければならない（民法646条）。また，理事長その他の代表者がその職務を行うについて第三者に損害を加えた場合は，法人がその損害賠償責任を負う（68条で準用する一般法人法78条）。

役員の欠格事由　役員となり得る自然人の資格について，医療法は特に規定していないが，次に掲げる者は役員として不適格である（46条の2第2項）。いずれも法律上の欠格事由であるので，該当すれば，解任の手続を取ることなく自動的に失職する（解86頁）。

(1) **成年被後見人又は被保佐人**（同項1号）　いずれも民法上の制限行為能力者のうち，事理を弁識する能力を甚だしく欠く者である[63]。**成年被後見人**とは，従来の禁治産者（心神喪失者と表現した）に相当するもので，事理弁識能力を欠く常況にあり，意思能力すらない者（強度の精神障害者等）である（民法8条）。**被保佐人**とは，従来の準禁治産者（心神耗弱者と表現した）に相当するもので，事理弁識能力が著しく不十分である者をいう（民法12条）。意思能力はあっても，財産管理に関する判断能力が平均より著しく低いので，重要な財産上の行為は保佐人の同意が必要となる（民法13条）。

(2) **医事法により罰金以上の刑に処せられ2年経過しない者**（医療法等の医事法令により罰金以上の刑に処せられて，その執行を終わった日又は執行を受けることがなくなった日から起算して2年を経過しない者。同項2号）　罰金以上の刑（罰金，禁錮，懲役）に処せられ，つまり有罪判決が確定し，その執行を終わった日（罰金を支払った日，刑期を終えた日）から起算して更に2年間を経過していない者又は執行猶予付きの判決が下されて，執行猶予期間が経過した日から起算して更に2年間を経過していない者をいう（次図）。

(3) **医事法以外の法により禁錮以上の刑に処せられ執行を終わらない者**（前号に該当する者を除き，禁錮以上の刑に処せられて，その執行を終わらない者又は執行を受けることがなくなるまでの者。同項3号）　医事法以外の法律であっても，禁錮，懲役に処せられた者（例えば，業務上横領をした者（10年以下の懲役，刑法253条））は，反規範性が強いのでその執行を終えるか又は受けることがなくなるまでは，役員としては不適格である。ただし，医事法の犯罪ではないの

---

63) 制限能力者である未成年者は欠格事由に挙がっていないが，未成年であっても高校卒業程度の判断能力は必要であろう。

で，制裁的に加重される2年間の欠格期間はない（次図）。

8-12　役員の欠格事由（46条の2第2項2号，3号）

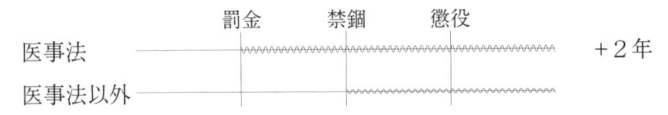

```
                  罰金      禁錮      懲役
   医事法   ――――〰〰〰〰〰〰〰〰〰〰〰〰〰〰―――  +2年
   医事法以外 ――――〰〰〰〰〰〰〰〰〰〰〰〰〰〰―――
```

(Ⅱ) 理事会，理事長

理事会の地位　理事会は，医療法上に定めはないが，定款・寄附行為によって定められた法人の機関である。理事の権限に属する業務について，理事の意見を調整し決定するため，理事全員をもって構成される合議体である。医療法人の業務は，定款・寄附行為に別段の定め（定款例24条，寄附行為例22条等）がない限り，理事の過半数で決する（46条の4第3項）。したがって，理事会で法人の意思を決定し，これに基づいて理事が常務を処理することになる。

理事会の開催　理事会は，理事長が必要があると認めるときに招集される（定款例23条1項，寄附行為例20条1項）。理事会に理事の代理人を出席させ議決させてよいかについては，定款・寄附行為にこれを許容する定めのない限り，認められないと解される（寄附行為例20条3項）。理事はその個人の資質及び識見に基づいて選任され，理事自らの意見が求められているからである。

理事長の選出　理事の中の1人が理事長となる。理事は他の機関で選任されているので，理事長は，理事の互選によって定める（定款例18条2項，寄附行為例15条2項）。ただし，理事長は，医師又は歯科医師である理事の中から選出する（46条の3第1項本文）。この規定は，第一次改正で追加されたものであるが，理事長資格を制限する理由について「医師又は歯科医師でない者の実質的な支配下にある医療法人において，医学的知識の欠落に起因し問題が惹起されるような事態を未然に防止しようとする」ためであると説明されている（昭61・6・26健政発410）。

　理事長が死亡するか傷病のため職務の継続が不可能になった場合には，医科大学に在学中の子女等が理事長になるまでの間，知事の認可（**理事長選任特例認可**）を得て，理事長の配偶者等で医師・歯科医師でない者が暫定的に理事長に就任できる（同項ただし書，同条2項）。

第8章 医療法人

理事長の職務

（1）**代表権・総理権**　法人は観念的な存在だから，対外的に法人を代表して行為をする自然人が必要である。理事長には代表権があるが（46条の4第1項），「理事長のみが本社団（財団）を代表する」（定款例19条1項，寄附行為例16条1項）と規定したときは，理事長以外の代表権を制限するものである。法人を**代表**するとは，法人の代表機関である理事長が法人のために行為をしたときは，その行為は法人自身の行為とされ，その法律効果はすべて法人に帰属するという意味である。理事長が法律行為をするときは，法人のためにすることを示して行う必要があるので（民法99条1項），一般に「社団（財団）医療法人甲理事長乙」と表示する[64]。

また，理事長は，対内的にも法人業務を**総理**する最高責任者である（46条の4第1項）。

（2）**職務代理者**　理事長に事故があるとき又は欠けたときに備えて，あらかじめ定款・寄附行為に理事長の職務を代理し，又はその職務を代行する理事を定めることが必要である（46条の4第2項）。また，理事は，定款・寄附行為又は社員総会の決議で禁止されない限り，特定の行為の代理を他人に委任することができる（46条の4第4項）。

理事長の代表（代理）権に対する制限

（1）医療法人では，一般に，理事長のみが代表権を有し，他の理事（平理事）は法人を代表しない（一般法人法77条1項のような理事の代表権を定めた規定はない）。したがって，**利益相反取引の制限**（利益相反事項の代理（代表）の制限）（46条の4第6項）は，理事長に当てはまる。理事長個人の所有する不動産を医療法人に売却する自己契約が典型例である。

> **8-13　利益相反取引の制限—特別代理人の選任**
> 診療所を開設する甲社団医療法人のA理事長は，診療所の拡張のため自己所有の不動産を甲法人に売却しようとした。この場合，A個人は，甲法人を代表する自己（A）と売買契約をすることになる（自己契約の禁止に該当する（民法108条））。医療法は，どのような制限を課しているか。

64）**代理と代表**　理事長は，法人の代理人であるが，法人の場合は**代表**と表現する。代理は，本人である法人とは別の人格である代理人の行為の法律効果が本人に及ぶものである。これに対し，代表は，法人そのものの行為と評価される点で，代理と代表は異なるといわれる。しかし，法律上の効果が本人に帰属する点では同じであるから，両者を区別する実益はないとされる（小辞典814頁）。

第5部 医療法人

法人の犠牲において理事長が売却利益を挙げる可能性があり，法人と理事長の利益が相い反する事項に関する取引である。利益相反取引については，理事長は代理権を有しないので，知事は，利害関係人の請求（特別代理人選任申請）又は職権で，**特別代理人**を選任する（46条の4第6項）。選任された特別代理人が法人を代理して理事長と売買契約を締結することになる。

(2) **法人の目的による制限**

> **8-14　京都施薬院協会事件**
>
> 「博愛慈善の趣旨に基づき病傷者を救治療養すること」を目的として病院を開設するX財団法人が，寄附行為に定めていない国民健康に関する新事業を行うため，病院の敷地・建物・備品器具すべてをYに売却した。その後，X法人は，この売買は目的外の事業のためにされた無効の行為であるとして，Yに対し不動産の返還と損害賠償を請求した。X法人の主張は認められるか。
> （最高裁昭和51年4月23日判決に基づく設例。注釈民法法人 275～276頁［高木多喜男］，四宮・総則 105～106頁）

法人は，一定の目的のために組織され活動するものであるから，その権利能力の範囲もその目的によって制限される（民法34条[65]）。そこで，最高裁は，XY間の売買は法人の目的外の行為であることを理由に無効とした。確かに，基本財産を処分し，本来事業の遂行を不可能にした行為であるから，無効とせざるを得ない。

しかし，①売買時から7年10か月も経過した後に無効を主張したこと，②売買を有効にするため寄附行為変更の内部手続を経たが，変更認可手続を取ることなく放置したまま，売買及び代金の授受をしたこと，③寄附行為変更認可を得た後，売買の追認が可能になった段階で，Yから物件の買戻し交渉を受けながら拒否したこと等を理由に，最高裁は，X法人の無効の主張は，**信義則**[66]に反

---

65) **法人の能力**　法人は，法令の規定に従い，定款その他の基本約款で定められた目的の範囲内において，権利を有し，義務を負う（民法34条）。

66) **信義則（信義誠実の原則）**　信義則とは，「権利の行使及び義務の履行は，信義に従い誠実に行わなければならない」（民法1条2項）との規定に基づき，「人は当該具体的事情のもとにおいて相手方（契約その他特別関係に立つ者）から一般に期待される信頼を裏切ることのないように，誠意をもって行動すべきである，という原則」（四宮・総則30頁）を指す。民法の基本原理の一つであり，民法以外の領域にも適用されている。この事件では，目的の範囲を超える行為を無効とする不都合を**一般条項**（信義則，権利濫用等，その適用において裁判官の広範な裁量が予定されている条項（内田I 488頁））を用いて制限したものである。

(3) 理事長の代理（代表）権の濫用

> 8-15
> 甲社団医療法人のA理事長は，医療材料を仕入れる権限を有していた。Aは，権限を濫用して私利を図ろうと企て，Bから医療材料を甲法人名義で買い入れ，他に転売して差益を着服した。ところがBは，Aが私腹を肥やすために取引していることを知った上で売買契約を締結していた。この場合でも，甲法人はBに対して，医療材料の代金を支払わなければならないか。
>
> （最高裁昭和42年4月20日判決に基づく設例）

A理事長は，自己の利益を図るために代理権を濫用しているが，形式的には，代理権の範囲内の行為を行っている。したがって，Bとの契約の効果は，甲法人に帰属する（民法99条1項）。代理権を濫用したからといって契約の効果が法人に帰属しないのでは，納品した者の取引の安全を害するからである。しかし，相手方が理事長の濫用の意図を知っていた場合では，その相手方を保護する必要はない。そこで，最高裁は，代表者が自己の利益のため法律行為をした場合，相手方が代表者の真意を知ることができたときは，法律行為は効力を生じないとした（民法93条ただし書の類推適用説）。この設例では，被害者は甲法人であり，Bは保護に値しないので，甲法人は，Bに対して代金を支払わなくてもよい。

4 監　事

監事の地位　(1) **監事**は，医療法人の内部にあって，理事長の代表行為，理事の常務の処理（業務執行）及び法人財産の状況を監査するための医療法上の必置機関である（第一次改正前は任意設置機関であった）。監事は，1名以上を選任する（46条の2第1項）。第五次改正は，ガバナンスの観点から，監事の地位を重視した。法人運営の健全性を確保するため，業務担当監事と会計担当監事の2名以上を置くことが望ましい。

監事の選任も医療法に定めがないので，定款・寄附行為でその手続を定める。選任の公正さを確保するため，理事（会）を牽制する機能を有する社員総会又は評議員会において選任されるべきである（定款例18条1項，寄附行為例15条1項）。監事の欠格事由，民法の委任に関する規定に従うこと，その解任・退任等については，理事と同様である。

(2) **監事の兼職制限**　監事は，その職務上理事と対立する地位にある。そ

こで，監査の適正さ，客観性を確保するため，監事は，執行機関である理事を兼職できない。さらに，理事を補助する立場にある医療法人の職員（管理者，医療従事者等）も兼ねてはならない（48条）[67]。

監事の職務　監事の職務権限は，理事（長）の業務執行が法令及び定款・寄附行為に従って適法であり，かつ，妥当であるかを監査することにある。複数の監事が置かれている場合でも，監査機関という性質上，各監事は，単独でその職務を行うことができる。監事の職務は，次の5つである[68]（46条の4第7項）。

監事の責任　監事は，職務権限の行使に当たって，理事と同様に法人に対し善管注意義務を負う。不注意に監査を済ませたり，監査の結果，疑義を発見したにもかかわらず，知事・社員総会・評議員会に報告しなかった結果，法人に損害を与えたときは，善管注意義務違反を理由に法人から損害賠償責任を問われることもあり得る（一般法人法では，監事には理事への報告義務等が課されている（100〜102条））。

5　社員総会

社員総会の権限　**社員総会**は，社団医療法人の必置機関である（48条の3）。外部に対して法人を代表する権限はないが，内部的には最高の意思決定機関である。社団法人は，一定の目的を持った人の結合体に対して法人格が付与されたものであるから，その構成員である社員が存立基盤であって，その社員の統一的な意思に基づき法人の運営と活動が行われなければならない。したがって，社員総会は，定款で理事その他の役員に委任した業務を除き，すべての社団医療法人の業務[69]につい

---

67)　理事に関しては，法人の従業員であってもよい。社員・非社員も問わない。

68)　①業務の監査（同項1号），②財産状況の監査（同項2号），③監査報告書を作成し，会計年度終了後3月以内に社員総会又は理事に提出すること（同項3号），④監査の結果，不正行為又は法令・定款（寄附行為）違反の重大な事実を発見したときは，知事等に報告すること（同項4号）。その報告をするために，社団医療法人の監事は社員総会を招集でき（同項5号），財団医療法人の監事は理事長に対し評議員会の招集を請求することができる（同項6号）。⑤医療法人の業務・財産の状況について，理事に意見を述べること（同項7号）。

69)　ただし，法令に違反すること（剰余金配当の決議等），医療法人の本質に反することは決議できない。総会の決議事項には，次のものがある（定款例24条）。①定款変更，

て決定する権限を有している（同条7項）。

社員総会の招集

(1) **定時総会** 社員総会は，常設的な機関ではなく，招集権者の招集によって成立し，会議の終了とともに消滅する臨時的な機関である。社員総会には，定時（社員）総会と臨時（社員）総会がある。定時総会は，年1回以上開催されなければならない（48条の3第2項）。年度末の2月か3月に新年度予算を決定するための定時総会，5月か6月に前年度決算を認定するための定時総会が開催されることが望ましい（定款例22条）。

社員総会の招集の通知は，総会の日（会日）の少なくとも5日前までに[70]，会議の目的等の事項を示して通知を発しなければならない（同条6項，定款例26条1項）。総会では，あらかじめ通知した事項のみ決議することができる（同条8項）。決議される事項を事前に社員に知らせ，準備する機会を与えるためである。したがって，会議の目的である事項を変更し，追加することは許されない。ただし，急を要する場合は，通知していない事項であっても決議をすることができる（同項ただし書，定款例26条2項）。

(2) **臨時総会** 臨時総会は，次の場合に開かれる。①理事長が必要と認めるとき（48条の3第3項），②監事が不正行為等を発見し社員総会に報告するとき（46条の4第7項5号），③総社員の1/5以上の社員から付議事項を示して招集を請求されたとき（少数社員権。48条の3第5項）。その発動割合について，少数社員権を強化する方向で定める（例えば，招集を容易にするため1/6以上とする）のであれば，許容される（同項ただし書）。

社員総会の決議

社員総会は，招集手続が適正であり，定足数を満たしている場合に，招集権者が開会の宣言をすることにより成立する。総社員の過半数の出席があれば定足数を満たすので，議事を開くことができる（48条の3第9項）。議事は，普通

---

②基本財産の処分，③事業計画，予算・決算の決定，④剰余金・損失金の処理，⑤借入金額の最高限度の決定，⑥社員の入社・除名，⑦解散（解散の決議は医療法が社員総会の専権事項としたので（55条1項3号），定款をもってしても理事会等に委任できない），合併

70) 「少なくとも5日前に」とは，通知を発した日の翌日から起算して会日との間に少なくとも5日の日数を置く（最短でも中5日）という意味である（注釈民法法人405頁[藤原弘道]）。例えば，総会を6月10日に開催するときは，遅くとも6月4日には通知しなければならない。

決議の場合，出席者の過半数で決する。仮に可否同数になったときは，議長が議案の可否を決する（裁決権。同条10項）。議長は，総会において選任されるが（同条4項），議長には議事整理権が与えられており，その中立性が要請されるので，普通決議のときは議決に加わることはできない（同条11項）。ただし，可否同数が問題にならない特別多数決議（定款例では解散決議の3/4以上のみ（32条2項））では，議長は議決に加わってよい（同項の反対解釈）。

1社員1議決権の原則

各社員の議決権は，平等であって，1社員1議決権（1人1票）の原則[71]が採られている（48条の4第1項）。医療法人は，私益的な性格の法人ではないから，社員が資産を拠出しても，その社員に拠出額に比例した複数の議決権を与えることはできないからである。

総会に出席しない社員は，書面又は代理人（社員に限定される（定款例28条1項ただし書））により議決することができる（同条2項）。また，総会に付議された議事が特定の社員に関係する場合[72]は，特別な利害関係があるので，その社員はその議事について議決権を有しない（利害関係者の排除。同条3項）。

社員の資格

社員[73]は，社団医療法人の存立基盤をなす構成員であり，社員が一人もいなくなる（欠亡）と社団医療法人は解散する（55条1項5号）。社員は，法人の機関ではなく，社員総会という機関を通じてのみその意思又は行為を法人運営に反映させることができるにすぎない。

社員となりうる資格については，医療法は特に制限していない。法人でもよく（ただし，営利法人を除く），資産を拠出しなくてもよい。社員になろうとする者は，社員総会の承認を得なければならない（定款例6条1項）。法人は，社員名簿を備え置き，社員の変更の際には名簿を訂正しなければならない（48条の3第1項）。

---

71) 株式会社では，個々の株主は，株主総会ではその有する株式1株につき1個の議決権を有する（1株1議決権の原則。会社法308条1項）。つまり，議決権は株式数に比例している。

72) 法人と特定の社員との間で売買契約を締結すること，特定の社員の法人に対する債務を免除すること等を議決する場合

73) 第五次改正後，社員は，社団医療法人の趣旨に賛同して財産を拠出するだけで，法人財産に対する持分を有しないから，社員は法人の実質的所有者ではなくなった。

第8章 医療法人

社員の権利と義務　社員の資格を取得した者は，社団医療法人との間に一定の法律関係が生じ，この権利義務を総合した社員たる地位を**社員権**という。社員権から派生する権利は，共益権と自益権に大別される。

(1) **共益権**　共益権とは，医療法人の管理運営に参加する権利である。重要なのは，①社員総会への出席権（48条の3第6項）と議決権（48条の4第1項）であるが，その行使が制限される場合がある（同条3項，除名決議での当該社員等）。

　その他には，②少数社員権（48条の3第5項），③仮理事・特別代理人の選任請求権（46条の4第5・6項），④清算人の選任・解任請求権（56条の4・5），⑤社員名簿，事業報告書等を閲覧する権利（48条の3第1項，51条の2）等がある。

(2) **自益権**　自益権は，社員個人が法人から利益を受けることを内容とするもので，社団医療法人では，この意味の自益権は否定される（株式会社では剰余金配当請求権（会社法105条1項1号），残余財産分配請求権（会社法同項2号）等として現れる）。

(3) **社員の義務**　社員が財産を拠出することを約した場合は，拠出義務を負う。

社員の資格の喪失　社員が資格を失う事由は，次のとおり（定款例7条1項）。

(1) **除　名**　除名は，社員に対する最も重い制裁である。社員の義務の不履行，定款違反又は社員として品位を傷つける行為があったときは，社員総会の議決により除名することができる（定款例7条2項）。ただし，除名は社員にとって大きな不利益を伴う処分であるから，弁明の機会等の手続が保障されるべきである（一般法人法30条1項）。

(2) **死　亡**　死亡により社員の資格は当然に喪失する。第五次改正により社員には持分がないから，社員権は，高度に人的な法律関係であることが明確になった。一身専属的なものであるから，原則として，譲渡又は相続の対象にならない。

(3) **退　社**　社員は，いつでも法人に対して一方的な意思表示で退社することができる。ただし，定款で，合理的な退社の条件を定めることは妨げられないので，理事長の同意を得て退社する（定款例8条），総会の承認を得て退社すると規定する例もある。しかし，やむを得ない事由があるときは，定款の規定にかかわらず退社できる（一般法人法28条2項）。

6　財団法人のガバナンス ― 評議員会，評議員

評議員会の意義

第五次改正により，財団医療法人に評議員会を必置機関とした（49条1項）。財団法人におけるガバナンスを強化するためである。財団法人は，意思決定機関（社員総会）を持たないので，理事の職務権限は大きく，理事の独断専行が生じやすい。そこで，法人の業務運営について，客観的立場から理事等の執行機関を牽制する監督機関又は重要事項の諮問機関として評議員会を設けたのである。

評議員の選任

評議員会は，評議員により構成されるが，評議員は，評議員会と理事会との相互牽制（均衡）の観点から，理事会によって選任される（理事会で推薦した者について理事長が委嘱する（寄附行為例17条1項））。監督・諮問機関である評議員会を構成する評議員は，その性質上，役員（理事，監事）との兼職は禁止される（49条の4第2項）。また，評議員の数は，理事定数を超える人数[74]が必要である（49条2項）。

評議員の資格

評議員の資格は，医療法で次の範囲に制限されている（49条の4第1項）。①医師等の医療従事者（同項1号），②病院等の経営に関して識見を有する者（同項2号），③医療を受ける者（同項3号），④財団が特に必要と認める者（同項4号）である。評議員について幅広い立場から人材を求め，監督・諮問機関としての実を上げさせるため，各号ごとに1名以上の評議員を選任すること（最低4名）が望ましい。

評議員会の手続

評議員会は，理事長が招集し（49条3項），評議員の互選により議長を置く（同条4項，寄附行為例21条2項）。総評議員の1/5以上から付議事項を示して評議員会の開催を請求された場合は，理事長は評議員会を招集しなければならない（少数評議員権。同条5項）。少数株主権と同様に，少数評議員権の発動割合を下げることができる（同項ただし書）。

評議員会の手続は，社員総会と同様の法理が適用される（同条6～8項）。

---

[74]　理事の倍の人数が必要であるとの意見もあるが，数が多ければよいわけではなく，実務的にも煩雑であるので，理事定数の1.5倍以下で足りよう（理事減員特例認可を受けて2人の理事を置く場合は評議員は最低3名である（49条2項））。

第 8 章　医療法人

> 評議員会の権限

(1)　評議員会は，財団医療法人の業務・財産の状況，役員の業務執行状況について，役員に意見を述べ，諮問に答え，報告を求める権限を有する（49条の3第1項）。また，会計年度終了後3か月以内に決算と事業の実績の報告を受け，理事長に意見を述べる機会がある（同条2項）。

このように評議員会が財団医療法人のガバナンスに占める役割は大変重い。イメージ的には財団の「お目付役」として機能している。評議員会は，理事を選任すること（寄附行為例15条1項）で，業務執行機関である理事会に対する牽制を果たしているが，個々の評議員は理事会で推薦されることで（寄附行為例17条1項），理事会と評議員会の組織上の均衡が保たれている。

評議員は，評議員会において，それぞれ1個の議決権を有する等，社員総会と同様の法理が採られている（寄附行為例24～26条）。

(2)　理事長を牽制するため，重要な事項[75]を執行するに当たっては，事前に評議員会の意見を聴く手続が法定されている（49条の2第1項）。ガバナンスを重視する観点からは，評議員会の議決がなければ業務執行ができない事項を寄附行為に定めることもできる（同条2項）。

六　医療法人のガバナンスⅡ ── 監督行政による外部監視

1　事前監督の手法

> 定款・寄附行為の変更の認可・届出

定款・寄附行為の変更とは，根本規則である定款・寄附行為で定められた事項の一部を改めること[76]をいう。根本規則の変更は，法人の運営方針の変化を監督する上で重要である。変更は，知事の認可を受けなければ，その効力を生じ

---

75)　①予算，借入金（一時借入金を除く），重要な資産の処分に関する事項（49条の2第1項1号），②事業計画の決定・変更（同項2号），③寄附行為の変更（同項3号），④合併（同項4号），⑤目的である業務の成功が不能になったことにより解散するとき（同項5号），⑥その他の重要事項（同項6号）として寄附行為例（22条）では，基本財産の設定・処分，予算・決算の決定，剰余金・損失金の処理，借入金額の最高限度の決定，財団の解散を挙げている。

76)　任意的記載事項でも手直しをすれば，変更であり，ある事項を新たに追加することも，削ることも変更である。

ない[77]（50条1項，規則32条）。ただし，軽易な事項である事務所の所在地又は公告の方法に関する変更については，変更後遅滞なく知事に届け出れば足りる（同条3項，規則32条の2。罰則（76条3号））。変更された事項が登記事項であれば，登記をしなければその変更を第三者に**対抗できない**（法的に主張できないという意味。43条2項）。

変更の認可の基準は，①医療法人の資産要件を欠いていないか，②変更内容が法令に違反していないか，③変更の手続が法令，定款・寄附行為に違反していないか，を審査し，すべて充たしていれば認可される（50条2項）。

> 事業報告書，財務諸表等の届出

単なる届出制度であっても，知事は医療法人の情報を把握することができ，医療法人の適正な運営を監督することができる。医療法人は，会計年度終了後2か月以内に，事業報告書，財務諸表等を作成し，監事に提出する（51条1・2項）。さらに，会計年度終了後3か月以内に，事業報告書等と監事の監査報告書を知事に提出しなければならない（52条1項1・2号。罰則（76条3号））。知事は，情報公表義務として，届け出られた過去3年分の書類を閲覧に供する（同条2項，規則33条の2第2項）。

2 事後監督の手法

> 医療法上の監督の手法

医療法は，違反広告への措置（6条の8），医療監視（25条）及び医療法人に対する監督（63条）のそれぞれの箇所で，問題が起きた場合に備え，事後の監督の手法を定めた。

---

77) **定款の変更の問題点** （1）根本規則の変更は，熟慮が必要で安易に行われるべきものではない。旧公益法人では，定款変更は総社員の3/4以上の同意が必要であり（旧民法38条1項），財団医療法人でも，寄附行為の変更には理事及び評議員の総数のそれぞれ2/3以上の同意が必要である（寄附行為例28条）。

従来は社員総会で社員の2/3以上が出席し，その2/3以上の同意を要する特別多数決議であった（モデル定款26条ただし書）。しかし，第五次改正後の定款例31条では，普通決議（過半数議決）に落とされている。寄附行為と別異な取扱いをする理由に乏しく，一般社団法人の定款変更も特別多数決議（一般法人法49条2項4号）であることとも均衡を失している。社団医療法人の社員数が少なく，親族関係者が多いことを考慮したのかもしれないが，疑問である（高橋茂樹『新しい医療法人の制度と実務』167頁（海馬書房，2009）（以下「高橋・法人」という）も妥当でないとする）。

（2）持分の定めのある医療法人から持分の定めのない医療法人への定款変更の場合は，出資した社員全員の同意が必要と解されている（高橋・法人167頁）。

監督の手法は，報告徴収→立入検査→措置命令→業務停止命令→許認可の剥奪又は罰則という段階を踏んで，その内容は徐々に強くなっていくのである。

> 報告徴収権，
> 立入検査権

医療法人の業務・会計に問題がある場合，知事が適切な監督を行うためには，まず事実関係を把握しなければならないが，行政指導では限界がある。報告徴収と立入検査は，医療法人に関する情報を相手の意に反しても収集する手法である（医療監視と同様）。

知事は，医療法人の業務・会計が法令，知事の処分，定款・寄附行為に違反している疑いがあると認めるとき，又は運営が著しく適正を欠く[78]疑いがあると認めるときは，業務・会計の状況の報告を求め（**報告徴収権**），職員に事務所に立ち入り，業務・会計の状況を検査させることができる（**立入検査権**）（63条1項。罰則（76条9号））。

> 改善命令権

知事が立入検査権等を行使して事実関係を把握したところ，問題が認められた事例では，改善を命じて事態を健全化させる必要がある。医療法人の業務・会計が法令，知事の処分，定款・寄附行為に違反し，又は運営が著しく適正を欠くと認めるときには，医療法人に対して，期限を示して必要な措置を採るべき旨を命ずることができる（**改善命令権**。64条1項）。

必要な措置とは，例えば，法人資金の不当流用が発覚した場合は，①その流用を禁止し，②事実関係の報告と原因の究明，③関係者への処分，④今後の改善策を求める命令等があり得る。

> 業務停止命令権，
> 役員解任勧告権

改善命令の実効性を確保するため，更に強い権限が知事に付与されている。知事は，一定期間，業務の全部又は一部の停止を命令することができ（**業務停止命令権**），役員の解任を勧告することができる（**役員解任勧告権**）（64条2項）。業務停止命令権は法人の運営に直接影響を及ぼし，役員解任勧告権は法人の自治への介入である。そこで，権限の行使が適正に行われるよう，事前に医療審議会

---

78)「運営が著しく適正を欠く」とは，法人の資金を役員個人又は関連企業に不当に流用し，病院・診療所等の経営の悪化を招いていると認められる場合等が挙げられている（昭61・6・26健政発410）。医療法人の自主性に配慮し，知事が運営に関与することができるのは，著しく運営を欠いた場合に限定されている。

299

の意見を聴くことになっている（同条3項）。

　業務停止命令の違反には，罰則があり（76条10号），設立認可の取消しも問題となる。しかし，役員解任勧告の違反には罰則はなく，設立認可の取消しが制裁手段となっている。

設立認可の取消権　医療法人に対する監督手法の最終段階は，設立認可の取消しである。医療法人は，設立認可を取り消されると当然に解散する（55条1項7号，3項2号）。

　知事は，医療法人が法令に違反した場合[79]又は知事の命令に違反した場合で，他の方法により監督の目的を達することができないときに限って，設立認可を取り消すこと[80]ができる（66条1項）。もちろん，医療法人に対する究極的な処分であり，事前に医療審議会の意見を聴く必要がある（同条2項）。

役員等に対する罰則　医療法人に対する監督手法として，従来から用いられてきたのが，現実に医療法人を運営している自然人である役員等に対する罰則である（71条の7～15，73条～76条。ただし両罰規定を除く）。

七　医療法人の解散・清算，合併

1　医療法人の解散・清算

医療法人の解散・清算の意義　医療法人の**解散**とは，法人格の消滅をもたらす原因となる事実（解散事由）の発生により，その業務を停止し，財産関係を整理する過程に入ることをいう。解散に続いて法律関係の後始末をする手続が**清算**である。医療法人の法人格は，解散に

---

[79] 「法令の規定に違反し」というのは，きわめて広範な要件である。役員解任勧告（64条2項）等の法律違反はもとより，病院の廊下幅が構造基準（規則16条1項11号）を下回るという省令違反まで要件に該当してしまう。当然ながら取消権は，軽微で形式的な違反事例があれば直ちに発動されるのではない。他の方法では監督の目的を達することができない，つまり医療法令による法治行政の秩序を守るためには取消しをする以外に方法がないという場合にのみ行われるのである。

[80] この取消しは，有効に成立した認可の効力を将来に向かって失わせようとするもので，学問上の撤回に当たる。取消しは，初めから無効であったものとみなすので（民法121条），過去に遡って無認可とするのは法的安定性を害するからである。

よって直ちに消滅せず，清算手続の結了によって消滅する。解散した医療法人は，清算の結了に至るまでは，積極的な活動を中止するだけで，清算の目的の範囲内では一定限度の活動を存続する（清算法人。56条の2）。

解散から清算に至る手続[81]は，医療の問題ではなく，第三者との債権関係の整理（利害関係の調整）を行うことにあるので，裁判所の監督に属する（56条の12～17）。ただし，知事が関与する部分もある（55条6～8項，56条の6，56条の11，56条の12第3・4項）。

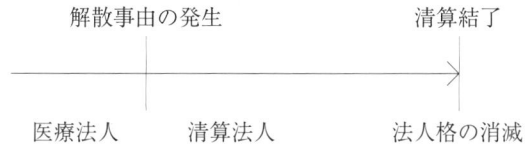

8－16　解散・清算の流れ

解散事由の発生　　　　　清算結了

医療法人　　清算法人　　法人格の消滅

解散の事由

医療法人の解散事由には，社団医療法人と財団医療法人に共通する5つの解散事由と社団医療法人に特有の2つの解散事由がある（55条1・3項）。財団医療法人に特有の解散事由はない。

(1) **共通する解散事由**　①解散事由の発生（法人の存立期限の到来等。同条1項1号・3項1号）。②目的業務の成功の不能（同条1項2号・3項2号）　不能かどうかは社会通念に従って法的に判断される。仮に病院が焼失しても当然に事業の不能とはいえない（解93頁）。恣意的な解散を防ぐため，知事が，事前に医療審議会の意見を聴いた上で，認可しなければ解散の効力は生じない（同条6・7項）。③他の医療法人との合併（同条1項4号・3項2号，規則35条）。④裁判所による破産手続開始の決定[82]（同条1項6号・3項2号，破産法30条）　医療法人がその債務につき完済することができなくなった場合（債務超過）には，法人の理

---

[81]　ある民法学者は，解散から清算に至る過程を「法人は死んでもしばらく死にきれない」と表現している（森泉・法人法160頁）。医学的には奇異な表現であるが，清算過程のイメージとしては秀逸な表現である。

[82]　いわゆる**倒産**には，破産と事業を継続する民事再生がある。帝国データバンクによれば，平成13年度から21年度の9か年で，医療機関の倒産は297件あったとされる。病院は72件であり，民事再生法によるものは42件で58％に及ぶ。これに対し，診療所（歯科を含む）は225件であり，民事再生ではなく破産に至ったものは188件で84％と大部分を占めた。その理由につき，帝国データバンクは，事業規模が小さい診療所では事業価値を見いだすスポンサーが現れにくいので，破産を選択せざるを得ないと分析している。

事には直ちに破産手続開始の申立てをする義務が課せられている（同条4・5項。罰則（76条6号））。⑤設立認可の取消し（同条1項7号・3項2号）。

　(2) 社団医療法人に特有の解散事由　①社員総会の決議（同条1項3号）　重大な決議であるので，定款に別段の定め[83]がない限り，総社員の3/4以上の賛成が必要な特別多数決議となっている（同条2項）。さらに，決議の手続が法令及び定款に違反していないことを知事が確認し，認可されなければ解散の効力は生じない（同条6項，規則34条）。②社員の欠亡（同条1項5号）　社員が死亡，退社等で1人もいなくなった場合は，社団法人の存立の基礎を失うので，当然解散する。

清算の手続

(1)　清算法人には，清算人という執行機関が置かれる。清算人には，原則として理事が就任する（56条の3〜5。清算人の就任等は登記事項（43条1項））。清算人は，合併と破産手続開始決定[84]の場合を除いて，解散の登記をしなければならない（組合等登記令7条）。また，清算人は，その氏名，解散事由の発生等を知事に届け出なければならない（56条の6，55条8項）。

　(2)　清算人の職務（56条の7）　①現務の結了（同条1号）　現在の業務を終了させることである。とりわけ病院等で入院患者がいる場合は，安全に転院させるとともに，病院等の廃止届を知事に提出しなければならない（9条1項）。②債権の取立て及び債務の弁済，③残余財産の引渡し。

　清算が結了したときは，清算人はその旨を知事に届け出る（56条の11）。清算中に債務超過が明らかになったときは，清算人は，直ちに破産手続開始の申立をし，破産手続に移行する（56条の10）。

残余財産の帰属

医療法人が解散したときは，裁判所の監督の下，清算手続により財産関係を整理する。清算手続を省略して解散時における財産を任意に処分することはできない。清算を行い債務を完済した後，医療法人に残った積極財産を**残余財産**という。法人には自然人のような相続制度はなく，非営利法人である社団医療法人の社員には残余財産分配請求権は認められないので，残余財産の帰属権利者は法定されている（56条）。

---

83)　別段の定めとは,賛成の割合に関してである。それ以外の規定（他の機関の決議によって解散する等）は無効である。

84)　破産手続開始の決定によって解散した場合の清算手続は，破産法に従い破産管財人が行う財産整理となる。

2　医療法人の合併

> 医療法人の
> 合併の問題

医療法人の合併の規定は，制定時から設けられているが，知事の認可が必要で手続的に煩雑である。そのため，単純に，既存の病院等を買収[85]する方法が用いられているようである。

医療法は，病院・診療所の譲渡があった場合は，改めて開設許可を受けるものとしている（規則1条の14第1項ただし書，4条ただし書）。しかし，買収は経営陣の交代によって行われる。その結果，事前の相談がないときは，旧理事（長）退任・新理事（長）就任という役員変更届（令5条の13）の時点で，知事は経営者の交代を知ることになる。対応が難しいといえる[86]。

> 医療法人の
> 合併の意義[87]

医療法人の合併とは，2つ以上の医療法人が契約によって1つの医療法人に合体することである。合併には，当事者である医療法人の1つが存続して，他の消滅する医療法人を吸収する場合（**吸収合併**）と，当事者である医療法人のすべてが消滅して新しい医療法人を設立する場合（**新設合併**）の2種類がある。会社の合併においては，吸収合併のほうがよく利用されているようである。新設合併における設立事務は共同して行うものとされる（60条）。

合併の結果，一部又は全部の医療法人が解散によって消滅するので，他の医療法人との合併は，消滅する医療法人にとって解散事由となる（55条1項4号・3項2号）。ただし，合併の場合は，他の解散事由と異なり，消滅医療法人の権利義務（病院開設許可などの公法上の権利義務を含む）は，合併後存続する医療法人又は合併によって新設した医療法人に包括的に承継される（61条）。包括的に承継するとは，消滅医療法人の権利義務は，すべて一括して法律上当然に移転し，個々の権利義務について個別の移転行為は不要であるという意味であ

---

[85]　**医療法人の買収**とは，医療法人に対し金銭を提供することで事実上の支配下に治めることである（高橋・法人198頁）。最近は休眠状態の医療法人の法人格を買収する事案もあるとされる（休眠状態の医療法人は設立認可の取消しの対象となる（65条））。

[86]　買収の問題点　医療法人の売買による医療機関の買収（譲渡）は，地域医療にも貢献できる事案（⇒209頁）もあるが，時には深刻な問題に発展することもある。医療法人間の合意に行政が関与することはできないから，経営陣の交代により地域医療に悪影響をもたらすことはあり得る。

[87]　神田・会社法318頁以下を参考にした。

る（ただし，第三者対抗要件である不動産の登記等は必要である）。その結果，消滅医療法人の清算手続は不要となるという利点がある。

合併の手続

(1) 社団医療法人と他の社団医療法人との合併　すべての社員から合併に関する同意（合併決議）を得ることが必要である（合併の要件。57条1項）。もともと医療法人の設立には知事の認可が必要であったから，その包括承継である合併が効力を生ずるためには，知事の認可が必要である（同条4項）。知事は，医療審議会の意見を聴いて認可（又は不認可処分）をすることになる（同条5項）。医療法人は，知事の認可日から2週間以内に，財産目録と貸借対照表を作成する（58条）。

医療法人の債権者にとって，合併は，相手方である医療法人の資産状態により重大な影響を受ける。そこで，医療法人債権者の保護のため，債権者が異議を述べる手続が規定されている。医療法人は，債権者に対する公告をし，かつ，知れている債権者には個別に催告しなければならない（59条1項）。債権者が一定期間（2か月以上の期間）内に異議を述べなかったときは，合併を承認したものとみなされる（同条2項）。異議を述べた債権者には，弁済・担保提供・弁済用財産の信託のいずれかをする。ただし，合併をしてもその債権者を害するおそれがないときは，これらの対応は不要となる（同条3項）。また，合併の最終的な効力発生の時期は，存続医療法人又は新設医療法人の登記時である（62条）。

(2) 財団医療法人と他の財団医療法人との合併

合併の要件は，寄附行為に合併をすることができる旨の定めがあり，かつ，理事総数の2/3以上の同意が必要である（57条2・3項）。ただし，評議員総数の2/3以上の同意も必要である（寄附行為例32条）。その他は，社団医療法人と同じである。

◆医事法を学ぶための読書ガイド◆

　以上で，医療に関する法システムは，ほぼカバーできたのではないかと思っている。執筆中，常に念頭にあったのは，平易に法制度を説明すること，具体的な設例を通じて法律問題を考えること，適切に図表を作成して法的な構造を理解してもらうことであった。膨大なリサーチをし，可能な限り考えたつもりであるが，知識不足，誤りの箇所もあろうかと恐れている。ただ思うことは，医療法等の理解に寄与するようなテキストを提供したいということである。本書の内容をベースに，医師等の医療従事者が医療問題の議論を深めていただければ，筆者としてこれに優る喜びはない。

　次に，より深く医事法を学ぶためのテキスト等を紹介したい。

1　医事法の標準的なテキスト等

(1)　テキスト

　最新のテキストのうち，ハンディな入門書としては，甲斐克則編『ブリッジブック医事法』(信山社, 2008)，手嶋豊『医事法入門［第3版］』(有斐閣, 2011)があり，いずれもバランスの取れた好著である。医事法テキストの決定版と呼べるのは，畔柳達雄・児玉安司・樋口範雄編『医療の法律相談』(有斐閣, 2008)である。極めてレベルが高いが，医療従事者にも理解できるよう平易に書かれている。樋口範雄『医療と法を考える──救急車と正義』(有斐閣, 2007)，『続・医療と法を考える──終末期医療ガイドライン』(有斐閣, 2008)は，ほとんど論文集に近い。医事法の重要問題を縦横無尽に解き明かしたものとして，その識見の高さには圧倒される。

　これらに対して，法科大学院のテキストとして執筆されたものが，加藤良夫編著『実務医事法講義』(民事法研究会, 2005)である。また，最新の研究を集大成したものとして甲斐克則編『医事法講座』(信山社, 2009～)があり，医事法全体についてのより深い学習に最適である。

　やや古くなったが，標準的なテキストとしては，野田寛『医事法上巻』(青林書院, 1984)，『医事法中巻［増補版］』(青林書院, 1994)が挙げられる。同書は第二次改正まで言及している。また，レベルの高いテキストとして，前田達明・稲垣喬・手嶋豊『医事法』(有斐閣, 2000)がある。同書は第三次改正まで言及している。

(2) コンメンタール，判例集，六法全書

歴代の厚生省の行政官が執筆した『医療法・医師法（歯科医師法）解』（医学通信社）は，逐条解説書（コンメンタール：kommentar（独））として必携書であり，本書でも常に引用している。残念ながら，第二次改正後の第 16 版（1996）が最終の発行となっており，その後の改正が盛り込まれていない。本書は，同書の趣旨を引き継ぎ，その後の改正をフォローするものである。

医事法に関する判例集としては，宇都木伸・町野朔・平林勝政・甲斐克則編『医事法判例百選』（有斐閣，2006）がある。医事法に関する重要な判例が掲載されており，学習の参考になる。過去には，次の 3 冊が発行されている。唄孝一・宇都木伸・平林勝政編『医療過誤判例百選［第 2 版］』（有斐閣，1996），唄孝一・宇都木伸・平林勝政編『医療過誤判例百選』（有斐閣，1989），唄孝一・成田頼明編『医事判例百選』（有斐閣，1976）。

医事法の六法全書としては，一般の人には『医事法六法』（信山社）が必要にして十分な六法である。医療法に関して国の詳細な通知類を知る必要があるときは，『医療六法』（中央法規）を薦める。また，一般の六法全書としては，『標準六法』（信山社）がハンディで使いやすい。判例を検索するときは，やや厚いが『判例六法 professional』（有斐閣）が便利である。

2　各章ごとのテキスト

第 1 章

医療制度全体を見通す上で，池上直己・Ｊ．Ｃ．キャンベル『日本の医療』（中公新書，1996）は重要な本である。また，一般の読者向けに医療法の制度について過去から遡って分かりやすく解説したものとして川渕孝一編著『第五次医療法改正のポイントと対応戦略 60』（日本医療企画，2006）がある。

第 2 章

個人情報保護法は，複雑な法律であり，多くのテキストがある。その中でも，立法担当官によってまとめられた園部逸夫編集『個人情報保護法の解説［改訂版］』（ぎょうせい，2005）と最新の状況を踏まえた岡村久道『個人情報保護法の知識［第 2 版］』（日経文庫，2010）が参考になる。入門書としては，古田利雄『個人情報保護の法律とリスクと対策がわかる』（自由国民社，2005）が適当である。専門的になるが，開原成允・樋口範雄編『医療の個人情報保護とセキュリティ［第 2 版］』（有斐閣，2005）と宇賀克也『個人情報保護法の逐条解説［第 3 版］』（有斐閣，2009）が有用である。

第3章
医療の安全に関しては，枚挙にいとまがないほどの論考が発表されている。3章で引用している文献を参考にしていただきたい。
第4章，第5章
4章，5章に関連したテキストとして欠かすことができないのが，大谷實『医療行為と法［新版補正第2版］』(弘文堂，1997)である。現在でも参照すべき法理論が展開されている。
第6章
病院と診療所の開設等に関する資料は，厚生労働省の通知等が有用であった。
第7章
医療計画に関する資料は，厚生労働省の通知等が有用であった。
第8章
医療法人の法制度面に関しては，高橋茂樹『新しい医療法人の制度と実務』(海馬書房，2009)が参考になる。また，法人法の基礎として，民法，一般法人法の理解が必要であり，熊谷則一『公益法人の基礎知識』(日経文庫，2009)が簡潔な説明で分かりやすい。若干古くなったが，森泉章『新・法人法入門』(有斐閣，2004)は重要な文献である。

3　各法分野のテキスト (以下では発行年等は省略する)

行政法

本書でも頻繁に引用する，塩野宏『行政法』(有斐閣)はオーソドックスで大変優れたテキストである。また，原田尚彦『行政法要論』(学陽書房)はコンパクトにまとまったテキストである。本書は，両書をベースとしている。

阿部泰隆『行政の法システム』(有斐閣)は，従来の法学テキストの概念を打ち破った画期的なテキストである。そのあまりにアバンギャルドなスタイルに衝撃を受けたことを記憶している。阿部教授に及ぶべくもないが，本書は，医事法における『行政の法システム』を目指したものである。また，新しい観点から書かれた最近のテキストとしては，大橋洋一『行政法』(有斐閣)，宇賀克也『行政法概説』(有斐閣)が非常に有益である。

法学概論

一冊だけ医療従事者に紹介するとすれば，現代的論点が含まれている田中成明『法学入門』(有斐閣)を挙げたい。弥永真生『法律学習マニュアル』(有斐閣)は大変ユニークな法学入門書である。本書でしばしば引用している法制執務研

究会編『ワークブック法制執務』（ぎょうせい）は，立法担当官の必携本であるが，専門的すぎることに留意されたい。

憲　法
芦部信喜『憲法』（岩波書店）は，憲法学を代表するテキストである。新しいテキストとして，高橋和之『立憲主義と日本国憲法』（有斐閣）が参考になる。また，重要なテキストとして，佐藤幸治『日本国憲法論』（成文堂）がある。

民　法
民法は，膨大で，かつ，難しい法領域であり，学習は簡単ではない。本書が基本的に参照している内田貴『民法』（東京大学出版会）は，質量とも優れたテキストである。軽便で，通説の立場から述べられているものとしては，我妻榮・有泉亨・川井健『民法』（勁草書房）を薦める（伝統的にダットサンという車名で呼ばれている）。新しいテキストとしては，大村敦志『基本民法』（有斐閣）がある。もちろん，現在の民法学の基礎をつくったテキストとして欠かせないのが，我妻榮『民法講義』（岩波書店）である。

刑　法
刑法は理論的な対立が激しい法分野であるが，本書では，前田雅英『刑法総論・各論講義』（東京大学出版会）を使用している。また，大塚仁『刑法概説（総論・各論）』（有斐閣）も参照した。

会　社　法
医療法人の分野の理解には，会社法が必要となる。神田秀樹『会社法』（弘文堂）は，コンパクトにまとまった良書である。

民事訴訟法
訴訟法は学びにくい法分野であるが，本書では，体系書として新堂幸司『新民事訴訟法』（弘文堂）を使用している。医療過誤事件を題材として，民事訴訟を物語風に解説したものとして，福永有利・井上治典『アクチュアル民事の訴訟』（有斐閣）があり，是非一読を勧める。また，霜島甲一・梅善夫・納谷廣美・若林安雄編著『目で見る民事訴訟教材』（有斐閣）は，法律書らしからぬビジュアルなテキストである。

〔事項索引〕

本書で記述した主な事項について，最も詳しい説明のある頁を掲げた。
ただし，複数の頁を掲げた場合は，その中で重要な頁を太字とした。

【あ】

アカウンタビリティ………………… 13
新しい人権………………… **43**, **116**, 173
あらかじめ………………………… 47
安全配慮義務……………………… 175
安全の文化………………………… 75

【い】

医　業……………………………… 135
医業の非営利性……… 3, **194**, 203, 209, **256**
医業類似行為……………………… 139
以　後……………………………… 210
医行為（医療行為）………………… 135
医師等資格確認検索………………… 90
医事法……………………………… 11
医事法の基本原理…………………… 14
意思能力…………………………… 131
慰謝料……………………………… 175
異状死体の届出義務…………… 88, **154**
医　制……………………………… 14
一次医療…………………………… 185
一次医療機関……………………… 185
一次医療圏………………………… 185
一身専属的………………………… 209
一般条項…………………………… 290
一般病床…………………………… 199
医　療……………………………… 8
医療安全支援センター……………… 84
医療安全調査委員会…………… **100**, 156
医療過誤…………………………… 77
医療関係者………………………… 134
医療慣行…………………………… 171
医療監視…………………………… 223
医療機関…………………………… 9
医療機関債………………………… 280

医療機能…………………………… 8
医療機能情報………………… 37, **72**
医療機能の体系化………… **21**, 186
医療記録…………………………… 52
医療計画…………………………… 233
医療契約…………………………… 127
医療広告…………………………… 65
医療構造改革関連法………………… 25
医療資格者法……………………… 134
医療事故…………………………… 76
医療従事者………………………… 134
医療情報…………………………… 37
医療水準…………………………… 165
医療訴訟…………………………… 77
医療対策協議会…………………… 245
医療提供施設……………………… 9
医療提供体制……………………… 231
医療の法システム…………………… 5
医療紛争…………………………… 77
医療法……………………………… 7
医療法人…………………………… 250
医療法人の成立要件……………… 280
医療法人の買収…………………… 303
医療法の基本原理…………………… 11
医療倫理…………………………… 3
医療連携体制……………………… 232
因果関係…………………………… **91**, **98**
インシデント………………………… 77
インターン制度……………………… 24
インフォームド・コンセント…… 13, 22, **115**
インフルエンザ予防接種事件……… 171

【う】

請負契約…………………………… 128
宇治市住民基本台帳データ漏洩事件… 63

309

事項索引

宴のあと事件……………………………… 43

【え】

HS式高周波療法事件 ……………………… 141
ADR（⇒裁判外紛争解決手続）
営　利……………………………………… **256**
枝番号……………………………………… 186
エホバの証人輸血拒否事件……………… 125
遠隔診療…………………………………… 154

【お】

応招義務…………………………………… 143
公の施設………………………………… 31, 252

【か】

開業医の転医義務違反事件……………… 174
戒　告………………………………………… 89
解　散……………………………………… 300
解釈規定…………………………………… 226
解　除……………………………………… 133
開設後届…………………………………… 200
開設者……………………………………… 197
開設届（診療所開設届）………………… 203
ガイドライン…………………… 27, 28, **31**, 41
科学的でかつ適正な診療………………… 184
駆け込み増床……………………………… 234
瑕　疵………………………………………… 52
過　失………………………………… **91**, 98
ガスエソ菌右足切断事件………………… 81
家族に対するがん告知事件……………… 169
合併症……………………………………… 101
ガバナンス………………………………… 283
過　料……………………………………… 229
カルテ……………………………………… 158
川崎事件…………………………………… 124
看護婦静脈注射薬品過誤事件………… 81, **103**
監　事……………………………………… 291
患者中心の医療…… 8, 25, 38, 113, **114**, 116, 232
患者の権利………………………………… 114
患者の暴力…………………………… 148, 178
間接罰…………………………………… 70, 102

感染症病床………………………………… 198
監　督……………………………………… 222
がんの生存率………………………………… 69
管理者……………………………………… 211
管理者の変更命令………………………… 213

【き】

機　関……………………………………… 284
基金型医療法人…………………………… 273
基準病床数………………………………… 237
規　整……………………………………… 279
規　則………………………………………… 32
既存病床数………………………………… 237
寄附行為…………………………………… 281
器物損壊罪………………………………… 179
基本法………………………………………… 7
基本方針…………………………………… 231
逆紹介率…………………………………… 189
急性期……………………………………… 199
きゅう適応症広告事件…………………… 67
狭義の情報提供（広報・広告）……… 38, **65**
行政解釈……………………………………… 31
行政指導……………………… 56, 71, 89, 105, 225
　　　　　　　　　　　 229, **242**, 244, 299
行政責任……………………………………… 89
行政法………………………………………… 7
京大病院エタノール誤注入事件………… 97
業として行う……………………………… 135
京都施薬院協会事件……………………… 290
京都府レセプト訂正請求事件……………… 54
業務上過失致死傷罪………………………… 97
業務独占…………………………………… 136
業務妨害罪………………………………… 179
脅迫罪……………………………………… 178
強要罪……………………………………… 179
許　可……………………………………… 193
虚偽公文書作成罪………………………… 163
虚偽診断書等作成罪……………………… 163
緊急事務管理………………………… **132**, 147
禁　錮………………………………………… 56
銀座眼科事件……………………………… 176

310

事項索引

【く】

- 具体的患者基準修正説………………… 120
- クラス・アクション…………………… 64
- グローマー拒否………………………… 45
- 訓　告…………………………………… 89
- 訓示規定………………………… **10**, 157, 212

【け】

- 経過措置型医療法人…………………… 270
- 経験則…………………………… **93**, 172
- 警察許可………………………………… 193
- 刑事責任………………………………… 88
- 刑法の補充性の原理…………………… 106
- 契　約…………………………………… 127
- 結核病床………………………………… 198
- 結果債務………………………………… 95
- 憲　法…………………………………… 28
- 憲法が直接に要求する行政…………… 6
- 権利能力………………………………… 249
- 権利濫用の禁止……………… 33, 55, **265**, 290

【こ】

- 後………………………………………… 210
- 行為能力………………………………… 131
- 公益通報者保護法……………………… 89
- 公益法人………………………………… 255
- 広義の公益法人………………………… 255
- 広義の情報提供………………………… 38, **65**
- 広　告…………………………………… 65
- 公序良俗………………………………… 70
- 厚生労働大臣の定める者……… **188**, 190
- 公的医療機関…………………………… 190
- 公的性格を有する医療機関…………… **188**
- 公　布…………………………………… 18
- 後方病床………………………………… 239
- 公務員の告発義務……………………… 229
- 効率的な医療…………………………… 13
- 告　示…………………………………… 30
- 告　知…………………………………… 133
- 告知・聴聞……………………………… 228
- 個人情報………………………………… 43

- 個人情報保護法………………………… 41
- 個人データ……………………………… 44
- 個人の尊厳の原理……………………… 7
- コ・メディカル………………………… 134

【さ】

- 裁判外紛争解決手続…………………… 109
- 財　団…………………………………… 253
- 財団医療法人…………………………… 254
- 財務諸表………………………………… 74
- 三次医療………………………………… 185
- 三次医療機関…………………………… 185
- 三次医療圏……………………………… 186
- 三大責任………………………………… 89
- 残余財産………………………………… 302

【し】

- 自己決定権………………………… **116**, 125
- 自己情報コントロール権………… **44**, 116
- 事実の公表……………… 71, 90, 226, **229**
- システムエラー………………………… 103
- 私生活上の自由………………………… 116
- 施設情報…………………………… **38**, 222
- 事前協議………………………………… 197
- 失踪宣告………………………………… 208
- 私的医療機関…………………………… 190
- 死亡社員の相続人による出資の
- 払戻し請求事件……………………… 262
- 事務管理………………………………… 131
- 社　員…………………………………… 253
- 社会医療法人…………………………… 275
- 社会医療法人債………………………… 278
- シャクティ事件………………………… 68
- 社　団…………………………………… 253
- 社団医療法人…………………………… 254
- 収益業務………………………………… 252
- 重過失…………………………………… 107
- 従業者…………………………………… 134
- 柔道整復師のエックス線照射事件…… 136
- 手段債務………………………………… 95
- 出　資…………………………………… 258

311

事項索引

出資額限度法人……………………… *274*
守秘義務……………………………… *58*
準委任………………………………… *128*
紹介外来制の原則…………………… *189*
紹介率………………………………… *189*
傷害罪………………………………… *178*
証拠隠滅罪…………………………… *160*
情報公表義務（公表）……… *38*, **65**, *72*
情報提供義務………………………… *167*
情報の二面性………………………… *53*
情報の非対称性………… *9*, *38*, *66*, *69*, *167*
使用者責任…………………………… *93*
使用前検査…………………………… *200*
証　明………………………………… *93*
省　令………………………………… *29*
条　例………………………………… *31*
助言義務……………………………… *167*
除斥期間……………………………… *159*
初日不算入の原則…………………… *210*
新医療法……………………………… *15*
信義則（信義誠実の原則）…… *33*, *94*, *96*
　　　　　　　　　　　　167, *175*, **290**
人　権………………………………… *116*
親告罪………………………………… *62*
診　察………………………………… *153*
診断書等交付義務…………………… *151*
信頼関係……………… *8*, *38*, *58*, *113*, *115*
　　　　　　　133, *149*, *153*, *170*, *223*
診療関連死…………………………… *155*
診療協力の責務……………………… *178*
診療記録……………………………… *158*
診療所………………………………… *183*
診療諸記録…………………… *158*, *219*
診療所病床設置届…………………… *207*
診療情報……………………………… *37*
診療録の記載・保存義務…………… *157*

【す】

推　定………………………………… *172*
速やかに……………………… *83*, *159*

【せ】

政策医療……………………………… *190*
清　算………………………………… *300*
精神病床……………………………… *198*
生存権………………………………… *6*
成年被後見人………………………… *287*
政　令………………………………… *29*
セカンドオピニオン………………… *72*
施　行………………………………… *18*
説明義務……………………………… *167*
前科照会事件………………………… *49*
善管注意義務………………………… **165**
センシティブ情報…………………… *40*

【そ】

総合病院……………………………… *187*
相当因果関係………………… **92**, *98*
存否応答拒否………………………… *45*

【た】

第一次一括法………………………… *26*
第一次改正…………………………… *18*
第二次一括法………………………… *26*
第二次改正…………………………… *21*
第三次改正…………………………… *22*
第四次改正…………………………… *23*
第五次改正…………………………… *25*
退院療養計画書……………………… *73*
対抗できない………………………… *298*
直ちに………………………… *83*, **159**
脱法行為……………………………… *198*

【ち】

地域医療支援病院…………… *22*, **187**
地域連携クリティカル（クリニカル）パス *72*
知事の勧告…………………………… *242*
遅滞なく……………………………… *159*
地方分権一括法……………… *26*, **221**, *228*
懲　役………………………………… *56*
直接罰………………………… **70**, *102*

312

事項索引

【つ】

通　説………………………………… 43
通　知………………………………… 28

【て】

定　款………………………………… 281
ディスクロージャー………………… 65
適　用………………………………… 18
手数料………………………………… 54
撤　回………………………………… 300
転医義務……………………………… 173
典型契約……………………………… 128
電磁的記録…………………………… 40

【と】

同　意………………………………… 122
東京女子医大事件…………………… 160
東京予防接種禍集団訴訟事件……… 173
倒　産………………………………… 301
同時履行の抗弁権…………………… 177
東大梅毒輸血事件………… 81, 161, **165**, 170
当分の間……………………………… 271
透明な医療…………………………… 13
特殊な医療…………………………… 186
ドクターコール事例………………… 145
特定医療法人………………………… 274
特定機能病院…………………… 21, **187**
特定の病床…………………………… 238
特定病床……………………………… 239
特別医療法人…………………… 22, **274**
届出医業類似行為…………………… 140
富山県病院開設中止勧告事件……… 243
取消し………………………………… 131
都立広尾病院事件………… 82, 86, 155, 163

【に】

二箇所以上の管理…………………… 211
二次医療……………………………… 185
二次医療機関………………………… 185
二次医療圏…………………………… 185
入院診療計画書……………………… 73

乳房温存療法事件…………………… 121
任意調査………………………… 71, **223**
認　可………………………………… 280

【ね】

ネガティブリスト…………………… 67

【は】

パターナリズム……………………… 114
罰　金…………………………… 56, 58
バナー広告…………………………… 67
判　例………………………………… 32

【ひ】

被保佐人……………………………… 287
秘　密………………………………… 59
秘密を漏らす行為…………………… 60
ヒヤリ・ハット……………………… 77
ヒューマンエラー…………………… 104
病　院………………………………… 183
病院運搬事例………………………… 130
病院ランキング本…………………… 72
評議員・評議員会…………………… 296
標　欠………………………………… 218
標　準………………………………… 214
標準的な医療から著しく逸脱した医療… 106
病床削減命令………………………… 192
病床の種別…………………………… 198
比例原則………………………… **33**, 148

【ふ】

不完全履行…………………………… 96
福祉国家……………………………… 6
福島県立大野病院事件………… 81, **98**
富士見産婦人科病院事件……… **19**, 80
侮辱罪………………………………… 178
附帯業務……………………………… 252
プライバシーの権利………………… 43

【へ】

弁明の機会の付与…………………… 228

313

事項索引

【ほ】
包括規定方式 …………………………… 69
暴行罪 …………………………………… 178
法システム ……………………………… 5
報酬支払義務 …………………………… 176
法定帰属権利者 ………………………… 260
法　律 …………………………………… 28
ポジティブリスト ……………………… 66
補充性の原理 …………………………… 106
補正病床 ………………………………… 239
ホメオパシー …………………………… 68
保有個人データ ………………………… 45
本人に対するがん告知事件 ……… 168, 178
本来業務 ………………………………… 252

【ま】
慢性期 …………………………………… 199

【み】
未熟児網膜症姫路日赤事件 …………… 166
民事責任 ………………………………… 90

【む】
無形偽造 ………………………………… 162
無　効 …………………………………… 131
無診察治療等の禁止 …………………… 153
無理由解除権 …………………………… 133

【め】
名称独占 ………………………………… 137
命　令 …………………………………… 29
名誉毀損罪 ……………………………… 178
モンスター・ペイシェント …………… 148

【も】
黙秘権 …………………………………… 155
持　分 …………………………………… 258

【や】
問診義務 ………………………………… 170

【や】
役　員 …………………………………… 285

【ゆ】
誘因性 …………………………………… 65
有形偽造 ………………………………… 162
有限責任 ………………………………… 251
有償契約 ………………………………… 176

【よ】
余後効 …………………………………… 170
横浜市立大学事件 ……………………… 80
四疾病・五事業 ………………………… 233
48時間規制 ……………………………… 205

【り】
利益相反取引の制限 …………………… 289
履行補助者 ……………………………… 96
リピーター医師 ………………………… 108
良質な医療 ……………………………… 11
両罰規定 ………………………………… 57
療養型病床群 ……………………… 21, **199**
療養病床 ………………………………… 199
臨床研修修了医師 ……………………… 203
臨床研修制度 …………………………… 24
臨床研修等修了医師 …………………… 203

【る】
ルンバール事件 ………………………… 93

【ろ】
ローマ法 ………………………………… 176

【わ】
和田心臓移植事件 ………………… 81, **82**

314

〔条文索引〕

本書で引用した主な条文について，最も詳しい説明のある頁を掲げた。ただし，複数の頁を掲げた場合は，その中で重要な頁を太字とした。医療法に関しては，全条文を掲げたので，条文索引を活用すれば，コンメンタールとしても使用できる。ただし，助産所，エックス線装置等については言及していないので，その場合は ― とした。

医療法（全条文）

条文	頁
1条	*7*
1条の2	*7*
1条の3	*10*
1条の4第1項・3〜5項	*10*
1条の4第2項	*22*, **115**
1条の5	*183*
1条の6	*9*
2条	―
3条	*184*
4条	*187*
4条の2	*187*
5条	*184*
6条	―
6条の2	*64*
6条の3	*72*
6条の4	*73*
6条の5	**65〜70**
6条の6	*69*
6条の7	―
6条の8	*71, 223*
6条の9	*83*
6条の10	**83**, *212*
6条の11	*84*
6条の12	―
7条1項	*194*, **198**, *201*
7条2項	*198*
7条3項	*194, 206*, **207**
7条4項	*194, 196*
7条5項	**194**, *250, 256*
7条の2第1項	*188, 194, 195*
7条の2第2項	*194*
7条の2第3項	*192*
7条の2第4項	*240*
7条の2第5項	*195*
7条の2第6項	*195*
7条の2第7項	―
8条	*203*
8条の2	*207*
9条	*208*
10条	*211*
11条	―
12条1項	*211*
12条2項	*211*
12条の2	*74*, **189**
12条の3	*74*, **187**
13条	*206*
14条	―
14条の2第1項	**73**, *212*
15条1項	*212*
15条2項・3項	―
15条の2	*212*
16条	*212*
16条の2	*213*
16条の3	*213*
17条	*213*
18条	*216*
19条	―
20条	*176*, **214**
21条1項	*215〜217, 219*
21条2項	*218, 219*
21条3項	*214*
22条	*220*
22条の2	*220*

条文索引

23条	220	39条	19, 250, **280**
23条の2	218	40条	229, **251**
24条1項	221	40条の2	13, **251**
24条2項	221	41条	280
25条1項	223	42条	252
25条2項	224	42条の2	275
25条3項	—	43条	298
25条4項	—	44条1項	280
25条5項	226	44条2項	281
25条の2	222	44条3項	282
26条	224	44条4項	281
27条	**200**, 226	44条5項	257, **259**
28条	213	44条6項	—
29条	208, **227**	45条	282
29条の2	227	46条	283
30条	228	46条の2 第1項	285, 291
30条の2	—	46条の2 第2項	287
30条の3	231, **232**	46条の2 第3項	286
30条の4 第1項	233	46条の3 第1項	19, **288**
30条の4 第2項	236	46条の3 第2項	288
30条の4 第3項	236	46条の4 第1項	289
30条の4 第4項	236	46条の4 第2項	289
30条の4 第5項	237	46条の4 第3項	288
30条の4 第6項	29, **238**	46条の4 第4項	289
30条の4 第7項	238	46条の4 第5項	286
30条の4 第8項	238	46条の4 第6項	289
30条の4 第9項〜13項	235	46条の4 第7項	292
30条の5	233	47条	285
30条の6	235	48条	292
30条の7	233	48条の2	286
30条の8	—	48条の3 第1項	294
30条の9	—	48条の3 第2項	293
30条の10	—	48条の3 第3項	293
30条の11	**242**	48条の3 第4項	294
30条の12	245	48条の3 第5項	293
30条の13	245	48条の3 第6項	293
31条	190	48条の3 第7項	293
32条及び33条　削除		48条の3 第8項	293
34条	192	48条の3 第9項	293
35条	192	48条の3 第10項	294
36条から38条まで　削除	192	48条の3 第11項	294

48条の4	294
49条	296〜297
49条の2	297
49条の3	297
49条の4	296
50条	298
50条4項	260
50条の2	—
51条1項・2項	74, 298
51条3項	74
51条の2	74
52条	**74**, 298
53条	74
54条	195, 257, **258**
54条の2〜54条の8	278〜279
55条1項	301〜302
55条2項	301〜302
55条3項	301
55条4項	301
55条5項	301
55条6項	301
55条7項	301
55条8項	302
56条	259, 302
56条の2	301
56条の3	302
56条の4	302
56条の5	302
56条の6	302
56条の7	302
56条の8	—
56条の9	—
56条の10	302
56条の11	302
56条の12	301
56条の13	301
56条の14	301
56条の15	301
56条の16　削除	
56条の17	301
57条	304

58条	304
59条	304
60条	303
61条	303
62条	306
63条	301
64条	301
64条の2	279
65条	303
66条	300
66条の2	—
67条	282
68条	287
68条の2	282
68条の3	—
69条から71条まで　削除	
71条の2	195
71条の3	—
71条の4	—
71条の5	—
71条の6	—
71条の7〜77条　罰則規定	
72条	63
75条	57
第五次改正法附則2条	271
第五次改正法附則3条1項〜4項	239
第五次改正法附則8条	274
第五次改正法附則9条1項・2項	271
第五次改正法附則10条2項	270

医師法（抄）

1条	157
4条	64
7条	64, **89**
7条の2	90
16条の2	24
17条	135
18条	137
19条1項	143
19条2項	151
20条	153

条文索引

21条	*88, 99, 101,* **154**
22条	*156*
23条	*157*
24条	*157*
24条の2	*161*
30条の2	*90*

あはき法（抄）
1条	*139*
12条	*139*

憲　法（抄）
13条	**8**, *43, 114, 116*
22条1項	*141*
25条	*6*

民　法（抄）
1条2項	*290*
1条3項	*265*
33条1項	*280*
33条2項	*255*
34条	*290*
90条	*71*
140条	*210*
167条1項	*177*
170条	*177*
415条	*95*
643条	*129*
644条	**164**, *286*
645条	*152,* **176**, *287*
646条1項	*176*
648条	*176*
649条	*177*
650条	*177*
651条	**133**, *149, 286*
652条	*133*
653条	*133*
654条	**170**, *286*
656条	*128*
697条	*131*
698条	**132**, *145*

702条1項	*131*
709条	*91*
710条	*175*
715条1項・3項	*93*
724条	*159*
834条の2	*124*

刑　法（抄）
7条の2	*40*
9条	*58,* **229**
12条	*56*
13条	*56*
15条	*56*
104条	*87,* **160**
134条1項	*58*
135条	*58*
155条1項	*162*
156条	*161*
159条1項	*162*
160条	*162*
204条	*178*
205条	*154*
208条	*178*
211条1項	*98*
222条	*178*
223条	*179*
230条	*178*
231条	*178*
233条	*179*
234条	*179*
261条	*179*

個人情報保護法（抄）
1条	*42*
2条1項	*43*
2条2項	*44*
2条3項	*43*
2条4項	*44*
2条5項	*46*
3条	*44*
6条	*41*

8条	*41*
15条～22条	*44～46*
23条	*47～52*
24条	*52*
25条	*52～53*
26条	*54*
27条	*54*
28条	*52*
29条	*54*
30条	*54*
31条	*55*
32条	*55*
33条	*55*
34条	*56*
56条	*56*
57条	*56*
58条	*57*

行政手続法（抄）

1条1項	*13*
2条	*243*
13条1項	*228*
13条2項	*228*
29条1項	*228*
32条	*243*

〈著者紹介〉

山口　悟（やまぐち　さとる）

昭和28年　群馬県生まれ
昭和52年　慶應義塾大学法学部法律学科卒業
群馬県庁入庁後，学事文書課法規係長，高齢政策課福祉施設係長，商政課大型店調整係長，監査室課長補佐，医務課次長，東部保健福祉事務所企画福祉課長，群馬県立がんセンター事務局長を経て，平成23年4月から文化振興課長
平成14年度から19年度まで関東学園大学法学部非常勤講師（行政法Ⅲ（地方自治法））

実 践 講 座

実 践 医 療 法
——医療の法システム——

2012(平成24)年2月28日　第1版第1刷発行
3631-6：P344　¥5000E-012：010-005

著　者　山　口　　悟
発行者　今井 貴　稲葉文子
発行所　株式会社信山社
編集第2部
〒113-0033　東京都文京区本郷6-2-9-102
Tel 03-3818-1019　Fax 03-3818-0344
info@shinzansha.co.jp
東北支店　仙台市青葉区子平町11番1号208・112
笠間才木支店　〒309-1600　茨城県笠間市才木515-3
Tel 0296-71-9081　Fax 0296-71-9082
笠間来栖支店　〒309-1625　茨城県笠間市来栖2345-1
Tel 0296-71-0215　Fax 0296-72-5410
出版契約 2012-3631-6-01011　Printed in Japan

©山口　悟, 2012 印刷・製本／ワイズ書籍・渋谷文泉閣 46.5kg
ISBN978-4-7972-3631-6 C3332　分類50-328.700 法律医事法

JCOPY 〈(社)出版者著作権管理機構 委託出版物〉
本書の無断複写は著作権法上での例外を除き禁じられています。複写する場合は，そのつど事前に，(社)出版者著作権管理機構（電話 03-3513-6969, FAX 03-3513-6979, e-mail: info@jcopy.or.jp）の許諾を得てください。(信山社編集監理印)

◆遠藤博也　行政法研究Ⅰ～Ⅳ◆
Ⅰ　行政法学の方法と対象
Ⅱ　行政過程論・計画行政法
Ⅲ　行政救済法
Ⅳ　国家論の研究―イェシュ、ホッブズ、ロック

信山社

医事法六法
甲斐克則 編
学習・実務に必備の最新薄型医療関連法令集

◆**医事法講座**〔甲斐克則 編〕◆

- 第1巻 ポストゲノム社会と医事法
- 第2巻 インフォームド・コンセントと医事法
- 第3巻 医療事故と医事法

ブリッジブック医事法　甲斐克則 編

医事法講義（新編）　前田和彦 著

― 信山社 ―

法律学講座

赤坂正浩 著　**憲法講義（人権）**

神橋一彦 著　**行政救済法**

星野　豊 著　**信 託 法**

小西國友 著　**国際労働法**

小松一郎 著　**実践国際法**

信山社